国家体育总局普通高等教育"十四五"规划教材

普通高等学校"互联网+"立体化教材

中国传统运动养生学

（第二版）

主编　邬建卫　谢卫

U0323027

北京体育大学出版社

策划编辑：刘付锡
责任编辑：姜艳艳
责任校对：文　茜
版式设计：李　莹

图书在版编目（CIP）数据

中国传统运动养生学 / 邬建卫，谢卫主编 . -- 2 版
. -- 北京：北京体育大学出版社，2022.8
ISBN 978-7-5644-3700-8

Ⅰ.①中⋯ Ⅱ.①邬⋯ ②谢⋯ Ⅲ.①健身运动—养
生（中医）Ⅳ.① R161.1

中国版本图书馆 CIP 数据核字 (2022) 第 131361 号

中国传统运动养生学（第二版）
ZHONGGUO CHUANTONG YUNDONG YANGSHENGXUE

邬建卫　谢卫　主编

出版发行：北京体育大学出版社
地　　址：北京市海淀区农大南路 1 号院 2 号楼 2 层办公 B-212
邮　　编：100084
网　　址：http: //cbs.bsu.edu.cn
发 行 部：010-62989320
邮 购 部：北京体育大学出版社读者服务部 010-62989432
印　　刷：艺堂印刷（天津）有限公司
开　　本：787mm×1092mm　1/16
成品尺寸：185mm×260mm
印　　张：18
字　　数：350 千字
版　　次：2009 年 4 月第 1 版　2022 年 8 月第 2 版
印　　次：2022 年 8 月第 1 次印刷
定　　价：35.00 元

《中国传统运动养生学》（第二版）
编委会

序 言

养生，又称为"摄生"，即保养生命之意。我们祖先在长期的劳动与生活实践中积累了丰富的经验，在此基础上，创立了具有中国传统体育运动特色的保健强身的方法。关于养生的文字记载可追溯到使用甲骨文进行的记录，说明人类很早就认识到运动对人体健康的影响。

中国传统运动养生学是在中国古代养生学说发展中逐渐形成的体系，包括中国传统运动养生理论及基于此理论的体育活动和健身方法。中国传统运动养生法通过调养精神、磨炼意志、活动肢体、强健筋骨来调节和加强人体五脏六腑、四肢百骸的机能，从而起到强身健体、防治疾病、延年益寿的作用。中国传统运动养生法的独特之处就在于"意守、调息及动形"，即以意调息，以息动形，保持三者的和谐统一，达到外练筋骨皮，内练精、气、神的目的。中国传统运动养生法的各种动作、姿势简单易学，老少皆宜，比较安全，不受时间和场地的限制，对人体的副作用小，因此其一直深受广大人民群众的喜爱。特别是中国传统运动养学中所蕴含的中华民族源远流长、博大精深的优秀传统文化和民族传统体育知识体系，更成为民族传统体育文化创新性发展、创造性转化的重要内容。

中华人民共和国成立后，经过挖掘与整理，继承与发扬，建设与发展，中国传统运动养生学作为一门课程被纳入高校教育体系。从 20 世纪 80 年代至今，中国传统运动养生学不仅被视为体育课程中的重要内容，而且围绕其开展的全国中医药院校传统保健体育运动会也成为一项富有民族传统体育运动的重要赛事。可以说，正是由于中国传统运动养生学自身具有科学理论内涵和实践应用价值，其才能够在几千年中得以传承和发展，也正是得益于党和政府的重视，体育工作者的继承和创新，中国传统运动养生学才能够与时俱进、发扬光大。

在竞争压力日益加大的现代社会生活中，人们普遍需要在闲暇时调节身心，排解压力，缓解疲劳，保持生命的活力。我们有理由相信，在对中国古代传统养生理论和运动方法进行创新性发展和创造性转化的过程中，学习中国传统运动养生学，应用中国传统运动养生法是提高大学生服务健康中国、服务全民健康、提高自身健康水平的重要内容。鉴于此，成都中医药大学邬建卫教授领衔组织了一批专家学者对本书进行了修订。本书的再版旨在为对中国传统运动养生学的学习者、应用者和推广者提供更有益的帮助。

杨桦

2022 年 4 月 21 日

前 言

2019 年，习近平在对中医药工作做出重要指示时指出："中医药学包含着中华民族几千年的健康养生理念及其实践经验，是中华文明的一个瑰宝，凝聚着中国人民和中华民族的博大智慧。"与其他院校的公共体育课程相比，中医院校公共体育课程更应积极主动地发掘传统中医资源，培养兼具体育学科和医药学科知识与能力的高质量人才。

生活幸福、身体康泰是千百年来人类追求的共同目标。在漫长的岁月中，我们的祖先在强身健体、延年益寿方面进行了大胆的探索和各种不同的尝试，逐渐形成了具有中华民族优秀传统文化特色的中国传统运动养生学。中国传统运动养生法包括呼吸吐纳、导引、推拿按摩、拳法等徒手练习方法和骑马、射箭、狩猎、划船、蹴鞠、踢毽等借助器械锻炼的运动项目。不管是徒手练习方法还是借助器械锻炼的运动项目，只要运动得法、长期坚持，就能起到调节呼吸、调节五脏六腑和四肢百骸机能的作用，从而达到强身健体、怡养心神、防治疾病、延年益寿的目的。因为中国传统运动养生法比较简单，容易学习和掌握，而且不受时间和场地的限制，对人体的副作用小，所以一直深受广大人民群众的喜爱。

为了满足高等中医药院校规范开展中国传统运动养生学教学的需要，以及使中国传统运动养生学更好地为全民健身运动和我国现代化建设服务的需要，我发起并组织了一批专家学者修订了本书的第一版书稿。本版较第一版增加了"中国传统运动养生学课程的思政教育"相关内容；本版将第一版的"42 式太极拳""42 式太极剑""易筋经"等实践项目中的清晰度欠佳的图片进行了更新替换。

本书主要包括中国传统运动养生学概述，中国传统运动养生学课程的思政教育，中国传统运动养生学的中医学基础理论，中国传统运动养生法的教与学，中国传统运动养生学与传统康复学，中国传统运动养生法与老年保健，中国传统运动养生法基本功，初级长拳、太极拳和太极剑，中国传统导引术等。本书理论与实践相结合，编排体系合理，较全面地阐述了中国传统运动养生学与相关学科的关系，图文并茂地展示了多种古今常用的传统运动养生法。本书既能满足高等中医药院校规范地开展中国传统运动养生学教学的需求，也能为开展群众性健身活动提供具有中国传统体育文化特色的指导与参考。本书在图文的基础上配以教学视频，极大地方便了学生的学习。

在编写本书的过程中，编者参考了大量的资料，在此对相关作者表示衷心的感谢。由于编者水平有限，本书若有不足之处，恳请广大读者批评与指正，以便进一步修订和完善。

邬建卫

成都中医药大学国学院院长、教授

2022 年 1 月

目 录

第一章
中国传统运动养生学概述

　　中国是历史悠久的文明古国之一。在数千年的漫长岁月中，勤劳勇敢的中国人创造了光辉灿烂的文化，其中就包括中国传统运动养生理论和传统运动养生法。它们不仅是中华民族宝贵文化遗产的重要组成部分，而且也为中华民族繁荣昌盛提供了一定的文化基础。在充满机遇与挑战的 21 世纪，在人类进入知识经济与智能化的新时代，在建设中国特色社会主义的今天，挖掘、整理我国优秀文化遗产，弘扬我国优秀传统文化是很有必要的。通过挖掘、整理和弘扬，中国传统运动养生理论和传统运动养生法能够更好地为中国人民的健康服务，为对外文化交流和人类健康服务。

第一节　中国传统运动养生学的概念、形成和发展

一、中国传统运动养生学的概念

　　中国传统运动养生学是在中国古代养生学说指导下逐渐形成的，它是中国传统运动养生理论及基于此理论的多种体育活动和健身方法（即中国传统运动养生法，如武术、导引等）的总称。中国传统运动养生学的基本思想在于充分挖掘人体自身的潜能，通过

调节呼吸、集中意念、改变姿势来调节和加强人体五脏六腑、四肢百骸的机能，从而起到强身健体、益寿延年、预防疾病的作用。基于此，中国传统运动养生学，既属于人体生命科学的范畴，又与中国医学有着密切的联系。

中国传统运动养生法具有医疗和体育的双重属性。它既不能被单一地解释成医疗活动，也不能被简单地看作一般的体育运动。普通医疗活动主要是医生通过技术和药物来为患者祛除疾病，消除痛苦。在整个医疗过程中，医护人员是治疗行为的实施者，患者处于被动状态，执行医生的"命令"。医疗结果很大程度上有赖于医护人员的技术水平和责任心。普通医疗活动的主要适用对象是疾病患者，而中国传统运动养生法的适用对象既可以是健康的人，也可以是患有某些疾病、渴求恢复健康的人。中国传统运动养生法也不同于现代体育运动项目，更与现代体育竞技项目截然不同。现代体育运动项目大多带有强烈的竞争性和激烈的对抗性。例如，跳高，要跳得更高；举重，要举得更重；赛跑，要跑得更快；投掷，要投得更远。又如，在篮球、足球比赛中，比赛双方运动量极大，且对抗性极强。中国传统运动养生法不追求更快更强，更不主张挑战生命极限，而是强调通过适当运动，调节和完善人体内部的机能，实现内外兼修，精、气、神充盈。它不追求通过短暂的剧烈运动获得价值和效果，而是要求通过长期的呼吸、动作、意念的锻炼，循序渐进地调节和增强人体的生理机能，达到扶正培元、祛邪除病、益寿延年的目的。在整个锻炼过程中，练习者处于主动地位，锻炼时间的长短、动作节奏的快慢、动作的难易程度等完全可以由练习者自己掌握，锻炼的效果练习者可以直接体会到。早在2000多年前，中国传统运动养生法就注重养生习惯，重视预防疾病。例如，古人倡导饮食有节，起居有常，不妄作劳。在这方面，中国传统运动养生学与现代医学强调个体养成健康的生活方式的理论观点有异曲同工之妙。中国传统运动养生法不但简便易行，老少皆宜，而且特别适合体弱者、慢性病患者及处于病后恢复期的身体虚弱者。

中国传统运动养生法历史悠久，种类多样，不但拥有坚实的理论基础，而且蕴含丰富的实践经验。数千年来，它渗透了中华民族的思想文化，医学、哲学、政治、文学、宗教思想等都对其有着广泛而深刻的影响。

二、中国传统运动养生学的形成

从远古到先秦是中国传统运动养生学的形成期。

狩猎活动既是人类古老的生活内容之一，也是人类为了解决温饱问题和避免虫兽伤害所必须进行的活动。人们为了能在与凶禽猛兽搏斗时增强战斗力，学会了使用石块、棍棒，发明了弓箭、刀、矛等。原始武器的使用，不但提高了狩猎的成功率，增加了人类的自信心，而且使人类的智力和体力都得到了很好的锻炼。人类在狩猎的同时还学会了捕鱼。人们站在浅水域，用渔叉捕鱼，既需要有很好的判断力，又需要有敏捷的动作。如果要到深水里捕捞更多、更大的鱼，人们不仅需要编织木筏、竹排或打造木舟，还要掌握划船、游泳的技巧。通过狩猎和捕鱼，人类既满足了生存的需要，适应了环境，同时也锻炼了听力、视力和体力，投掷、平衡、奔跑、腾跃等技巧动作日益熟练。人们还在实践中对一些技巧性动作加以总结和提炼，于是，传统武术就从狩猎和捕鱼等生产实践活动中萌芽了。

由于远古时期的自然环境艰苦、复杂，那时的人们还不懂得如何饲养禽畜和种植庄稼，食物的获得要"听天由命"，因此他们的生活水平极其低下，生活环境也充满危险。在这种条件下，一方面，为了追击猎取目标，人们需要奔跑追赶；另一方面，为了免受凶禽猛兽的伤害，他们需要应急躲避。奔跑追赶和应急躲避都要消耗大量的体力，筋疲力尽之时，人们不得不稍事休息。人们由原先剧烈运动时的急促胸式呼吸过渡到舒缓深长的腹式呼吸，这样能较快地实现呼吸的代偿。经过长期的实践，人们体会到腹式呼吸能更快地补偿消耗，消除疲劳，振奋精神，于是有意识地加强了这方面的练习，这种练习逐渐发展为后来以呼吸吐纳为特征的导引养生之术。

古代社会，群雄争霸，战争频仍。为了克敌制胜，人们不断研究阵法，革新武器，以期提高自身使用兵器的技能水平和提升兵器威力。在数千年的历史进程中，武术被用于军事战争和训练，并得到了快速发展。直到"热兵器"代替了"冷兵器"，这种情况才发生了根本性的变化。

恩格斯在《家庭、私有制和国家的起源》（文库本）一书中说："从铁矿石的冶炼开始，并由于拼音文字的发明及其应用于文献记录而过渡到文明时代。"按照恩格斯提出的这个标准，中国是世界上较早进入文明社会的国家之一。我们的祖先不但在数千年以前创造了庞大的文字体系并沿用至今，而且他们很早就掌握了炼铜和冶铁技术，制造出了实用的生产工具、生活用具和战斗武器。

中国作为文明古国之一，所拥有的古典文献不但种类丰富、内容广泛、包罗万象，而且许多都被完好地保存下来，代代相传，直到今天。

中国传统运动养生学始于春秋时期。养生一词，出自《管子》，有保养生命，以达长寿之意。管仲认为，存精以养生，重视精神调养。他还提出了起居有时，节制饮食，适应四时等重要的养生原则。《诗经·小雅·天保》就表达了人们对益寿延年的渴望：

"如月之恒，如日之升。如南山之寿，不骞不崩。如松柏之茂，无不尔或承。"这句话的意思是，如月照光华四射，如旭日喷薄而出；如南山那样巍然屹立，永不崩坍陷落；如松柏四季常青，经冬不凋。希望人像高山、松柏那样寿命长久和生命力顽强。这表达了人们对健康长寿的美好愿望。《黄帝内经·素问·上古天真论》云："上古之人，其知道者，法于阴阳，和于术数，食饮有节，起居有常，不妄作劳，故能形与神俱，而尽终其天年，度百岁乃去。"又云："虚邪贼风，避之有时，恬淡虚无，真气从之，精神内守，病安从来。"由此可以看出，古人讲求健康长寿，特别重视整体观，既对周围环境、饮食起居有具体的注意事项，又对形体素质、精神意志提出具体的要求。首先，人们要想长寿，尽终天年，必须知"道"。这个"道"字至少有三层含义：一是自然规律，二是饮食起居习惯，三是养生方法。其次，若要养生，人们必须做到"精神内守""恬淡虚无"，即要集中精神，摒除一切私欲杂念，同时要尽量避免"虚邪贼风"的伤害和力所不及的劳作，才能"形与神俱""真气从之""度百岁乃去"。我们的祖先对养生有这样清晰的认识，是难能可贵的。

老子曰："致虚极，守静笃""见素抱朴，少私寡欲""道法自然"。（出自《老子》第十六章、第十九章、第二十五章）

孟子曰："我善养吾浩然之气。""其为气也，至大至刚，以直养而无害，则塞于天地之间。其为气也，配义与道；无是，馁也。"（出自《孟子·公孙丑章句上》）

庄子曰："善养生者，若牧羊然，视其后者而鞭之。""壹其性，养其气，合其德，以通乎物之所造。夫若是者，其天守全，其神无隙，物奚自入焉！"（出自《庄子·外篇·达生》）。庄子又云："纯粹而不杂，静一而不变，淡而无为，动而以天行，此养神之道也。""吹呴呼吸，吐故纳新，熊经鸟申，为寿而已矣。此道引之士，养形之人，彭祖寿考者之所好也。"（出自《庄子·外篇·刻意》）

以上这些论述，有的描绘了基本养生方法，有的正式提出了"导引"的概念，即古代医家、道家所创立的呼吸与身体活动相结合的养生方法，其锻炼目的是平衡阴阳、预防疾病、延年益寿，奠定了古代养生学的理论基础。

《吕氏春秋·季春纪·尽数》云："流水不腐，户枢不蠹，动也。形气亦然，形不动则精不流，精不流则气郁。郁处头则为肿为风，处耳则为挶为聋，处目则为膜为盲，处鼻则为鼽为窒，处腹则为张为疛，处足则为痿为蹶。"《吕氏春秋·仲夏纪·古乐》云："昔陶唐氏之始，阴多，滞伏而湛积，水道壅塞，不行其原，民气郁阏而滞著，筋骨瑟缩不达，故作为舞以宣导之。"从以上论述可以看出，古人认为气郁不通是百病之源，而行之有效的办法是"作为舞以宣导之"。"作为舞以宣导之"就是通过做舞蹈动作或练习导引套路，来疏通气血、舒展筋骨，使全身气血通畅，从而起到保健作用。

从以上资料可以看出，传统武术萌芽于人类早期的狩猎活动，人们在狩猎活动中还体会到了腹式呼吸的益处，于是发展出了以呼吸吐纳为特征的导引养生之术。春秋时期，人们对运动养生有了更多的认识，还将其中的具有良好保健作用的动作方法上升为理论，并用文字记录下来。战国时期，庄子提出了道引（即现今的导引）一词，自此之后出现了大量记录运动养生的经验和方法的古典文献。所以说，从远古到先秦时期，是中国传统运动养生学的形成时期。

三、中国传统运动养生学的发展

（一）中国传统运动养生学的初步发展期

从汉代到元代是中国传统运动养生学的初步发展期。

在经过长期的社会动荡和战乱之后，刘邦推翻了秦朝，于公元前206年建立了汉朝。在此后的数百年里，中国社会基本上处于政治稳定、经济繁荣、文化发展的状态。中国传统运动养生学在这个时期也得到了蓬勃的发展。

1973年，湖南长沙马王堆汉墓三号墓出土的《导引图》为西汉早期作品，是现存最早的保健运动的工笔彩色帛画。该图呈现了人体运动姿势共44个。图中人物有男有女，有老有少，形象生动，姿势各异：有闭目静坐的，有双手抱头的，有收腹下蹲的，有弯腰打躬的，有站立仰天的，有屈膝下按的，还有几个人物的动作是持械运动。有的动作还标有名称和作用。人们通过观察和剖析这幅极为珍贵的西汉文物，获得了它所传递的许多可靠信息：在汉代，导引已经发展为一种健身活动，且开展范围广，男女老少都可以将其作为养生之法；导引既可以徒手练习，也可以手持器械练习。

汉代班固编撰的《汉书·艺文志·方技略》中有这样的记载："神仙者，所以保性命之真，而游求于其外者也。聊以荡意平心，同死生之域，而无怵惕于胸中。然而或者专以为务，则诞欺怪迂之文弥以益多，非圣王之所以教也。"这段话的意思是，如果揭去"神仙"二字神秘的面纱，回到现实之中，那么这里所说的"神仙"，其实就是注重顺应自然，不让有害情感留滞胸中，特别善于养生的人。至两汉时期，不仅中国传统运动养生法已经开展得相当普遍，人们还在总结前人经验的基础上将其撰写成专门著作，并收录于"皇家图书馆"。这对导引、养生按摩动作的研究和标准化，无疑起到了巨大的推动作用。

据《三国志·魏书·方技传》记载，华佗是东汉末年沛国谯县人，"晓养性之术，时人以为年且百岁而貌有壮容"。他认为"人体欲得劳动，但不当使极尔。动摇则谷气得消，血脉流通，病不得生"。因此，他效仿"古之仙者为导引之事，熊颈鸱顾，引挽腰体，动诸关节，以求难老"。他模仿虎、鹿、熊、猿、鸟的神态和动作，结合呼吸吐纳、导引运气的规律和方法，创编了一套著名的养生健身法——五禽戏。五禽戏内练精、气、神，外练筋骨皮，使血脉流通，脾胃健运，身体强壮，精力旺盛，实为民族传统体育运动和养生健体的瑰宝。五禽戏对后来武术中的象形拳（如猴拳、螳螂拳、鹰爪拳、蛇拳等）中的某些象形动作有直接而深刻的影响，只不过这些拳术在惟妙惟肖地模拟各种动物姿态的同时，把攻防技术也糅合了进去，这样就增加了拳势的威力。

魏晋南北朝时期，呼吸吐纳、行气导引之术进一步得到普及和推广。这个时期，对导引养生最有影响的代表人物当数葛洪和陶弘景。葛洪在《抱朴子·内篇·地真》中第一次明确提出了三个丹田的部位："或在脐下二寸四分下丹田中，或在心下绛宫金阙中丹田也，或在人两眉间，却行一寸为明堂，二寸为洞房，三寸为上丹田也。"后世静功意守练习，都以《抱朴子·内篇·地真》所言上、中、下三个丹田为标准部位。陶弘景所著《养性延命录》，集南北朝以前中国导引养生之大成，在中国传统运动养生学中处于承上启下、继往开来的重要地位。书中提出的"吹、呼、唏、呵、嘘、呬"六字诀，对静功修炼大有裨益。全书共分6篇，分别从教诫、食诫、杂诫、服气疗病、导引按摩、御女损益等方面，介绍了古代养生的方法，且记录了极有价值的古代养生学的文献资料。这部著作还载述了华佗五禽戏的具体动作，并兼收了动功和静功的各种练习方法，主张养生必须动静结合。此观点对于导引养生有着积极的指导意义。

隋代巢元方所著《诸病源候论》是我国第一部论述各种疾病病因、病机和证候的专著，收载了大量的呼吸吐纳及导引方法。患者可以根据不同病症，采取相应的导引方法。这些方法都包含针对病变部位有调养作用的动作，并与呼吸吐纳相结合，很有实效。

唐代名医孙思邈汲取《黄帝内经》的精髓，彭祖、老子、列子、扁鹊、华佗、葛洪等的养生思想，以及天竺（古印度）的按摩方法，在他的鸿篇巨制《千金要方》中专门写作了《养性》一卷。这是我国历史上比较全面、系统的养生学著作。孙思邈在《千金要方·养性·道林养性第二》中写道："养性之道，常欲小劳，但莫大疲及强所不能堪耳。"从中可以看出，孙思邈不但继承了华佗的养生思想，而且把这种思想加以发扬。孙思邈在这一卷中还详细介绍了彭祖调气法、老子按摩法和天竺按摩法，指出调气法和按摩法不但能养生健体，而且能防治疾病。后世的八段锦就是人们借鉴了这些方法编排的。

从唐代开始，我国开始通过武科考试来选拔军事人才。武科考试分为内外两场，内场考武经，外场考武艺，而且考生必须在通过外场考试之后，才能进入内场考试。虽然武科考试的目的是选拔军事人才，但是由于朝廷的提倡和重视，民间习武成风，从而推动了武术活动的开展，促进了武术水平的提高。

宋徽宗时，由官方主持编纂的《政和圣济总录》是一部医学巨著，其中咽津、导引、服气三部分是对北宋以前的养生导引方法进行的系统总结，一些保健法流传后世，沿用至今。例如，探击天鼓，就是鸣天鼓；拭摩神庭，就是浴面；下摩生门，就是摩腹。古今名称虽然不同，但对应动作所起到的养生保健作用是一样的。此外，书中介绍的呼吸锻炼方法和注意事项对后世也有一定的借鉴价值。

元代丘处机所著的《摄生消息论》，实用价值很高，在历代养生典籍中极享盛名。书中强调"右四时调摄养生治病大旨"，指出四时养生各有要求，如果违背四时养生规律，就很可能患病。针对此情况，有效的预防方法是坚持进行呼吸吐纳锻炼。此外，丘处机在《摄生消息论》中对六字诀也做了具体描述。

宋元时期是中国传统运动养生学快速发展的时期，多部与养生相关的著作相继问世，如赵自化的《四时养颐录》、刘词的《混俗颐生录》、陈直的《寿亲养老新书》、张君房的《云笈七签》等都成书于这个时期。这些书中所载的保健养生方法广为流传，为人们强身健体、防治疾病起到了重要作用。

综上所述，从汉代到元代，是中国传统运动养生学的发展时期。在这1000多年的时间里，养生理论不断完善，养生方法不断改进，养生著作相继问世，养生的群众基础日趋深厚。养生学的理论著述和实践为中华民族的文化宝库增添了光彩。与此同时，民间习武成风，群众对武术的喜爱有增无减。崇文尚武逐渐成为中华民族的精神追求。

（二）中国传统运动养生学的成熟期

从明代到民国是中国传统运动养生学的成熟期。

在明代，中国传统运动养生学又有新的发展，有关养生的著作大量涌现，如沈仕的《摄生要录》、万全的《养生四要》、龙遵的《食色绅言》、李渔的《闲情偶寄》等，超过了历代同类书籍数量的总和。

在这个时期，养生的理论和方法，渗透到中医学的各个领域并被广泛应用，促进了导引与中医学的紧密结合。中医理论给养生学以启迪与指导，养生学又拓宽了中医治疗学的范围，并丰富了中医治疗学的内容。许多著名医学家（如李时珍、张景岳、徐春圃、杨继洲、龚廷贤、徐大椿等）都在养生学方面有所建树，并写出了专门的著作，从而使导引养生更受到社会的广泛重视。

明代以前，武术著作不多。进入明代以后，武术著作如雨后春笋般不断被推出。戚继光的《纪效新书》《练兵纪实》，俞大猷的《剑经》，茅元仪的《武备志》，程宗猷的《耕余剩技》等问世。一时之间，武坛名著迭出，星光璀璨，令人目不暇接。

武术基本功是从古代的导引术发展演化而来的，这已是不争的事实。随着武术的发展，武术基本功的某些姿势和动作被改造转化，以迎合攻防技击的需求。这样一来，武术的习练价值就在养生的基础上增加了攻防，并逐渐从导引术中分离出来独立发展。

明清时代，武科考试的制度更加规范和完备。明代时，考试分为乡试和会试两级。到了清代，考试大致分童试、乡试、会试、殿试 4 个阶段。武科考试的目的虽然是选拔军事人才，但朝廷的引导大大促进了武术在民间的传播和发展。

与此同时，武术与导引的密切关系使得它们会相互影响，太极拳的创编就是这种影响的成果。河南温县陈王廷是明末清初的一位杰出武术家，他参考《黄庭经》"嘘吸庐外，出入丹田"的导引、吐纳方法，在继承戚继光"拳经三十二势"的基础上，创编了陈氏太极拳。在练习这套拳法时，练习者要将意识、呼吸和动作三者紧密配合，实现内外一致，才能使养生效果显著。后世又将陈氏太极拳分别改编成杨氏太极拳、吴氏太极拳、武氏太极拳、孙氏太极拳。各氏太极拳虽架势不同，但拳理相通（均以动功为主），都具有良好的养生保健作用。

清代徐文弼编著的《寿世传真》、方开编著的《延年九转法》等，都对养生法进行了系统的介绍，是后世研究和学习养生法的重要参考资料。王祖源编著的《内功图说》，重点介绍了十二段锦总诀和各种按摩导引法，同时附以十二段锦图解、易筋经图解，图文并茂，使人容易理解和修习。

近代养生家丁福保选取道家《道藏》、《道藏辑要》及《云笈七签》的精华部分，编纂了《道藏精华录》。该书对养生要诀、习练秘诀、导引、调气等内容一一介绍和论述，选材精当，行文流畅，对后世影响深远。蒋维乔的《因是子静坐法》中关于静坐和呼吸的方法，对人们具有指导意义，特别是书中对静功练习的描述对人们颇有启发。

纵观明清两代及民国时期，在近 600 年的时间里，导引与武术在各自发展的同时，二者相互渗透和紧密结合，相辅相成，共同发展。同时，导引被医学广泛借鉴和应用，不但促进了中医学的发展，而且最终成为中医学的一个重要组成部分；并且在中医学理论的指导下，养生学也得到进一步改进和完善。在这个时期，大量涌现出来的导引名著、武学名著和医学名著向世界宣告：中国传统运动养生学在这个时期已经发展成熟。

（三）中国传统运动养生学的规范期

中华人民共和国成立后，党和政府十分关怀和重视包括导引和武术在内的体育工作，中央人民政府政务院（即现在的国务院）专门组建了国家体育运动委员会（1998年3月改组为国家体育总局），对全国的体育工作进行领导和管理。毛泽东的亲笔题词"发展体育运动，增强人民体质"成为我国体育工作的指导方针。从此，全民健身运动在神州大地普遍开展，我国的体育运动水平不断提高，国民身体素质不断增强，中国传统运动养生学发展到一个崭新的阶段。

1952年，中华全国体育总会成立，并很快召开了武术座谈会，把武术纳入国家体育工作的议事日程。1953年，在天津举行了第一届全国少数民族传统体育运动会，这是一场以武术为主要表演项目（383项）的全国民族形式体育表演及竞赛大会，展示了民族体育项目的丰富多彩和中国武术的博大精深。1954年，国家体育运动委员会开始重视武术的挖掘整理和普及提高工作，使我国的武术运动走上了规范化管理和发展的道路。同时，在唐山和上海研究导引养生的疗养院和研究所相继建立，从而使中国传统运动养生学更科学地为人民大众的健康服务。

从1957年开始，国家体育运动委员会多次组织全国武术名家，在继承我国武术优良传统的基础上，以严谨慎重的工作态度，对初级长拳、南拳、刀术、剑术、棍术、枪术等20多个武术项目进行整理，并对其套路和动作加以规范。之后，国家体育运动委员会还组织编写了体育院系武术通用教材，用于全国体育院校或高等院校的体育系武术专业的教学，为国家培养高级武术人才。在此后的几十年里，各种武术专著相继问世，百花齐放，使我国的武术运动进一步发展。

为保护和发展民族传统体育运动项目，国家还把拳术、器械、对练、散打等武术项目列为全国运动会（简称"全运会"）的正式竞赛项目，并正在为武术进入奥运会进行艰苦卓绝的努力。

自1985年以来，全国多所中医药院校多次联合举办全国中医药院校传统保健体育运动会（简称"传运会"）。传运会的项目包括太极拳、长拳、南拳等拳术，八段锦、五禽戏、易筋经等导引术，长短器械、对练、集体操练等各种形式。传运会对套路有统一要求，对动作有明确标准，对裁判有严格规定，受到国家主管部门的重视和中医药院校的欢迎。如今，传运会已经成为各中医药院校之间比试武艺，加强交流，切磋技艺，相互学习，增进友谊的一项非常重要的集体活动。

武术一直是大学生运动会（简称"大运会"）的正式比赛项目，这对武术在全国高校的普及和提高，有着积极的意义。

中华人民共和国成立以来，特别是在改革开放以后，中国传统运动养生法的大力开展，不但提高了我国人民的自信心和身体素质，而且增进了各国人民之间的友谊。我国武术代表团曾去往多个国家（或地区）进行访问和表演，扩大了武术在世界范围内的影响。世界上越来越多的人对武术产生了浓厚的兴趣，他们不但到我国来学习武术，而且学成之后，还把武术带回他们的国家（或地区）。他们有的进行武术表演，有的开办武馆，接收学生，教习武术。这些举措使武术在国外迅速传播。近年来，经常举办的世界武术锦标赛，更促进了武术项目在世界范围内的开展和我国武术运动员整体水平的提高。据不完全统计，目前世界上已经有100多个国家（或地区）有了武术团体和武术协会，这为武术进军奥运会创造了极其有利的条件。

进入新时代，人类回归自然的愿望日益强烈，非药物疗法受到越来越多人的青睐。2016年发布的《"健康中国2030"规划纲要》指出："实施中医治未病健康工程……探索融健康文化、健康管理、健康保险为一体的中医健康保障模式……大力传播中医药知识和易于掌握的养生保健技术方法……"随着我国养生学研究的不断深入，中国传统运动养生法的保健及防病作用，在国际上受到越来越多的个人和团体的重视。来我国考察学习的国际友人日益增多，邀请我国派出专家学者到国外执教的国家和地区也不在少数。我国传统运动养生学正在为世界人民所了解和接受，它的广泛传播必将为人类健康做出重要贡献。

第二节　中国传统运动养生法的分类、特点和功能

中国传统运动养生法是中华民族宝贵的文化遗产的重要组成部分。以下简要介绍它的分类、特点和功能。

一、中国传统运动养生法的分类

中国传统运动养生法种类繁多、内容丰富。广而言之，中国古代的呼吸吐纳、养生按摩、踢毽子、划龙舟、冰嬉、赛马、射箭、太极拳、五禽戏、摔跤、狩猎、蹴鞠、马球、弈棋、投壶等，都属于中国传统运动养生项目，都具有养生和强身健体的作用。如今，在全国高校，特别是在中医药院校普遍开展的传统保健体育项目都属于中国传统运动养生法的范畴。中国传统运动养生法的内容主要包括导引和武术两大类别，下面分别加以介绍。

（一）导引

"导引"一词，最早见于《黄帝内经·素问·异法方宜论》："中央者，其地平以湿，天地所以生万物也众。其民食杂而不劳，故其病多痿厥寒热。其治宜导引按跷。故导引按跷者，亦从中央出也。"亦见于《庄子·外篇·刻意》："吹呴呼吸，吐故纳新，熊经鸟申，为寿而已矣。此道引[①]之士，养形之人，彭祖寿考者之所好也。"这两段引文，至少说明两层意思：第一，早在战国和秦汉时期，导引不但已经形成了独特的理论，而且已经成为一种完整的、流行的健身方法；第二，导引既有延年益寿、强身健体的功能，又有疏通气血、活动筋骨、祛邪除病的作用。

导引是一种练习者能自行开展锻炼的健身方法。练习者通过集中精神、排除杂念、松静身心、调匀呼吸、变换姿势，来调节和增强体内各器官的机能，激发自身的潜力，从而起到强筋健骨、理气活血、益智增寿、轻身防病的作用。导引的本质和关键在于一个"气"字，即锻炼真气，培补元气，扶植正气。它能扶正祛邪，强身固体，增强人体机能，提高人体抵抗疾病的能力。导引要求练习者尽量放松、静心、自然，督促练习者消除各种紧张、焦躁情绪，摒除不良欲望和杂念，从而能缓冲大脑对外界的应激性反应，消除各种有害因素的恶性刺激，使人体处于一种相对松弛的状态，对大脑皮质起到保护作用。导引还能降低基础代谢速度，减少人体对能量的消耗，同时对人体周身，尤其是对腹部起到很好的按摩作用，可有效地增进食欲和促进消化。导引不但可以强健体魄，同时也是一种修身养性的好方法。长期坚持导引锻炼，可以充分挖掘人体自身的潜力，有效调节内在的积极因素，起到其他方法或手段所无法达到的自我调节的作用。

---

① "道引"即现今的"导引"。

导引内容丰富，流派众多。按照导引的三个要素（即调身、调息、调心）来区分，大致可以将其分为三个类别：一是静功，以调息、调心为主，使身体处于相对平静的状态，通过意念逐渐加强自我控制能力，来达到健身防病的目的；二是动功，以调身、调息为主，增强身体姿势变化对气机运行和血脉流通的影响，通过调节呼吸、变换姿势来养生防病；三是保健功，主要运用自我按摩、拍击等锻炼方法，达到疏通经络、活动筋骨、调理气血、增进身心健康的目的。

（二）武术

"武术"一词，最早见于南朝宋文学家颜延之的《皇太子释奠会作诗》："偃闭武术，阐扬文令。"该词的原意是指军事，后来其成为以技击为主要内容，注重内外兼修，以套路或搏斗为运动形式的多种传统体育项目的总称。"武术"一词虽然出自南朝宋（420—479），但其形成的时间要早得多。

武术作为中华民族宝贵的文化遗产，在古代具有军事和强身的双重作用。将武术作为一种格斗技能，对士卒进行严格的武术训练，可以增强其克敌制胜的本领，提高其战斗力。武术项目在民间亦有广泛的开展，尤其受到广大青少年的喜爱。长期坚持武术训练，不但可以增强体质，提高自卫防身的能力，而且可以磨炼意志和培养自信心。至于出现较晚的武术套路，则是以"武"与"健"密切结合为前提，以理论与实践相结合为宗旨创编出来的。把武术用于保健养生，不但在我国有着优良的传统，而且它正在走向世界，并引起越来越多国际友人的关注。

使人体各部位都能通过科学的运动而得到全面的发展，是武术显著的特点。无论是以踢、打、摔、拿为特征的各式各样的拳术，还是长于击、刺、劈、格的长短轻重不同的器械练习，每个套路中都包含着难易有别、相互连贯的动作。这些动作既有迅疾快速的劈击，又有舒缓轻柔的划抹；既有前吐后吞，又有左右旋转；既有腾空高跃，又有贴底穿盘。训练时，习武者要精神集中，头、颈、躯干、四肢、关节都要协调运动。协调而连贯的动作必然会对习武者全身产生多方面的良性影响。可以说，武术是祖先对中华儿女的厚赐。武术的"古为今用"已经在当代中国蔚然成风。

武术种类很多，一般来说可以分为以下五大类。

1. 拳术

拳术有长拳、南拳、形意拳、通臂拳、少林拳、八极拳、象形拳、地趟拳、翻子拳、劈挂拳、八卦掌等。

2. 器械

器械分为 4 个类别：一是刀、剑等短器械；二是大刀、枪、棍等长器械；三是双刀、双枪、双钩、双剑等双器械；四是三节棍、九节鞭、流星锤、绳镖等软器械。

3. 双练

双练是按照事先编排好的动作进行攻防格斗的套路练习。按双练的人数划分，双练可分为两人对练、三人对练和多人对练。按双练的形式划分，双练包括徒手对练、器械对练、徒手和器械对练。

4. 集体操练

集体操练是 6 人、12 人或者更多人的徒手或器械的列队演练。演练可以编排图案或采用音乐伴奏，队形应整齐，动作应一致。

5. 散打

散打也称散手，古代称相搏、手搏、技击等，是两人徒手面对面地打斗。散打是中华武术的精华，长久以来在民间广为流传和发展，备受广大人民群众欢迎。长期练习散打，可以培养坚韧、顽强、勇敢、果断等意志品质，同时在强健体魄方面也有很好的效果。

二、中国传统运动养生法的特点

（一）以健身为主，防治结合

养生，古代又称摄生。《黄帝内经·素问·四气调神大论》云："是故圣人不治已病，治未病；不治已乱，治未乱，此之谓也。"我国传统运动养生学正是把"治未病"作为指导思想的。养生就是通过调养精神，锻炼意志，活动肢体，强健筋骨来达到健全体魄、防治疾病、增进健康、延年益寿的目的。人类的健康状况、疾病的转归，很大程度上取决于人体正气的盛衰。中医学认为：正气存内，邪不可干；邪之所凑，其气必虚。中国传统运动养生学抓住了正气盈亏的关键，通过变换姿势，调理呼吸，修炼心神来疏经络，理气血，调脏腑，从而锻炼真气，培育元气，扶植正气，达到抵御邪气、祛病强身的目的。

中医学认为，致病的因素大体上有三种，六淫（风、寒、暑、湿、燥、火六气太过，成为致病邪气）、七情（即喜、怒、忧、思、悲、恐、惊）、不内外因。六淫是自然界致病因素对人体的侵害，七情是人体内部不利因素对健康造成的危害，不内外因是指意想不到的突发祸患对人体的袭击。七情六欲，人皆有之，在正常情况下和一定限度内，并不会导致疾病。但是，长期精神压力过大，或突然遭受强烈刺激，超过个体承受极限，就可能造成气血失调，脏腑失养，导致疾病。我国古人根据这一原理，融合和创编了吐纳、五禽戏、太极拳等许多中国传统运动养生法，以满足人们强身除病的需要。中国传统运动养生法要求人们在锻炼时，尽量放松机体，调匀呼吸，排除杂念，从而减缓不良情绪对大脑的刺激，弱化大脑的应激性反应，以恢复气血的和调、脏腑的润养，保持人体内环境的相对稳定，增进健康，预防疾病的发生。

（二）重视整体观，强调运动以内因为主

整体观是中医学理论的基本思想，同样也在中国传统运动养生学中有所体现。《黄帝内经·素问·生气通天论》云："夫自古通天者，生之本，本于阴阳。天地之间，六合之内，其气九州、九窍、五脏、十二节，皆通乎天气。其生五，其气三，数犯此者，则邪气伤人，此寿命之本也。"这段话的意思是，人体的生存和寿命与自然界密切相关，五脏六腑、四肢百骸的生成及功能的发挥都依赖天气、地气、运气的正常活动。如果有悖于自然规律，人体正气受到伤害，就会生成疾病。这就是"天人相应""天地同气""五脏一体"的整体观的内涵。从这种观点出发，宇宙是一个整体，机体内部的五脏六腑也是一个整体，宇宙和人同样构成一个整体，人类生活在宇宙之中，其生命活动与自然界的运动变化是息息相关的。人的活动会影响自然界，反之，自然界的运动变化也直接影响人体的生命活动。因此，人类必须了解、熟悉和掌握自然规律，顺天应时，才能做到"恬淡虚无，真气从之，精神内守"，也只有这样，才能进行守神、调息、导引的锻炼，达到健身防病的目的。

中国传统运动养生法不是只发展身体某个部位的机能或者专门治疗某种疾病，而是通过调身、调息、调心来提高整个机体的适应能力和抗病能力，使机体的功能全面改善。尤其是在练习静功时，练习者更要集中精神，排除杂念，调匀气息，意守丹田，以达到身心放松、物我两忘的境界，充分体会整体锻炼的优越性。练习者通过练习静功，可改善睡眠，增加食欲，使精力更充沛，精神面貌焕然一新。不少疾病患者和体弱之

人，通过长期习练中国传统运动养生法，摆脱了病态，增强了体质，恢复了健康。有些人在通过中国传统运动养生法辅助治疗某种慢性病的同时，其所患的其他疾病的症状也随之减轻。这说明，中国传统运动养生法能使整个机体都得到锻炼。

中国传统运动养生法强调以内为主，内外结合，要求练习者自己掌握练习方法和动作要领，自觉坚持锻炼，持之以恒，循序渐进，逐步取得锻炼效果，增进健康，缓解病痛，切忌焦急浮躁、拔苗助长。欲得其效，练习者必须树立自信心，发挥主观能动性，勤学苦练，持之以恒，千万不要心存侥幸，抱有幻想，企图一蹴而就，一劳永逸。进行中国传统运动养生法练习必须符合客观规律，因人而异，因地制宜。练习者应选择合适的运动项目，由浅入深，从简到繁，脚踏实地地进行练习，千万不要急于求成。中国传统运动养生法的练习对于练习者来说是一个长期的、不能懈怠的过程，锻炼效果积累到一定程度之后，才能对整个机体起到调节作用，才能获得预期的益处。

（三）内外结合，练功形神兼备

"内"指心、意、气等内在的情志活动和气息运动；"外"指眼、手、身、步等外在的形体活动。

练习静功，多采用坐、卧姿势，以利于入静，也可以采用站立姿势。无论是坐、卧还是站立，都要结合意念和呼吸进行练习。姿势、意念、呼吸，三者紧密相关，不可分割。

练习动功，一般采用站立姿势。动功由动作、呼吸和意念三部分组成。肢体运动表现于外，但要动中有静，即集中精神，稳定情绪，根据动作的变化，身体内部要积极配合，呼吸方法要调整，思想杂念要克服，尽力达到形、意、神、气的协调统一。

尽管武术的内容十分丰富，流派纷呈，刚柔有别，但都非常重视内外结合，形神兼备。例如，长拳要求姿势舒展，动作灵活，节奏鲜明，快速有力，运动幅度开阔，关节活动范围宽广；强调精、气、神的充盈和统一；要做到"心动形随，意发神传"，攻防结合，进退自如，就必须采用"提、托、聚、沉"的运气方法，达到"心与意合，气与力合"，这样才能表现出长拳的特点与威势。这种练习方法，对外，利关节、强筋骨、壮体魄；对内，通经络、活气血、安脏腑，能使身心得到全面的调理，实在是利莫大焉。

（四）适应性强，容易推广

中国传统运动养生法不仅内容丰富、形式多样，而且收效显著，容易推广。它不受练习者的年龄、性别、体质，时间，季节，场地和器械的限制，人们完全可以根据自己的身体条件，自由地选择合适的项目来进行锻炼。这十分有利于中国传统运动养生法的普遍开展和大力推广。

需要指出的是，任何一种成熟的体育运动项目都是经过长时间的多人实践、研究、整理、编排、修改才形成的，传统运动养生项目更是这样。不同的传统运动养生项目有着不同的动作结构、技术要求、运动量和难易程度，因此对于练习者来说，有两点应当注意：一是要科学地选择适合自己身体条件的传统运动养生项目进行锻炼，不要朝秦暮楚；二是在练习的开始阶段应当接受教师的指导，掌握要领，规范动作，了解注意事项，坚持练习，持之以恒，才能少走弯路，避免偏差，起到增强体质、防治疾病的良好作用。

三、中国传统运动养生法的功能

中国传统运动养生法除具备上述特点之外，还有着卓越的功能。归纳起来，有下面4点。

（一）培补元气

人体的健康状况在很大程度上取决于元气的盈亏与盛衰。《黄帝内经·素问·天元纪大论》云："人有五脏化五气，以生喜怒思忧恐。""气有多少，形有盛衰。"这两句话告诉我们，人体禀受自然之气生成五脏，五脏生成五气，五气合为元气，元气不但支配人类的情志，它的多少（即盈亏）还直接关系到人体的盛衰。元气充盈，则后天之气得以扶持，从而脏腑和洽协调，身心健康。如果先天不足，或后天因各种因素损伤元气，就会诸气失调，脏腑衰弱，百病丛生。中国传统运动养生法特别重视培补元气。例如，练习时应意守丹田、命门，是根据"肾为先天之本，命门为真火之源"的理论总结出来的宝贵经验。丹田、命门位于腰腹，通过意守丹田和进行深长的呼吸锻炼，能使肾中元精充固，"精化为气"（《黄帝内经·素问·阴阳应象大论》），使元气得到源源不断的补充输送。元气充沛，则可以激发和推进人体五脏六腑、四肢百骸进行正常的、有规律的生命活动。这对于维持机体健康，延长寿命具有积极而重要的意义。

（二）疏通经络

经络学说不仅是中医学的一大特色，而且是中国传统运动养生学的重要理论依据之一。在中医学领域，经络是一个庞大的系统，它遍布人体周身上下和内外，是人体气血、津液运行的通道，是联络五脏六腑的径路。经络的生理作用很多，概括起来有运行气血、营内卫外、联络脏腑、沟通上下等多种作用。同时，经络也是外邪侵扰、内病滋生、病邪传变、内邪外出的管道。中国传统运动养生法的医疗保健作用也正是基于经络的特点，通过疏通经络来发挥的。当人们在练习中国传统运动养生法的时候，意念所注意的部位，大多是经络的径路和腧穴所在之处，而腧穴正是气血汇聚和经气出入流注之处。人们在练习时，以意引气，其实就是引导真气循经运行。中医学经常提到的"痛则不通，通则不痛"就是指要疏通经络，才能祛除疾病。通过吐纳锻炼，肢节活动，按摩拍打，可以触动气血循经络互流，以促进百脉调和、气血充盈。这样，中国传统运动养生法的医疗保健作用就发挥出来了。

（三）调理气血

气血是人体的重要组成部分，是生命活动的物质基础。关于气血的特点和功能，中医学论述甚多，中国传统运动养生学中也有相关论述。《黄帝内经·素问·至真要大论》："气有多少，病有盛衰"，直接把气的多少与疾病的转归联系起来。《黄帝内经·素问·生气通天论》云："阳气者，精则养神，柔则养筋"，强调诸气之中，阳气是至关紧要的。《黄帝内经·素问·血气形志》云："夫人之常数，太阳常多血少气，少阳常少血多气，阳明常多气多血，少阴常少血多气，厥阴常多血少气，太阴常多气少血，此天之常数。"必须指出，这里所说的"多"与"少"是相对的，是一种生理现象。气血在三阴三阳经中有所差异，但总体保持平衡，这样就推动了生命的正常活动。气与血密切相关，又各有所侧重。气具有推动、温煦、固摄和气化的作用；血则具有滋润和营养的功能。在正常情况下，气为血之帅，血为气之母，二者相辅相成，互助互补，处于动态平衡之中。在异常情况下，气血不和，气滞血瘀，各种疾病就发生了。中国传统运动养生法就是要通过意守、调身、调息、调心起到调理气血的作用，恢复和重建气血的动态平衡。在练静功时，自觉主动地意守病变部位，以意领气，使气推动血到达病灶，从而改善病变部位的供血状况，气行则血行，血行则百病消。在练动功时，则是在意守病变部位的同时，以意念和动作，使气推动血到达病灶，加强营养，修复组织，恢复健康。由此可以看出，调理气血是中国传统运动养生法的重要功能之一。

（四）安定脏腑

中医学把心、肝、脾、肺、肾称为"五脏"，把胆、胃、小肠、大肠、膀胱、三焦称为"六腑"，合称"五脏六腑"，简称"脏腑"。中医学认为，人体脏腑安定、功能协调是健康的标志。如果脏腑失调，功能紊乱，则可能引起身体不适，导致疾病，人体就会不健康。中国传统运动养生法大多数都以腰为根本，这是因为腰部既为肾之外府，又是命门所在，而肾气为先天之本，命门之火为生命之源。命门之火旺盛，就能使肾气充盈，从而温煦脾土。脾胃为后天之本，脾土得温，脾阳得助，则脾能健运，水谷得消，精微得化，那么五脏六腑皆得所养而安定协和，经络骨节皆得所润而通利，由此达到生机旺盛、体魄强壮、健身除病、延年益寿的目的。另外，因为心是"君主之官"而主神明，故中国传统运动养生法也特别注重调心，就是调养心神。心神宁静，则身体安和，喜怒不留于心，悲恐不栖于情，魂、魄、意、志各得其所，衣、食、住、行各得其宜，这样就真正实现了脏腑安和、身心健康的美好愿望。

以上讲述了中国传统运动养生学的概念、形成和发展，以及中国传统运动养生法的分类、特点和功能。从中不难了解到，中国传统运动养生学历史悠久，源远流长；中国传统运动养生法不但内容丰富，形式多样，而且作用显著，简便易学，适应性强，便于推广。在全面深化改革开放的今天，在充满机遇和挑战的 21 世纪，在人类进入知识经济和信息时代的历史新阶段，人们要想很好地适应日益紧张的学习节奏、工作节奏和生活节奏，必须具有良好的心态和健壮的体魄。随着国民经济的发展，逐步富裕起来的中国人越来越渴求健康，而我国传统运动养生学所提供的锻炼理论和方法，正是人民大众很好的选择。

■ 思考题

（1）简述中国传统运动养生学的概念。

（2）简述中国传统运动养生法的分类。

（3）中国传统运动养生法的特点是什么？

（4）中国传统运动养生法的常见功能有哪些？

第二章
中国传统运动养生学课程的思政教育

2019 年 3 月 18 日，习近平在学校思想政治理论课教师座谈会上明确指出："思政课作用不可替代""中华民族几千年来形成了博大精深的优秀传统文化……为思政课建设提供了深厚力量"。不忘本源才能开辟未来，善于继承才能更好地创新。中华民族优秀传统文化源远流长、博大精深，其中，中国传统运动养生学中所蕴含的体育文化、武德文化是思政教育的优秀载体。例如，传统武德文化的本意为用武、从武、尚武之应有的德性，后泛指武事活动（武术、国防、军事等）中形成的与之相适应的相对稳定的伦理思想、道德传统、政治意识、价值观念、心理素质和行为品质的总和。传统武德文化既是一种精神文化，又是一种道德文化。从文化自信方面看，传统武德文化蕴含着应对文化挑战、坚定信仰信念的巨大精神力量；从文化育人方面看，传统武德文化有助于塑造学生积极昂扬向上、全面发展进步的优良作风品行。新时代高校思政教育，须让学生从世界和历史的角度，深刻认识中国传统运动养生学的重要价值和时代意义，从而助推思政课成为高校生动的"第一课"。

中国传统运动养生学是医学院校公共体育的必修课程内容。然而，在医学院校的实际教学中，将中国传统运动养生学融入思政教育仍处于启动探索阶段，缺少必要的规划和推动。具体而言，第一，虽然中国传统运动养生学对学生的品德塑造等方面具有积极影响早已成为共识，但是究竟中国传统运动养生学中哪些方面对培养人、塑造人、教化人发挥着重要作用，以及中国传统运动养生学能在何种程度上提升学生品德等，仍有待探索。第二，虽然中国传统运动养生学可为思政教育提供新思路、新内容、新方法，或将带来思政教育的模式创新，但是目前大多数高校的授课内容侧重动作教授，对德育和思政内容涉及较少。其实，深度挖掘，中国传统运动养生学融入医学院校的思政教育既有理论支撑，也有实践需求，可为医学院校思政教育和提升医德医风水平提供一定的理论支撑与实践指导。详述如下。

第一节　中国传统运动养生学课程中的思政教育概述

一、中国传统运动养生学课程与思政教育融合的必要性

2016 年，习近平在全国高校思想政治工作会议上指出"使各类课程与思想政治理论课同向同行，形成协同效应"。高校的各类课程都要发挥课程的思政教育作用。2020 年 5 月，教育部印发了《高等学校课程思政建设指导纲要》，要求高校结合各专业的特点，分类推进课程思政建设，构建高水平人才培养体系，结合不同课程特点、思维方法和价值理念，深入挖掘课程思政元素，有机融入课程教学。课程思政建设成为新时代教育领域实现立德树人根本任务的重要抓手和着力点，是课程与教学领域开展综合改革的重点方向和指南。中国传统运动养生学课程是高校促进大学生身心和谐发展，寓思想品德教育、文化科学教育、生活与体育技能教育于身体活动并使其有机结合的教育方式，是高校实施素质教育、贯彻落实立德树人根本任务和培养全面发展的人才的重要途径。为了贯彻和落实国家的相关文件精神，加强高校中国传统运动养生学课程的思政建设，推进课程与思政教育的融合，具有很强的必要性。

二、中国传统运动养生学课程蕴含丰富的思政教育资源

中国传统运动养生学课程的教学和竞赛活动蕴含着人文关怀、进取精神、团队意识和健康向上的文化追求。对于高校思政教育来说，这些都是独特的隐性资源。中国传统运动养生学鼓励学生挑战自我，追求卓越，塑造自强不息的人格品质。在日常练习和竞

赛活动中需要参与者遵守一定的规则，这有助于培养学生自律、自制的习惯和按规则行事的意识。日常练习和竞赛活动还需要学生与他人形成合作或竞争的关系，正确地处理这些人际关系，有利于学生形成集体主义精神和团结合作意识。此外，中国传统运动养生学倡导的身心和谐发展的生活理念，胜不骄、败不馁的生活态度，以及乐观向上、积极健康的生活方式等，对于培养学生形成正确的世界观、人生观和价值观具有很好的导向作用。立德树人既是高校教师的首要责任，也是高校教育的中心环节。因此，应推进高校中国传统运动养生学课程的思政建设，不断挖掘其中的思政元素，强化中国传统运动养生学课程的育人作用。

第二节 中国传统运动养生学课程与思政教育的有机结合

一、与爱国主义、团队精神教育的有机结合

（一）中国传统运动养生学课程与爱国主义

弘扬爱国主义是中华民族的历史传统。自古以来，中华民族就一直弘扬爱国主义，赞颂先人的家国情怀，倡导"修身、齐家、治国、平天下"的家国抱负。战争年代，爱国主义精神集中体现在浴血奋战、保家卫国的抗争中，是一种崇高的民族精神和爱国情怀。和平年代，爱国主义有着团结人民、凝聚共识的作用。于大学生而言，爱国主义教育不仅能加强他们对祖国的深厚感情，而且能促使他们发愤图强，为祖国的繁荣和富强贡献自己的力量。因此，加强大学生的爱国主义教育，培养大学生对祖国的自豪感和自信心很有必要。

中华民族优秀传统文化是经历了五千年文明发展沉淀下来的精神财富，是历史文化的瑰宝，也是爱国主义的一个重要体现。因此，不能忽视优秀传统文化对大学生爱国主义教育的作用。通过接受中华民族优秀传统文化教育，大学生能够增强对优秀传统文化

的认同与自信，能够增强爱国主义精神。

早在古代，人们就已经认识到体育的重要性，对体育的认知呈现多元化的特点，祭天敬神、训练士兵、传承技艺、养生保健成为古人实践体育的主要目的。随着时间的推移和社会的变迁，以导引和武术为代表的古代体育文化被一直传承至今，成为中华民族优秀传统文化中浓墨重彩的一笔。随着中国传统运动养生学的不断发展，传统体育见证了中国的崛起与强大。

中国传统运动养生学是中华民族传统文化的优秀代表，源远流长、博大精深。例如，太极拳的拳理就是以中国传统文化为理论基础的，"虚实转换""以柔克刚"等技艺精髓无不建立在中国古代哲学观的基础之上。发展到今天，这些传统体育活动更加展现了其所蕴含的悠久的、丰富的民族文化，更加有力地弘扬了中华民族自强不息、不卑不亢、顽强拼搏的民族精神。充分挖掘中国传统运动养生学的内涵，传承体育精神，使大学生对中华民族优秀传统文化有更深刻的认识，是必要的，也是可行的。

（二）中国传统运动养生学课程与团队精神

1994年，组织行为学权威、美国圣迭戈大学的管理学教授斯蒂芬·罗宾斯首次提出了"团队"的概念，并将"团队"定义为为了实现某一目标而由相互协作的个体所组成的正式群体。团队精神则是指团队为了完成某个既定目标而需要实现的思想和行为，它是一种为达到既定目标所表现出来的自愿合作和协同努力的作风。

荀子有云："人有气、有生、有知，亦且有义，故最为天下贵也。力不若牛，走不若马，而牛马为用，何也？曰：人能群，彼不能群也。"（《荀子·王制》）可见，团队合作既是人生存和发展的基础和条件，也是人社会化的表现。中国传统运动养生学的动作，虽然大多较为简单易学，但是仍有部分动作相对复杂，在学习过程中常会出现不同学生的动作学习有快有慢，对动作含义领会有深有浅的情况，此时就需要同学间相互帮助、相互交流，更好地达到学习动作的目的。在这一过程中，中国传统运动养生学课程对团队精神的培养主要体现在：① 可以让大学生体会到互相帮助、互相学习是大有裨益的；② 可以提升大学生的成就感，增强其自信心，改善其与同学、老师的关系；③ 对大学生具有深远的社会意义，如合作能减少竞争对自己产生的一些负面影响。

二、与培养遵规意识的有机结合

在一个社会中，规则大体上可分为两个部分，即法律和道德。法律是显性的规则，道德是隐性的规则。法律是具有国家强制力的，这种规则对人的约束是刚性的，不存在回旋的余地，它的适用是平等的，不管社会地位的高低。道德则是一个社会必不可少的规范人的行为，以及人与人之间关系的另一种规则。这种规则不是靠特定部门或机构来监督或执行的，而是靠人的自觉性来维持，靠社会的舆论来监督的。它对人的约束与法律相比是柔性的，它的实施和推行依靠的是人的内在道德自律和个体的精神自觉。而集体形成的良好社会道德风尚对个体的行为指导作用是很大的，因此，培养良好的遵规意识对一个人的发展十分重要。

（一）培养大学生遵规意识的意义

"没有规矩，不成方圆。"规则是社会运行的基石，是社会有序运转、人与人和谐共处的基本条件，也是现代社会良性发展的基本元素。规则无处不在，任何社会个体与外界交流都离不开规则的限制，不同的社会角色须遵守不同的规则。规则是任何活动有效进行的必要前提和最基本保障。遵规意识是个人素质的重要方面，也是素质教育的重要组成部分。随着时代的发展，社会对人才的要求在不断提高且日趋多元化，但评价人才的标准无论怎么变化，遵规意识都是最基本的要求。大学生所面对的未来社会将是极其讲究规则的社会。从长远来看，具备遵规意识并能付诸实践是大学生学习、生活的基础和保证，有利于大学生顺利地成长为社会人，更好地适应将来的社会。崇高的政治信念和高尚的道德情操教育必须建立在大学生具备最基本的社会规则意识的基础之上，否则高校的德育将会本末倒置。因此，在实施素质教育的过程中，高校德育改革应将遵规意识作为基本价值理念，以遵规意识的养成作为底线目标。这是社会发展对人才的迫切要求，是循序渐进地培养大学生更高道德品质的客观基础，也是促进学校乃至整个社会良性运行、和谐发展的现实要求。

（二）中国传统运动养生学课程培养大学生遵规意识的途径

在现代社会，大学生的社会适应能力越来越受到教育者的关注。社会适应能力的发展可以通过多种途径实现，学习中国传统运动养生学课程便是其中较为重要的途径之一。社会适应涵盖的内容非常广泛，包括建立和谐的人际关系、学会尊重与关心他人、理解不同角色的任务、识别体育中的道德行为、关心社会的体育与健康问题等。任何中国传统运动养生项目的顺利开展都建立在参与者遵守比赛规则的基础上，中国传统运动养生学课程对大学生遵规意识的养成有着得天独厚的优势。通过接受中国传统运动养生学课程教学，大学生对各项运动规则严格遵守，并将建立起的遵规意识逐渐迁移到日常的生活和学习之中，从而养成遵守法律法规、规章制度的良好习惯。个人在大学时代具备了遵守规则的强烈意识，将会对其形成终生遵规意识起到促进作用。中国传统运动养生学课程对遵规意识的培养主要体现在以下两个方面。

1. 课堂中的各项规章制度和各种约定俗成的规范

学习并遵守课堂规则是培养大学生良好的思想作风，对大学生进行文明礼仪、组织纪律和安全教育的一条十分重要的渠道。课堂规则的贯彻落实（如严格考勤、考核制度，加强组织纪律性等）可使大学生逐步形成遵守规章制度、热爱集体等良好的思想道德品质。中国传统运动养生学课堂蕴含着规则教育的内容，学生遵守课堂规则对确保教学效果和开展思想品德教育而言，其作用都是不言而喻的。

2. 各项比赛规则

任何一个中国传统运动养生项目都有详细的规则，小到一个简单的游戏或非正规比赛，大到正规比赛，都有不同的规则。制定运动规则是开展中国传统运动养生项目的前提，大学生只有了解规则、遵守规则，才能顺利地开展和参与中国传统运动养生项目竞赛活动，才能感受中国传统运动养生项目的魅力，享受中国传统运动养生项目带来的乐趣。严格遵守运动规则，能培养大学生诚实守纪、热爱集体、关心他人等优秀品质，能潜移默化地影响大学生，督促其树立良好的遵规意识。

三、中国传统运动养生学课程对培养健全人格的作用

蔡元培是中国近代教育家，他倡导自由思想，提倡尊重学生自由发展，并提出了"五育并举"（五育，即军国民教育、实利主义教育、公民道德教育、世界观教育和美感教育）的教育方针，对中国教育产生了重大影响。他说："完全人格，首在体育。"蔡元培认为，健全人格者，应身心协调，追求个性，注重德育、智育、体育、美育与世界观教育全面和谐发展。体育作为全面教育的基石，可将各项教育联系起来，形成和谐统一的整体。

（一）增强法规意识，促进道德规范的形成

中国传统运动养生项目的比赛提倡"公开、公平、公正"的比赛原则，任何人参加比赛都必须遵守规则，中国传统运动养生项目比赛应形成有组织、有纪律的公平竞争环境，为所有参赛的运动员保驾护航。大学生通过参与各项中国传统运动养生项目比赛，能接触和了解到部分体育比赛的规则和程序，在参与过程中逐渐接受和认同这种行为准则，并且在日常的学习和生活中约束自己，形成固有的法规意识，进而养成遵守社会规范的行为习惯。此外，大学生在参加中国传统运动养生项目比赛的过程中，一举一动都代表着学校的行为和荣誉，道德准则在此过程中被逐渐强化。"遵守规则，尊重裁判，尊重对手"贯穿比赛的全过程，这使道德规范逐渐成为大学生的行为准则，使大学生拥有更高水平的道德品行和思想，促进大学生健全人格的形成。

（二）增强智力发展，健全思维活动

古罗马人有一句格言："健全的精神寓于健全的身体。"这从生理和心理两个方面阐述了身体与精神的关系。首先，经常参加中国传统运动养生项目可增强身体机能，提升脑力工作效率；其次，参与中国传统运动养生项目可使大脑在长时间劳动后得到休息和放松，当大脑疲乏劳累时适当进行身体活动，使过于紧张兴奋的细胞得到放松缓解，从而调动另一部分皮质细胞处于适度的兴奋状态，此时想象力、创作力都会有所提高，智力发展也能提升到一个新的高度；最后，参与中国传统运动养生项目还可以增强大脑

神经系统的稳定性，提高应变能力和灵活性。可以说，没有任何一项运动是不需要应用智力的，而智力的发展又离不开体育运动的促进，因此脑力活动与体力活动相结合，劳逸结合才能使机体与思维活动相互促进。

（三）形成正确的世界观、人生观、价值观

价值观是一个人对事物是非好坏、善恶美丑的直接评判，它是世界观、人生观的基础。正确引导大学生形成健康向上、科学发展的社会主义核心价值观是使大学生人格健全的必备条件。中国传统运动养生项目所特有的实践性、直观性及参与性，都为个体健全世界观、人生观、价值观提供了适宜的发展条件。通过参加中国传统运动养生项目，大学生可感悟"友谊第一，比赛第二"的道德精神，体会"公平、公正、公开"的竞赛原则，建构民主、自由、公平、正义、竞争、协作、诚信的完整价值观体系。在中国传统运动养生学课程实践中，大学生能够认识自我、了解自我、超越自我，为个人的健康成长打下基础。学校教育要发挥中国传统运动养生学课程的学科特点，建立科学的教育体系，将正确的世界观、人生观、价值观融于学科知识，将学科知识用于指导体育锻炼。

四、中国传统运动养生学课程对培养学生意志品质的作用

意志是人自觉地确定目的，并根据目的调节、支配自身的行动，克服困难，去实现预定目标的心理过程，是人的主观意识对一定客体的能动反映。在中国优秀传统文化中，坚毅、坚强、恒心就是意志力的代名词。意志品质是指一个人在实践中所形成的比较稳定的意志特质。

（一）培养学生意志品质的重要性

1. 良好的意志品质是学生的基本素质之一

《中共中央国务院关于深化教育改革，全面推进素质教育的决定》从不同的角度对大学生的意志品质提出了要求。从学校德育工作的角度，提出要"针对新形势下青少年成长的特点，加强学生的心理健康教育，培养学生坚韧不拔的意志、艰苦奋斗的精

神，增强青少年适应社会生活的能力"；从转变教育观念的角度，提出"高等教育要重视培养大学生的创新能力、实践能力和创业精神"；从教育与生产劳动相结合的角度，再一次强调要培养学生"热爱劳动的习惯和艰苦奋斗的精神"。良好的意志品质并非与生俱来，而是在后天的社会实践和教育中逐步锻炼和培养起来的，它是学生的基本素质之一，对大学生成才有着不可低估的作用。苏轼曾说："古之立大事者，不唯有超世之才，亦必有坚忍不拔之志。"

2. 适应现代社会发展的需要

在竞争日趋激烈的今天，社会对人才的素质的要求也越来越高，具有吃苦耐劳、坚韧不拔的意志品质是个人在激烈的竞争中取得成功的重要因素。历史事实证明，但凡成功人士，皆是意志坚强的人。现在，一些大学生由于受到社会和家庭的过分保护，怕苦怕累，意志力薄弱，自觉性、坚韧性和自制力较差，而且他们对复杂的社会认识不充分，对事物的发展估计不足，没有做好足够的心理准备迎接未来的挑战。有些大学生心理素质较差，处理问题不够沉稳，缺少克服困难的勇气，遭受一点儿挫折就悲观失望、丧失信心。在当前我国推进素质教育的背景下，为了在今后的人生道路上实现自己的人生价值，大学生应当高度重视对自己意志的锤炼。

3. 古今中外名人对培养意志品质的重视

孟子认为人必先"苦其心志，劳其筋骨"，方能成大器。马卡连柯说过："意志、勇敢和目的性的培养问题，是具有头等意义的问题之一。"意志坚强的人，可以在艰难困苦的环境中奋发图强，干出一番事业来；意志薄弱的人，往往碰到困难就畏缩不前，最后一事无成。爱迪生说过："生活中的很多失败是因为人们没有意识到，当他们放弃努力时，距离成功是多么近。"意志是攀登科学高峰的梯子。马克思曾说："在科学上没有平坦的大道，只有不畏劳苦沿着陡峭山路攀登的人，才有希望到达光辉的顶点。"[1]意志的力量是巨大的，坚强的意志是强者制胜的法宝，正可谓"精诚所至，金石为开"。古人云："天行健，君子以自强不息""为者常成，行者常至"。

---

[1] 马克思.2018.资本论（纪念版）第一卷[M].中共中央马克思恩格斯列宁斯大林著作编译局，译.北京：人民出版社.

（二）中国传统运动养生学课程培养大学生意志品质的途径

1. 中国传统运动养生项目的困难性锤炼意志

中国传统运动养生项目本身所具有的特殊性，使得大学生在中国传统运动养生项目中所遇到的困难也具有特殊性。在中国传统运动养生项目中，困难包括内部困难和外部困难。内部困难是指与实现目的相冲突的来自个体自身的障碍，包括生理方面的困难和心理方面的困难。生理方面的困难有个体先天因素所造成的运动困难，如身高、体重、协调性、灵敏性等对开展某项运动造成一定程度上的困难；还有剧烈运动所造成的生理困难，如强度大的训练造成呼吸困难、氧债剧增、乳酸堆积、耐力下降，使得维持现有的运动水平存在困难。心理方面的困难源于生理方面的因素和外部困难因素，如先天不足，能力有限造成缺乏信心、情绪低落等；在学习和生活中面临自我实现的压力、被人认可的压力、竞争取胜的压力等，这些困难处理不当就会在一定程度上给学生造成心理障碍。外部困难是指来自外界的障碍，可分为物化障碍和人化障碍。物化障碍是指一些自然因素造成的困难，如炎炎烈日、大风大雨、场地条件差等。人化障碍是相对自然环境（物化）而言的，它是指由人为因素造成的障碍，如目标达成的速度、远度、高度的要求等。通常，外部困难是通过内部困难起作用的，生理上的障碍会引发心理上的障碍，二者之间是辩证统一的。主观上不惧怕困难和危险，勇于面对，是意志坚强的表现。

2. 中国传统运动养生项目中所需的意志努力

（1）克服生理非常态的意志努力。

非常态是相对于平时正常的生理状态而言的。它是指个体的心率、血压、肺通气量、肌肉的紧张度等指标都超过了正常值。这时要达到一定的运动目标，就必须付出更多的努力，特别是在极限强度下出现疲劳、肌肉酸痛甚至是伤病时，就必须依靠意志努力克服机体的惰性和抑制现象来维持身体的运动状态。

（2）克服心理紧张的意志努力。

在中国传统运动养生项目中，有许多情况会造成心理紧张，如大运动量、高强度的训练任务所造成的心理紧张，高目标、高要求所造成的心理紧张等。这就需要大学生控制好情绪状态，主动采取措施减轻心理压力。为此需要进行一定的意志努力。

（3）遵守纪律、规则的意志努力。

俗话说"没有规矩不成方圆"。中国传统运动养生项目中的"规矩"就是指教学中的纪律、比赛中的规则。纪律是中国传统运动养生学课程教学的有力保障，规则是比赛的有力保障，每一名学生必须约束自己的言行，而约束的过程本身就需要意志努力的参与。

第三节　中华民族传统武德文化融入医学院校思政教育的路径

一、武德和医德的共性分析

（一）武德和医德产生的背景相同

武德和医德都是一般道德在特殊领域中的行为规范的体现，是一种内在的制约机制。这种内在的行为规范一般在法律没有涉及或法律模糊的领域中显得更为重要。武德和医德从古至今都被作为从业的首要标准的一个重要原因是它们的产生背景极其相似。第一，武术和医术都体现了主体人物的仁爱之心，无论是神话中关于医学的"伏羲制九针""神农尝百草"，还是俗语中关于武术的"行侠仗义""重信守诺"，都体现了救人于水火的仁爱之心，这也奠定了武德和医德的基础；第二，随着武技和医技的不断提升，武术和医术一旦被乱用、滥用，将会对社会产生较大危害。因此，这类行业必须用"德"来规范从业者的行为，如"无恒德者，不可以做医""习武先习德"等。由此看出，从源头和行业规范来说，武德和医德产生的背景均相同。

（二）武德和医德都受到中华民族优秀传统文化的影响

中华民族优秀传统文化是中华民族的根与魂，具有广泛而深刻的社会共识和民众基础。儒家孟子认为"德"是每个人先天所具有的德性之知，要以仁义为根，以国家为本。中华民族历经千年而屹立于世界，究其原因，与我们优秀传统文化中的爱国主义息息相关。这种爱国主义体现在武德和医德中就是"为国为民"。例如，在国家大灾大难的危急时刻，众多仁人义士、白衣天使都表现出了奋不顾身、保家卫国的高尚道德情操。此外，中华民族优秀传统文化与中医经典和武术经典都息息相关，其所主张的天人相应、形神统一、整体观等，也早已与武德和医德深度结合。

（三）武德和医德与其技术水平密切相连

习武和学医的过程同时也是技术提升的过程，在这个过程中，德与技同等重要、缺一不可。一方面，武德和医德均以各自技术为根基，若没有一定程度的武艺做支撑，武德将是无源之水，同理，没有一定水平的医术做支撑，医德也将无从谈起。另一方面，高尚的品德为一流技术的形成指引了方向，即只有品德高尚的人，才有可能在武艺和医术上有大的成就，历代名家莫不如此。正如"大医精诚"，医术要精、医德要诚，两者相辅相成。

二、武德文化融入医学院校思政教育的可行性分析

（一）武德文化具有共识性

武德文化有广泛而深刻的共识性，将武德文化融入医学院校思政教育更易推动大学生的内心认同。

武德文化中涵盖的正义、公平、尊严、忠诚、节操、信义等优秀传统文化元素，以及武德文化所蕴含的舍生忘死的爱国精神、自强不息的进取精神、贵和尚中的包容精神、知行合一的实践精神、和谐共生的合作精神等具有广泛而深刻的社会共识性，认可度高、标识性强，这些都是医学院校思政教育的宝贵资源。武德文化以肢体动作为实践载体，医学院校学生可在这些实践中更直观、深刻地感悟体育精神，进而将其与医德、医风相联系，潜移默化地提升自己的德行、品行、言行，真正成长为能够担当民族复兴大任的从业者。

（二）武德文化具有动作性

武德文化有直观而深刻的动作性，将武德文化融入医学院校思政教育更易推动大学生的身心合一。

武德文化与高校思政教育的融通是一种"通过身体动作来体悟思政教育"的独特范式，不是简单的"注入""相加""拼合"，而是真正意义上的"结合"。这种体悟范式追求的是教育价值和发展价值的契合，是一种多元共识。武德文化以武术、国防、军事技能为实践载体，学生可在这些实践中更直观、深刻地感悟武德文化的精髓，有利于中华民族优秀传统文化的传播，促进良好医德、医风的形成，可最大限度地发挥思政教育改变人、塑造人、教化人的重要作用。

三、武德文化融入医学院校思政教育的路径分析

医疗卫生事业关系到千家万户，是重大的民生问题。其中，医德、医风不但体现了医疗卫生工作水平，也事关社会和谐和人民幸福。中医院校的武术公共体育课程的教育对象多为医学专业的学生，武德、武礼、武艺三者内嵌在课程中，可共同作用于提升学生的医德、医风水平。

（一）选取共识性强的武德文化资源，深度结合医德、医风展开思政教育

武德是武术的德行表达，但是武德具有内隐性，需要借助一定的载体来显现，案例、著作等都是武德思政教育的鲜活样本。首先，剖析经典案例。课堂上通过对武术历史上的经典案例进行讲授剖析，能增加学生的学习兴趣，扩展学生的知识面，潜移默化地让武德深植于其内心，使其真正理解"无负司命之责"的"大医精诚"思想，为其成为"德艺双馨、既智且仁"的医生奠定基础。其次，研读名家经典。历史上不乏武术名家的经典著作，研读此类经典不仅能提高学生的武术理论思维能力和技术水平，还能让学生从字里行间体悟到古代武术名家的个人修养，督促其提升医德、医风水平，立志既要做名医大家，更要做医德楷模。

（二）选取代表性强的武礼文化资源，有效结合行为实践展开体验教育

武礼既是武德的礼仪呈现，同时也是武术外在的道德准则。在两者的相互关系中，武德内容需要武礼来表达，而武礼又从外向内促进武德的形成和提高。武礼不仅包含抱拳礼、点首礼、注目礼、持械礼、递械礼、接械礼等固定礼仪，还包含武术习练过程中待人接物的行为规范。例如，抱拳礼动作简单，却内涵深刻：左掌为文，右拳为武，左掌掩右拳相抱表示"节制勇武，虚心求教"；左掌拇指代表自己，拇指内扣代表谦虚、尊敬师友；行礼时两臂曲圆，代表虚心团结。由此看出，抱拳礼的动作与其所代表的德行呈现一致性。若学生在行礼中动作错误，可能会传达错误的意思。教师选取代表性强的武礼（如抱拳礼）进行讲授，可以让学生更加直观地感受思政教育，让思政教育更容易融入行为实践。

（三）选取典型性强的武艺文化资源，适当结合场景展开思想引导

武艺既是武德的载体，同时也是武德的动作呈现和实际应用。在两者的相互关系中，武德需要武艺这一动作载体来呈现，武艺水平的提高又需要武德来指导。一方面，武艺是体现武德的最佳方式。诸多武术动作中均没有乘人之危之意，也没有落井下石之势，通过教授这类武术动作，让学生切身体会到"光明磊落"4个字的含义。武艺与医德、医风相联系，以医生和患者的关系为例，患者患病就如同落难，处于弱势，而医生有能力施以援手，若乘人之危，则失了医德。另一方面，武德是武艺大成的重要前提。在开始练习阶段，练习者的武艺进步比较快，此时武艺进步与武德的关系并不明显。但是当练习者的武艺达到一定水平时就很难再进步，其主要原因就是武艺与武德并未同步，此时武德对武艺的影响就相当明显了，武德水平成为影响武艺进步的重要因素。在医德和医术中也是如此，如果没有悬壶济世、救死扶伤、心存善念的高尚医德，也就不会有医术的大成；如果以高尚的医德为原则，医术也就自然精进。

■ 思考题

（1）中国传统运动养生学课程可以培养大学生哪些优秀品质？

（2）概述中国传统运动养生学课程对培养大学生健全人格的作用。

（3）概述中国传统运动养生学课程对培养大学生意志品质的作用。

第三章
中国传统运动养生学中的中医学基础理论

中医学有数千年的历史，是中国人民对在长期的生活、生产实践中获得的宝贵经验的总结，是我国优秀传统文化的重要组成部分。它从中国古代哲学思想中借鉴了丰富的经验，如整体观、元气论等，影响并形成了中医学独特的思维方式，构建了中医学的理论体系。

现代观念认为，医学是一门科学，是一种技术，也是一种生活方式，其最终目的是养生保健、防病治病。中医学同样如此，它既反映了中华民族谋求发展的客观需要，又与人们的日常生活相结合。人们对中医学进行了历经数千年的探索和发展，在中医学基本理论的指导下形成了大量具有养生保健、延年益寿作用的技能，如太极拳、太极剑、八段锦、易筋经、五禽戏等。这些构成中国传统运动养生法的技能，充分体现了中医学注重内因、注重调节身体状态的特点，同时也丰富了中医学的基本内容。

第一节　整体观

整体观是唯物论和辩证法在中医学中的体现，始终贯穿于中医学的生理、病理、诊法、辨证和治疗之中。所谓整体，指的是统一性、完整性和联系性，即在观察分析事物

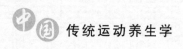

和研究处理问题时，应注重事物本身所存在的统一性、完整性和联系性。中医学非常重视人体自身的统一性、完整性及人与自然环境的联系性。中医学认为人体是一个有机整体，各组织、器官在结构上不可分割，在功能上相互协调，在病理上相互影响。中医学也认为人与自然密不可分，人类在适应和改造自然的过程中也在发展和改善自身的生理功能。中国传统运动养生学的根本在于顺应自然，强调通过练习八段锦、易筋经、五禽戏等中国传统运动养生项目，达到外强筋骨皮，内养精气神，提高个体适应自然界的能力，并能延缓衰老达到"尽天年"的目的。因此，中医学的整体观是中国传统运动养生学的重要理论基础之一，其主要内容包括以下两个方面。

一、人体是有机的整体

中医学从整体上探索生命活动的规律，在阐述人体的形态结构、生理功能、病理变化，以及对疾病的诊治时，都贯穿了"人体是有机的整体"这个基本观点。

（一）人体形态结构的完整性和统一性

人体是由脏腑、经络、肌表、气、血等组成的。各脏腑结构不同、功能各异，不同的功能构成整体生命活动的基础，体现了人体的完整性和统一性。人体的完整性和统一性，是以五脏为中心，配以六腑，通过经络系统"内属脏腑，外络肢节"的作用而实现的。人体以五脏为中心，通过经络系统把六腑、五体、五官、九窍、四肢百骸等全身各组织、器官联系成有机整体，并通过气、血的作用，完成人体统一的机能活动。

（二）生理上相互联系

人体正常的生理活动一方面要靠各组织、器官发挥各自的功能，另一方面要靠脏腑间相辅相成的协同作用和制约作用，来维持生理平衡。每个脏腑的功能不同，但各脏腑又在整体活动下分工合作，这是局部与整体的统一。人体内各脏腑之间存在复杂的关系，中医学以"阴平阳秘""亢则害，承乃制，制则生化"等理论，阐明了脏腑功能之间相互制约、消长、生克制化等的调控机制。正是这种调控机制，使脏腑之间能维持协调与平衡，从而使人体处于生生不息的动态平衡之中。

（三）病理上相互影响

中医学在分析病症的病理机制时，首先着眼于整体，把局部病变所引起的整体性病理反应统一起来，既重视与局部病变直接相关的脏腑、经络，又不忽视局部病变对其他脏腑、经络的影响，如"有诸内者形诸外"（《丹溪心法·能合色脉可以万全》）就说明人体内部发生了病理变化，必在外部有所反映。"见肝之病，知肝传脾，当先实脾"（《金匮要略·卷上·脏腑经络先后病脉证一》）说明了某一脏腑病变可能对其他脏腑产生影响，并揭示了疾病传变的规律。

（四）诊治局部病变，须从整体出发

"诊治局部病变，须从整体出发"是在整体观的指导下确定的诊治原则，更充分体现了"人体是有机的整体"这一核心思想。《黄帝内经·素问·阴阳应象大论》云："从阴引阳，从阳引阴，以右治左，以左治右。"《黄帝内经·灵枢·终始》云："病在上者下取之，病在下者高取之。"二者都强调了在诊治局部病变时，必须从整体出发，才能取得良好的效果。

中国传统运动养生学也以整体观为理论基础。中国传统运动养生项目以调节人体整体机能为基本目标，如五禽戏、形意五行拳等能提高五脏机能，强调"以意导功""内外兼修"等。这体现了整体观在中国传统运动养生学中的具体运用。

二、人体与自然界的统一性

人与自然界存在物质的统一性，自然界为人类提供了赖以生存的必要条件。正如《黄帝内经·灵枢·邪客》提出的"此人与天地相应者也"，反映了自然界的变化直接或间接地影响着人体，使人体也相应地产生变化。

（一）季节气候的影响

四时气候成春温、夏热、秋燥、冬寒的节律性变化，对人体的影响可体现在腠理启闭、脉象浮沉、气血运行等方面。《黄帝内经·灵枢·五癃津液别》云："天暑衣厚则腠理开，故汗出，寒留于分肉之间，聚沫则为痛。天寒则腠理闭，气湿不行，水下留于膀胱，则为溺与气。"说明了春夏阳气发泄，气血易趋于体表，使肌肤腠理疏泄而汗多；秋冬阳气收敛，气血易趋于里，使肌肤腠理致密而少汗。春夏脉多浮大；秋冬脉多沉小。春夏气血运行较快；秋冬气血运行稍缓。

（二）昼夜晨昏的影响

人体温度随着昼夜晨昏的变化而变化，昼夜的变化还影响着疾病的变化。《黄帝内经·灵枢·顺气一日分为四时》云："夫百病者，多以旦慧昼安，夕加夜甚。"说明了病症多数在白天较轻，傍晚稍重，夜间最甚。这是因为"春生，夏长，秋收，冬藏，是气之常也，人亦应之，以一日分为四时，朝则为春，日中为夏，日入为秋，夜半为冬。朝则人气始生，病气衰，故旦慧；日中人气长，长则胜邪，故安；夕则人气始衰，邪气始生，故加；夜半人气入脏，邪气独居于身，故甚也"。这也说明昼夜晨昏的更替影响着人体的变化，从而影响着"正气""邪气"之间的"斗争"，病情也就呈现相应的变化。

（三）地理环境的影响

地理环境的不同，在一定程度上影响着人体的生理活动。我国北方地势高，气候多燥寒，人体腠理多致密，故北方人多体格壮实；南方地势低，气候多湿热，人体腠理多疏松，故南方人多体格瘦削。某些地方性疾病与地理环境也有密切的关系。

（四）社会环境的影响

人生活在社会之中，社会环境的不同，也会造成人体机能上的某些差异，如体力劳动者多肌肉紧实且筋骨强劲，脑力劳动者多体虚且筋骨柔脆。社会环境的剧烈变化也会对人的身心造成很大的影响：一旦外界的变化过于剧烈，而人体自身的适应能力又不能适应这种变化，往往会导致疾病。

这些来源于自然界，并对人体产生影响的因素为中国传统运动养生学确立养生保健的基本原则提供了方向，即"顺应自然""和于术数"。人们积极进行体育锻炼，可以提高身体适应自然的能力。

第二节　脏腑学说与经络学说

一、脏腑学说概述

脏腑是中医对人体内部器官的总称。脏腑学说是通过对人体生理、病理现象的观察，研究人体脏腑的生理功能、病理变化及脏腑间相互关系的学说。根据功能特点，脏腑可分为三类：五脏、六腑、奇恒之腑。五脏包括心、肺、脾、肝、肾；六腑包括胆、胃、小肠、大肠、膀胱、三焦；奇恒之腑包括脑、髓、骨、脉、胆、女子胞（子宫）。中医学认为，人体是以五脏为中心，配以六腑、奇恒之腑、精、气、血、津液、形体官窍等，以经络通联内外，共同构成的完整有机体。中国传统运动养生学认为，传统运动养生项目之所以能达到养生的目的，其主要原因可归结为传统运动养生项目能增强五脏的生理功能，促进其生理功能的协调与平衡，提高机体的抵抗力。中医学的脏腑学说是中国传统运动养生学的重要理论基础之一。

二、五脏的生理功能

（一）心

心居于胸腔之内，膈膜之上，形似倒垂的未开莲蕊，有心包护卫于外。心为神之居、血之主、脉之宗，五行属火。心主血脉和神志。

1. 心主血脉

血脉包括血和脉（即血管）。心主血脉，是指全身血液都在脉中运行，依赖于心的搏动而被输送到全身，并发挥濡养的作用。心和脉构成一个完整的、循环的系统，血液在心和脉中循环往复，周而复始。

2. 心主神志

心主神志是指心具有主宰人体五脏六腑、神志活动的生理功能。神志有广义和狭义之分。广义的神志是指人体生命活动的外在表现；狭义的神志是指人的精神、意识、思维活动等。心是五脏六腑之大主，起主导作用。中国传统运动养生学中的"调心"即促使意念专注，排除杂念，静以养神。人体五脏六腑在心的主宰和协调下，可使机体达到"主明则下安，以此养生则寿"（《黄帝内经·素问·灵兰秘典论》）的平衡状态，共同维持生命状态和完成生命活动。

（二）肺

肺位于胸腔，左右各一。因肺位最高，且肺叶娇嫩，不耐寒热，易受邪气侵袭，故肺又被称为娇脏。肺为魄之处、气之主，五行属金。肺主气、司呼吸，主宣发肃降，通调水道，朝百脉而主治节，并可协助心调节气血运行。

1. 主气、司呼吸

肺主气包括主一身之气和主呼吸之气两个方面。肺主一身之气是指肺具有调节全身之气的作用。首先体现在气的生成方面，特别是宗气的生成，主要依赖肺吸入自然界的清气与脾胃化生的水谷之气相合而成；其次体现在对全身气机的调节作用方面。肺主呼吸之气是指肺是气体交换的场所，肺通过呼吸运动（呼出浊气，吸入清气）而完成人体内外气体的交换。

2. 主宣发肃降

宣发是指肺气向上的升宣和向外周的布散。它体现在3个方面：一是通过肺的气化排出体内的浊气；二是将脾所转输的水谷精微物质布散全身；三是宣发卫气，调节腠理开合。肃降是指肺气向下的通降和使呼吸道清洁的作用。它也体现在3个方面：一是吸入自然界的清气；二是肺吸入的清气和脾所转输的水谷精微物质向下布散；三是清除肺和呼吸道内的异物，保持其洁净。

3. 通调水道

通即疏通；调即调节；水道是指津液运行和排泄的通道。所谓通调水道，是指肺的宣发和肃降对体内津液的输布、运行和排泄起着疏通的作用。

4. 朝百脉而主治节

朝即朝向。肺朝百脉是指全身的血液都通过经脉而聚于肺，通过肺的呼吸进行气体交换，再输布全身。治节即治理和调节。肺主治节是指肺具有治理和调节全身脏腑及其生理功能的作用。肺主治节体现在 4 个方面：一是主呼吸运动；二是调节全身气机；三是调节气的升降出入运动；四是调节津液的输布、运行和排泄。

传统运动养生项目要求练习者有意识地调息，以获得"积气以成精，积精以全神"的效果。例如，练太极拳时，练习者要气沉丹田，呼吸匀、细、深、长、缓，以保持腹实胸宽的状态，这有利于增强肺主气、司呼吸的功能。

（三）脾

脾位于中焦，在左膈之下，形如镰刀。脾主运化、升清和统血。

1. 主运化

运即转运输送，化即消化吸收。脾主运化，是指脾具有把水谷化为精微物质，并将精微物质吸收转运，输送到全身的生理功能。脾主运化包括运化水谷和运化津液两个方面。运化水谷是对人体所摄入的饮食的消化和吸收。运化津液是指对人体津液的吸收、转输和布散。因为脾的运化作用为人体后天生长发育提供了必需的营养物质，所以脾又被称为后天之本。

2. 主升清

升即上升，是脾气的运动特点；清是指水谷精微等营养物质。升清是指水谷精微等营养物质借脾气上升而上输于心、肺、头、目，并通过心肺的作用化生气血，以滋养全身。

3. 主统血

统即统摄、调控。脾主统血是指脾有统摄血液在经脉之中运行而不溢至脉外的作用。我国传统运动养生项目（如八段锦、五禽戏等）中的一些动作技术都有调理脾胃的作用，许多要领都直接作用于脾胃，如"意守丹田""舌抵上腭"等能促进消化，"虚领顶劲"有助于脾的升清。

（四）肝

肝位于腹腔右上方，横膈之下，右肋之内，五行属木。肝主疏泄和藏血。

1. 主疏泄

疏即疏通；泄即发泄、升发。肝主疏泄是指肝具有保持全身气机疏通畅达、通而不滞、散而不郁的作用。它体现在 4 个方面：一是对气机的影响；二是对脾胃运化功能的影响；三是对情志的影响；四是对男子排精、女子月经的影响。

2. 主藏血

主藏血是指肝具有贮藏血液和调节血量的生理功能。它体现在两个方面：一是肝内必须贮藏一定的血量，制约肝阳的升腾而不致过亢，以维护肝主疏泄的功能，使之条达、顺畅；二是有防止出血的作用。

（五）肾

肾位于腰部，脊柱两旁，左右各一，五行属水。由于肾藏"先天之精"，为脏腑之本，生命之源，故又被称为先天之本。肾主藏精、主水、主纳气。

1. 主藏精

藏即闭藏。肾主藏精是指肾具有贮藏精气的作用。肾所藏之精的来源有两个：一是禀受于父母的先天之精；二是人体从饮食中摄取的营养成分和脏腑代谢产生的精微物质，即后天之精。

2. 主水

肾主水是指肾脏具有主持和调节人体津液代谢的作用，是肾中精气的气化功能，对人体内津液的输布和排泄、维持体内津液代谢的平衡起调节作用。

3. 主纳气

纳即受纳和固摄。肾主纳气是指肾具有摄纳肺吸入的清气，防止呼吸表浅，保证人体内外气体交换正常进行的作用。

三、经络学说概述

中医学的经络学说是中国传统运动养生学的重要理论基础之一，是在长期的医疗实践中逐步形成并不断充实和发展的。早在 2000 多年前的《黄帝内经》中便有关于经络学说的详细记载，在其他非医学著作中也可见到有关经络学说的论述。经络系统包括十二经脉、奇经八脉、十二经别、十五络脉及其外围所联系的十二经筋和十二皮部。十二经脉是气血运行的主要通道，"内属于腑脏，外络于肢节"（《黄帝内经·灵枢·海论》）十二经脉是经络学说的主要内容。

经络学说认为，经络的基本功能是运行气血；而中国传统运动养生学认为，练习传统运动养生项目，进行循经导引的意念活动，以及意守、点按和拍打特定穴位，可以畅达经络、疏通气血、和调脏腑，达到增强体质、延年益寿的目的。因此，了解主要经脉的循行部位和常用穴位分布，对于学习中国传统运动养生学具有十分重要的意义。

四、人体主要经脉循行部位和常用穴位及其分布

（一）十二经脉及其常用穴位

1. 十二经脉的分布

十二经脉"外络于肢节"是指其外行部分。十二经脉有一定的循行方向。总体而言，手三阴经从胸走手，在手指末端交手三阳经；手三阳经从手走头，在头面部交足三阳经；足三阳经从头走足，在足趾末端交足三阴经；足三阴经从足走腹，在胸腹腔交手三阴经。各经脉之间通过分支，互相联系，构成循环无端的完整系统。

十二经脉"内属于腑脏"是指其内行部分。手三阴经联系于胸部，其内属于肺、心包、心；足三阴经联系于腹部，其内属于脾、肝、肾；手三阳经内属于大肠、三焦、小

肠；足三阳经内属于胃、胆、膀胱。阴经属脏，阳经属腑，两者之间相互联络，构成属于脏者络于腑，属于腑者络于脏的"相合"关系。

十二经脉主运行气血，营气行于脉中，卫气行于脉外。营气运行的顺序也就是十二经脉的循行顺序，而且与前后正中的任脉和督脉相通。十二经脉分布见表3-2-1。

表3-2-1 十二经脉分布简表

十二经脉	外部	内部	常用穴位
手太阴肺经	胸旁—上肢内侧前—拇指桡侧	属肺，络大肠	孔最
手厥阴心包经	乳旁—上肢内侧中间—掌中—中指	属心包，络三焦	内关、劳宫
手少阴心经	腋下—上肢内侧后缘—掌中—小指桡侧	属心，络小肠	神门
手阳明大肠经	食指—上肢外侧前—肩前—颈—面颊—鼻旁	属大肠，络肺	合谷、曲池
手少阳三焦经	无名指—上肢外侧中间—肩后—颈—耳后—眉梢	属三焦，络心包	外关
手太阳小肠经	小指尺侧—上肢外侧后—肩胛—颈部—面颊—目外眦—耳中—目内眦	属小肠，络心	天宗
足阳明胃经	目下—面周—颈前—胸腹第二侧线—下肢外侧前—次趾	属胃，络脾	足三里
足少阳胆经	目外眦—头颞—项侧—胁腰侧—下肢外侧中—第四趾	属胆，络肝	风池、阳陵泉
足太阳膀胱经	目内眦—头顶部—侧线—背腰第一、第二侧线—骶—下肢外侧后—小趾	属膀胱，络肾	玉枕、肾俞、委中、承山
足太阴脾经	大趾内—下肢内侧前、中—胸腹第三侧线	属脾，络胃	三阴交、血海
足厥阴肝经	大趾外—下肢内侧中、前—阴部—胁部	属肝，络胆	太冲
足少阴肾经	小趾下—足心—下肢内侧后—胸腹第一侧线	属肾，络膀胱	涌泉、太溪

2.十二经脉常用穴位及其分布

孔最：前臂内侧桡侧缘，尺泽与太渊连线上，腕横纹上7寸。

内关：前臂掌侧，曲泽与大陵的连线上，腕横纹上2寸，掌长肌腱与桡侧腕屈肌腱之间。

劳宫：掌心横纹中，第二、第三掌骨之间偏于第三掌骨；屈指握拳时，中指指尖处。

神门：腕横纹尺侧端，尺侧腕屈肌腱的桡侧凹陷中。

合谷：手背第一、第二掌骨之间，约第二掌骨中点处。

曲池：屈肘，在肘横纹外端与肱骨外上髁连线的中点。

外关：前臂背侧，阳池与肘尖的连线上，腕背横纹上2寸，尺骨与桡骨之间。

天宗：肩胛冈下缘与肩胛下角的1/3折点处。

足三里：犊鼻下 3 寸，胫骨前缘一横指处。

风池：项部，枕骨之下，与风府相平，胸锁乳突肌与斜方肌上端之间的凹陷处。

阳陵泉：小腿外侧，腓骨小头前下方凹陷中。

玉枕：后头部，后发际正中直上 2.5 寸，旁开 1.3 寸，平枕外隆凸上缘的凹陷处。

委中：腘横纹中点，股二头肌腱与半腱肌肌腱的中间。

承山：小腿正后面，委中与昆仑之间，当小腿伸直或足跟上提时，腓肠肌两肌腹之间凹陷的顶端。

肾俞：腰部，第二腰椎棘突下，旁开 1.5 寸。

三阴交：内踝高点上 3 寸，胫骨内侧缘后方。

血海：髌骨内侧上缘 2 寸，股四头肌内侧头的隆起处。

太冲：足背侧，第一、第二跖骨间隙的后方凹陷处。

涌泉：足底部，卷足时，足前部凹陷处。

太溪：足内侧，内踝后方，内踝高点与跟腱之间的凹陷处。

（二）任督二脉及其常用穴位

任脉和督脉是奇经八脉的两条重要经脉。奇经八脉的分布和作用有异于十二经脉，是十二经脉之余，且无络属脏腑的表里配属关系。任脉和督脉与十二经脉合称"十四经脉"。任脉总领一身之阴经，督脉总领一身之阳经。

任脉起于会阴部，向上到阴毛处，沿腹里，上出关元穴，沿胸腹正中线向上到咽喉部，再上行到下唇中央，由此分为左右两支止于眼部。

督脉起于会阴部，沿脊柱里面，上行到风府穴，进入脑部，上至巅顶，沿额下行到鼻柱。

1. 任脉常用穴位及分布

关元：脐下 3 寸。

气海：脐下 1.5 寸。

神阙：腹中部，脐中央。

中脘：腹中线，脐上 4 寸。

膻中：两乳头连线的中点，平第四肋间隙。

承浆：颏唇沟的正中凹陷处。

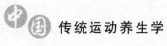

2. 督脉常用穴位及分布

腰俞：骶部，后正中线上，适对骶管裂孔。

命门：腰部，后正中线上，第二腰椎棘突下凹陷处。

大椎：第七颈椎棘突下凹陷中。

风府：项部，后正中线上，后发际正中直上 1 寸，枕外隆凸直下，两侧斜方肌之间凹陷处。

百会：前顶后 1.5 寸，或头部中线与两耳间连线的交点处。

人中：人中沟上 1/3 与下 2/3 的交点处。

■ 思考题

（1）中医学整体观的主要内容包括哪些方面？

（2）论述五脏所主。

第四章
中国传统运动养生法的教与学

　　中国传统运动养生法的教与学是一个事物的两个方面，它们相互联系、相互依托、互为表里。在教的过程中，教师应结合中国传统运动养生法的完整性和直观性的特点，遵循师生双向积极性原则、直观性原则、因材施教原则、高质量轻负荷原则、循序渐进原则、巩固与提高相结合原则。根据学生在粗略掌握动作阶段、改进与提高阶段、巩固与运用自如阶段的表现，科学地开展教学活动。在学的过程中，学生需要依照自身在动作技术规范化阶段、动作技术规律化阶段、动作技术熟练化阶段的表现，运用集体练习、分组练习和个人练习相结合的方法，重复法，变换法等多种方法，因人而异地开展学习活动。教师要鼓励和引导学生正确鉴赏、模仿和学习动作图解，使学生全面、科学地了解和学习中国传统运动养生法，达到学以致用的目的。

第一节　中国传统运动养生法的教

一、中国传统运动养生法的教学特点和教学原则

（一）中国传统运动养生法的教学特点

中国传统运动养生法通过身体姿势的调整、呼吸的锻炼和意念的运用，来调节和增强人体各部位机能，讲求内外合一、形神兼备，既讲究形体规范，又要求精神传意，反映了内与外、形与神相联系的整体性。中国传统运动养生法不受年龄、性别、时间、气候、场地、器材等条件的限制，易学易练，侧重对人体的整体调节和对大脑潜能的开发；采用外动内静、动中求静、静中求动、先动后静、静极生动等动静结合的锻炼方法。

中国传统运动养生法与现代体育运动是有机结合的。现代体育运动通过不同的项目发展人体走、跑、跳、投等各项基本运动能力，改善人体的速度素质、力量素质、灵敏素质、柔韧素质和耐力素质；而中国传统运动养生法则更多地运用意念来引导人体的运动，在练习者进行身体机能锻炼的时候，强调通过自身的意识来强化身体各个部位的运动，达到整体机能的平衡，从而获得强身健体的效果。

因此，教师在进行中国传统运动养生法教学的时候，应该充分考虑中国传统运动养生法的完整性和直观性的特点。

（二）中国传统运动养生法的教学原则

教学原则是教师开展教学必须遵循的基本要求。根据中国传统运动养生法的具体特点和基本教学原则，教师在中国传统运动养生法的具体教学过程中，必须了解和把握教学的共同规律（即教育的连贯性、系统性、统一性），还应注重教学方法与学生的个性特征、年龄特点相适应。中国传统运动养生法的教学包含以下原则：师生双向积极性原则、直观性原则、因材施教原则、高质量轻负荷原则、循序渐进原则、巩固与提高相结合原则。

二、中国传统运动养生法的教学过程和教法提示

中国传统运动养生法教学的主要任务是引导学生正确地了解、掌握动作技术，促使这些动作技术在大脑皮质中逐渐形成稳固的动力定型。

根据运动生理学，学生要掌握任何一个中国传统运动养生法的动作技术，由不会到会，直至形成稳定的动力定型，都必须经历动作技术的形成过程，即粗略掌握动作—改进与提高—巩固与运用自如。教师也应根据这一过程规律将教学分为对应的 3 个阶段，从而确定各阶段教学的主要内容，突出教学的重点和需要完成的主要任务，明确学习的目的。另外，每一个教学阶段都有着各自的特点，因此，教学任务也相应地存在着差异，教法措施也必然要有所侧重。鉴于此，下面将按各教学阶段的特点、所需完成的教学任务及教法措施上应注意的一些问题分别进行简要的阐述。

（一）粗略掌握动作阶段

粗略掌握动作阶段的特点主要是学生的大脑皮质兴奋过程扩散，内抑制较弱，处于泛化阶段。学生通常表现为过分紧张，动作不协调，出现多余或错误动作，与此同时，还伴随着缺乏信心和恐惧心理。

教师在本阶段的教学任务是排除学生的心理障碍，增强其信心；使其建立动作概念，粗略掌握动作技术。为此，教师在教学时应注意以下几点。

1. 防止信息超载现象

在教新动作初期，教师的讲解和教法应以利于学生集中注意力为前提。讲解动作技术时，不宜全面铺开，应重点讲解动作技术中的关键点。同样，教法也必须简洁明了，重点突出，针对关键技术进行讲解。

2. 多采用"完整示范和分解教学法"

中国传统运动养生法动作技术繁多、动作路线复杂，完整的示范能使学生尽快建立整体的动作概念，粗略地掌握和理解动作技术的过程。教师正确地对完整的动作技术进行分解教学，可以把复杂的动作分解为多个简单的单元动作，这有利于学生尽快熟悉动作技术的各环节，树立学习的信心。

3. 优先排除心理障碍

在学习新动作初期，学生的状态往往是心理障碍和技术不佳共存。此时教师的教学应着重解决学生的心理障碍。通常可采用改变作业条件、降低练习难度，以及运用各种助力和保护手段帮助学生进行练习。当学生的自信心不断增强后，技术问题也就有得以顺利解决的心理基础了。

（二）改进与提高阶段

改进与提高阶段的特点主要为大脑皮质兴奋相对集中，内抑制逐步发展，兴奋和抑制过程处于分化阶段。具体表现为学生的紧张心理有所缓解和错误动作逐渐减少，学生完成的动作趋向准确、协调，但总的来说，其动作技术还不是很熟练。

教师在本阶段的教学任务是使学生尽快消除心理紧张和错误动作，较好地掌握动作技术。鉴于此，教师在教学方法上应注意以下几点。

1. 重视关键动作技术的运动感觉的培养

运动感觉由前庭感觉和肌肉感觉组成。前庭感觉的灵敏性和稳定性对于准确定向、保持人体平衡、确保运动过程准确，以及及时地改变各身体部位的运动速度起着积极的作用。肌肉感觉是由骨骼肌的肌梭、腱梭组成的，受刺激时能直接引起大脑皮质的动觉细胞的兴奋。大脑皮质能准确地感知人体在空间移动的位置，感知人体各部位移动的幅度、时间、速度、方向等。因此，重视关键动作技术的运动感觉的培养，提高身体的灵敏性和稳定性，无疑对改正错误动作、缩短教学过程是十分有利的。具体方法通常有改变作业条件练习、利用外力帮助减慢速度练习、利用外界标志和信号、模型演示、电教手段等。

2. 准确地应用语言指示

语言指示是一种建立在第二信号系统基础上的教学方法。根据运动技能形成的分化阶段，大脑皮质活动的特点，教师准确地应用语言提示，对学生形成正确的条件反射有着积极的作用。肯定的语言提示能强化学生已掌握的正确动作技术，否定的语言提示能促使学生出现"分化抑制"，这种内抑制对纠正错误动作有着积极作用。同时，教师提出的要求也必须能为学生所适应，过高、过多的要求往往会使学生负荷超载，无法收到预期效果。

3. 贯彻练、看、想一体的教学法

学习中国传统运动养生法的动作技术，要突出一个"练"字，熟能生巧就是这个道理；但练前要先看，即先观察动作，了解动作的变化规律，同时要思索技术的要领。这样将练、看、想结合起来进行学习，掌握技术的效果就比较明显。

（三）巩固与运用自如阶段

巩固与运用自如阶段的主要特点为，学生的大脑皮质兴奋过程高度集中，内抑制相当牢固，运动技术达到熟练的水平。具体表现为技术熟练准确、动作省力轻松。在本阶段学生应领会中国传统运动养生法的动作风格特点，正确理解中国传统运动养生法的精神、意气与形体动作的有机结合，体会"形神兼备""内外合一"的中国传统运动养生法特点。

教师在本阶段的教学任务为不断强化学生已形成的运动技术，进一步完善其动作质量。为此，教师在教学方法上应注意以下两个方面。

1. 着重精雕细刻的重复练习

重复练习是建立牢固的动力定型的基础。学生只有通过大量的重复练习，才能做到动作准确，技术熟练。由于学生无论是在生理素质上、技术上、个性上，还是在心理素质上都客观地存在个体差异，当其运动技术越趋向成熟时，在技术细节上越容易暴露其个体性和顽固性的特征，即学生存在的细节问题是各不相同的。教师想要纠正这些细节错误，难度是较大的。因此，在重复练习的过程中，教师必须因人而异提出要求；而且教、学双方的高度默契和一丝不苟的练习态度也是十分必要的。

2. 注意抗干扰训练

要达到运动技术自然化，动作技术不仅要熟练、准确，还要运用自如。所谓运用自如，是指学生在各种条件下，都能准确、熟练地把已掌握的运动技术表现出来。因此，教师必须认真分析，有目的地模拟各种可能遇到的情况，使学生在各种困难的条件下重复练习。在这个阶段常用的方法有减少专门准备活动时间、改变场地器械条件、变换项目顺序、设计带有特定要求的比赛等。

第二节　中国传统运动养生法的学

一、中国传统运动养生法的动作技术的学习步骤

中国传统运动养生法的动作技术是成套的动作组合，学习的过程必须遵循人体的生理学、心理学规律，同时也必须结合中国传统运动养生法的特点，抓住中国传统运动养生法内外合一、注重意念和形神兼备的精髓。

（一）动作技术规范化阶段

学生在学习的最开始就要了解和掌握动作技术的基本规格的规范化要求，明确动作的方向、路线、起止点；明确动作的劲力规范，端正形体、稳定步伐，力求使自己的动作自然放松、身体正直；加强下肢力量和柔韧性的训练，尽量让自己用力自然、动作稳健。

（二）动作技术规律化阶段

在学习了基本的动作后，学生应着重掌握动作的变化规律，充分体会中国传统运动养生法内外合一、形神兼备的独特风格，使动作连贯、协调、圆活。力求使动作之间连接紧密、流畅，动作自然、放松。

（三）动作技术熟练化阶段

在动作基本连贯、流畅的基础上，学生应更加注重对中国传统运动养生法的动作技术中劲力的控制和意念的体会，感受呼吸与动作的自然结合。通过反复练习达到内外合

一、协调完整、刚柔相济、虚实分明的境界。

以上 3 个阶段是紧密结合、相互联系的，不能截然分开。

二、中国传统运动养生法的练习方法

学生只有通过反复练习，才能掌握所有动作，并将其内化为自己的运动技能。通过教师的讲解和示范，学生能了解动作的基本概念，但要掌握动作的完整技能，只有通过对动作的不断练习才能实现。练习中国传统运动养生法的动作技术，一般采用以下方法。

（一）集体练习、分组练习和个人练习相结合

学生在整个动作的学习阶段都可以采用集体练习、分组练习和个人练习相结合的学习方式，特别是在初学阶段和复习巩固阶段。学生在初步掌握了动作之后，可在教师的指导下分组进行练习。在此过程中，学生应培养自己独立思考、仔细观察和分析错误的能力。学生在比较熟练地掌握各个动作之后，应通过个人的反复练习，学会独立学习，巩固动作技术要领，加深对动作的理解，养成自觉、自愿坚持锻炼的习惯，从而达到通过中国传统运动来养生的最终目的。

（二）重复法

重复法即反复练习某一个或某一组动作，这种方法在整个学习的过程中都适用。学生通过不断重复动作，可以尽快地掌握动作技术要领，提高动作技术的熟练度，了解并掌握中国传统运动养生法的精髓。

（三）变换法

变换法是指通过改变练习的条件，来促进自身对动作技术的掌握。学生应在基本掌握中国传统运动养生法的动作技术后，分段或完整地练习，通过自学来完全掌握动作技术，融会贯通，独立、熟练地掌握动作技术的风格和特点。

第三节　中国传统运动养生法动作图解的看与学

一、认识中国传统运动养生法的动作图解

中国传统运动养生法的动作图解是记载其动作或套路的书面资料。通过图画来呈现人物动作的姿势、运动方向和运动路线，用文字说明动作过程、方法和要领。学会阅读中国传统运动养生法的动作图解，有利于学生自学和加深其对动作技术、要领的理解。同时，动作图解这一形式也能使中国传统运动养生法被更好地继承和推广。中国传统运动养生法的动作图解主要包括图片和文字。

（一）图片

图片包含动作的姿势运动方向和运动路线变化。每套动作的开始姿势、动作过程的分解姿势及结束姿势都可用图片来表示。

1. 运动方向

动作图解中动作的运动方向以图中人为主，运动方向的表述以图中人物所处的位置变化而变化。图中人的身前为前，身后为后，左侧为左，右侧为右，同时也有左前、左后、右前、右后等之分，而且运动方向始终以图中人物躯干的方向来确定，不受头部和视线的影响。

2. 动作路线

动作路线指明了动作变化的过程，采用直线、曲线、箭头符号等来标注，同时有虚线、实线之分。箭尾为起点，箭头为终点。为了便于学生看图学习，本书中左上肢、左下肢的动作路线用虚线表示，右上肢、右下肢的动作路线用实线来表示，躯干的动作路线变化用实线来表示。

（二）文字

文字说明主要用来叙述动作的顺序和要点。通过阅读文字，学生可以加快和加深对动作的理解。

1.对动作顺序的叙述

通常情况下，叙述一个动作的顺序：先叙述躯干，再叙述下肢或上肢，最后叙述头部和视线。如果在叙述多个动作变化时使用了"同时"，说明这些动作是一并进行的；"上一动作不停"说明这是一个连续完整的套路，具有连贯性和完整性，但为了便于学生理解和学习，需要分解成几个动作图解。

2.专用术语

专用术语用于简明扼要地表示动作，如步法有上步、退步、插步、盖步、击步等；步型有马步、弓步、虚步、仆步等；腿法有正踢、弹踢、外摆腿等；还有各种手型、手法、平衡、跳跃等。本书对第一次出现的专用术语会进行详细说明，之后则均采用专用术语。了解专用术语对看懂动作图解是非常重要的。

3.要点说明

要点说明是指针对动作的要领、方法及应该特别注意之处添加的提示。

二、看图学练的方法

由于学生的运动基础不同，学习动作图解所采用的方法也要因人而异，大致可分为个人自学法和多人共学法。

（一）个人自学法

个人自学法是指在无人帮助的情况下，借助一定的资源自学动作和套路的方法。个人自学法容易使学生顾此失彼，运用起来比较难。使用此方法的学生需要有一定的武术基础理论知识和武术技术的基础，才能够比较顺利地进行。其步骤及方法如下。

1. 理解专用术语

在看图学习前，学生先对文字说明中的专用术语加以理解，如概念、要求等。

2. 边看边做

先看身体各部位的分解动作和运动路线图，然后详细阅读文字说明，按顺序边看边做，从而对动作有一个完整的概念，并在不断重复演练的过程中逐渐熟悉和掌握动作。

3. 由少至多，由浅入深

先学单个动作，然后连成组合动作，逐步扩展到分段和整套动作。学生熟练掌握每一组动作后，要更加注重要点、要求的说明，依照具体的内容进行反复练习，不断巩固动作技术。

4. 深入演练

在较详细地理解和领会了整套动作后，学生应进一步深入理解和揣摩动作技术的内涵并进行演练。此时学生要根据文字说明的提示，认真地学习和领会要点、要求，反复揣摩、练习，逐步提高演练水平，使节奏、劲力、精神、意识等都逐渐得以完善。

（二）多人共学法

学生在独自学习动作图解的过程中，可能会遇到诸多难题。例如，一边看图一边做动作难度较高，且无法看到并准确判断自己的动作正确与否等。因此，可以采取两三人一组，共同学习的方法。在学习前，学生可以对动作图解、演练示范、动作内涵等提前分工。此种方法可以提高学生的独立学习和协作能力，同时也能让学生更加深入领会中国传统运动养生法套路、动作的精髓。其步骤及方法如下。

1. 明确分工

在多人共学过程中，可以安排不同的人负责解读动作图解，观摩演练示范，了解动作内涵等。负责观摩演练示范的学生可以模仿动作，向另外两人展示；负责解读动作图解的学生可对示范的学生的错误动作进行纠正；负责了解动作内涵的学生向另外两人讲解所学习动作的内涵。每个人都做好自己的工作，相互配合，这样能使学习过程简单化，使学生更加明确学习目的，有利于其尽快初步掌握中国传统运动养生法的内容。

2.交换任务

共同学习的学生在初步掌握中国传统运动养生法的动作技术后，相互交换分工，使每一位学生都能体会并掌握各环节的学习方法。

3.相互交流，共同探讨

在多人共学的过程中，学生相互交流学习经验和心得体会，将自己在学习过程中的感受与其他成员进行分享，促使所有学生都能更准确地掌握中国传统运动养生法的动作、节奏、规格、精神、风格等。

使用动作图解学练中国传统运动养生法的动作和套路是一个循序渐进的过程，学生应逐步掌握阅读动作图解的方法，并反复实践，按照由简到繁、由易到难的原则进行自学练习。遇到复杂动作时，可先学下肢动作，再学上肢动作，最后将上下肢动作协调配合起来。对于以上两种自学方法，学生可根据自己的自学能力、技术水平和环境条件使用，也可以结合起来综合使用。不论采用哪种方法，学生都应完整、准确、高效地掌握动作技术。

思考题

（1）中国传统运动养生法的教学特点是什么？教学原则有哪些？

（2）如何根据教学规律来进行中国传统运动养生法的教学？

（3）中国传统运动养生法的动作图解包含哪些内容？如何参照中国传统运动养生法的动作图解进行学习？

第五章
中国传统运动养生学与传统康复学

健康自古以来就是人类的共同愿望和普遍关心的问题。特别是随着物质生活水平的不断提高和精神生活的日益丰富，人们越来越渴望健康。中医学很早就将传统体育用于养生康复了。数千年来，在历代医家的努力下，中国传统运动养生学的内容不断得到补充和发展，其养生、康复的理论和方法对广大人民群众的日常保健及临床康复都有良好的指导作用和使用价值。

第一节　传统康复学概述

一、传统康复学的概念

传统康复学是在中医基础理论指导下，研究传统康复的基础理论、治疗方法及应用的一门学科。

在古代，很早就有了对"康""复"的解释。《尔雅·释诂》谓："康，乐也，静也，安也。"《尔雅·释言》又谓："复，返也。"中医古籍中的"康复"主要是指疾病的治愈和身体、精神情志的恢复及正气的复原。随着社会的发展，现代康复医学与传统康复学相互渗透、相互补充，使传统医学中"康复"的内涵发生了变化。现在的"康复"是指综合、协调地应用医学、社会、职业等手段，对由各种疾病、损伤及年老体衰等因素造成的机体功能障碍或衰退进行恢复，达到提高或改善病残者的生活质量的目的。

传统运动康复是中国传统康复学的重要组成部分，是随着中国传统康复学的发展逐渐形成的一门分支学科。它以传统中医基础理论为指导，运用传统体育运动项目，针对病残、伤残诸证和老年病、慢性病等的病理特点，进行辨证康复。

二、传统康复学的适用对象

传统康复学的适用对象主要包括以下 3 种人群。

（一）各类肢体伤残者

传统体育运动（如八段锦、易筋经等）通过肢体运动与呼吸吐纳相结合的方法舒畅患者气血，使患者伸展肢体，强筋壮骨，加强患肢或全身的运动锻炼，对恢复肢体功能有着独特的作用。

（二）慢性病患者

慢性病患者的病程进展缓慢或疾病反复发作，致使出现并发症，而并发症又加重了原发病的病情，形成恶性循环。针对这类患者进行康复治疗，不仅能帮助患者减轻并发症症状，同时也有助于防止原发病进一步恶化。

（三）年老体弱者

人类在衰老的过程中，机体脏器的功能逐渐衰退，这会严重影响健康。随着社会人口老龄化现象的出现，年老体弱者的康复正受到更多的关注。传统康复学的康复措施有延缓衰老、增强体质的作用，能提高年老体弱者的生活质量。

三、传统康复学的基本内容

传统康复学既以中医基本理论为指导，又有自身独特的理论、观点和技术体系。它的基本内容主要包括传统康复学的基础理论、传统康复学的基本观点、传统康复疗法、临床康复应用等方面。

（一）传统康复学的基础理论

传统康复学的基础理论主要包括脏腑经络论、精气神论、情志论。脏腑经络论以五脏为中心，以经络为联络途径，阐述脏腑与脏腑之间、经络与经络之间、脏腑与经络之间的相互联系和影响，阐释疾病的病理变化，指导临床诊断和康复治疗。精气神论阐述了精、气、神三者之间的关系：精是产生神的基础，气为化精的动力，神是精气的外在表现。三者缺一不可，既是人体生命活动的根本，也是传统康复学中常见疾病发生的根本机制。因此，传统康复学的治疗措施重视调摄精、气、神。情志论主要阐述情志与脏腑气血、康复病机、康复疗法的关系，在精气神论的基础上，强调在治疗上重视让患者调摄精神、怡养心神和调畅情志。

（二）传统康复学的基本观点

传统康复学具有 5 个基本观点，即整体康复观、辨证康复观、功能康复观、综合康复观和预防康复观。

整体康复观认为，人的形体与精神、人与自然、人与社会之间都是密切联系、相互影响的。康复医疗中必须利用形体与精神，以及人与自然、人与社会之间的这种相互联系，通过顺应自然、适应社会、整体调治等手段，来达到人体形神统一、整体康复的目的。整体康复观的内容包括人体各部位相统一、形体与精神康复相统一、人体康复与自然环境相统一、人体康复与社会环境相统一。

辨证康复观是建立在中医学辨证论治的基础之上的。它认为辨证论治与康复之间有着密切的关系，辨证论治是康复的前提和依据，康复则根据辨证论治的结果确定相应的康复原则和方法。病同证异则康复亦异，病异证同则康复亦同，以及辨证论治与辨病相结合指导康复医疗，这些是辨证康复观的主要内容。

功能康复观是建立在中医学恒动观基础之上的。它要求康复医生不单着眼于患者脏腑组织的具体生理功能的恢复，还要通过功能训练，从总体上帮助患者恢复生活自理能力和职业工作能力。功能康复观的内容包括恢复脏腑组织生理功能及恢复生活自理能力和职业工作能力。

综合康复观以辨证论治为基础，针对不同的体质和病情，综合运用多种康复方法，使患者全面康复，回归社会。综合康复观是传统康复学独具特色且历经实践检验的重要康复观点之一，亦是"杂合以治"的具体体现。

预防康复观是以中医学"治未病"思想为基础的，是传统康复学重要的观点之一。预防康复观的主要内容包括"未病先防""既病防变"和"瘥后防复"3个方面。预防康复不同于一般意义上的疾病预防，其着眼点在于预防致残疾病变的发生，将致残风险降到最低限度。

以上5个基本观点对临床康复具有重要的指导作用。

（三）传统康复疗法

传统康复疗法内容丰富，各具特色，临床疗效突出，具有简、便、廉、验的特点。传统康复疗法不仅适用于大中城市的综合性医院、康复医院，而且适用于基层的医疗康复机构。

八段锦、易筋经、五禽戏、太极拳、放松功等中国传统运动养生法都是传统康复学经常使用的方法。它们有各自的适用范围，为患者在康复治疗中选择一组最佳治疗方案提供了可能。

（四）临床康复应用

传统康复学的临床康复应用范围非常广泛，可应用于如截瘫、脑瘫、脑外伤后遗症、烧烫伤后遗症、骨折、软组织损伤等病残、伤残诸证的康复，慢性阻塞性肺病、高血压、冠心病、糖尿病、高脂血症等慢性病症的康复，恶性肿瘤的康复，以及现代社会常见的亚健康状态、慢性疲劳综合征、睡眠障碍等的康复。

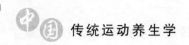

四、中国传统运动养生学与传统康复学的区别及联系

中国传统运动养生法是在中国古代养生学的基础上逐渐形成的多种多样的体育活动和健身方法的总称。中国传统运动养生学除理论研究外，还研究传统呼吸吐纳、导引、推拿按摩、长拳、太极拳等传统运动养生法在养生益寿、预防疾病中的应用。传统康复学是以中医基础理论为指导，研究传统康复的基本理论、治疗方法及临床应用的一门学科，其主要目标是尽可能地消除机体的功能障碍，提高或改善病残者的生活质量。虽然传统康复学与传统运动养生学的研究范围不同，但两者均以中医学基础理论为指导，都以未病先防、既病防变为基本原则，并且在传统康复应用的多种治疗方法中，传统运动养生法占有重要的地位，并被广泛应用于病残、伤残诸证和老年病、慢性病的康复治疗中。因此可以说，传统康复学进一步扩展了中国传统运动养生法的适用范围。

第二节 中国传统运动养生法的康复作用和康复特点

一、中国传统运动养生法的康复作用

中国传统运动养生法十分注重动静结合，形神共养。练习者通过多种形式的身体锻炼，内养精气神，外练筋骨皮，以流通气血，协调脏腑，扶正祛邪。其康复作用主要表现为以下方面。

（一）调摄情志

随着医学模式向生物–心理–社会医学模式转变，心理、社会因素对健康的影响日益受到重视。对于康复期的患者来说，伤病和残疾极易使其产生抑郁、悲观失望、急躁易怒等不良情绪。这些情志因素反过来又会进一步削弱人体的脏腑功能，有碍人体的康复。此时患者参加相应的传统体育运动，积极主动地锻炼，一方面可以"移情易性"，减少不良情志因素对机体的刺激；另一方面可以条达气机，舒肝愉心。同时，当患者参加体育运动并从中获益时，常可增强自身康复的信心，坚定自己与病残做斗争的信念。从这一意义上讲，中国传统运动养生法是调摄情志的一项有效措施。

（二）恢复肢体功能

传统体育运动，古时又称导引，对恢复肢体功能有着独特的作用。《黄帝内经·素问·异法方宜论》中就有对导引的记载："其治宜导引按跷，故导引按跷者，亦从中央出也。"张景岳在《类经·五方病治不同》中对此进行了注解："导引，谓摇筋骨，动肢节，以行气血也。"

偏瘫、截瘫、关节炎、颈椎病、骨折、软组织损伤等均伴有不同程度的肢体功能障碍。此时如果患者积极采取传统体育运动康复法，加强患肢或全身的运动，则可以疏通经络，调和气血，强筋壮骨，促进肢体功能的恢复。例如，骨折以后，伤肢的骨骼及关节长期固定，功能受到限制，易导致骨质疏松，肌肉萎缩，关节囊挛缩，软骨变性退化造成的关节面粗糙，从而出现形体功能障碍。传统体育锻炼能推动气血流通，促进局部和全身的血液循环，活血化瘀，促进骨骼及肌肉的营养吸收，增加滑液的分泌，改善软骨功能，并牵伸挛缩和粘连的组织，使其维持正常形态。这些都有助于消除功能障碍，使肢体恢复正常功能。

（三）促进代偿功能

病伤和残疾会造成机体功能障碍，机体对这种损害的反应绝不是被动的，而是会自动调动代偿机制，尽量使整个机体恢复协调，维持正常的整体功能。有指导地进行传统体育锻炼可以最大限度地发挥机体的代偿能力。

在康复医疗中，若患者的部分脏器或肢体受到破坏，其可以通过健肢的运动锻炼来充分调动自身的代偿功能。例如，《石室秘录·卷四（御集）·论治手足麻木》云："始成偏废，久则不仁之症成也，成则双足自然麻木。乘其尚可动之机，因而活动之，从来足必动而治，血始活。"它指出了利用可以活动的机能，促使两足逐步恢复知觉和活动功能。再如，患者进行肺切除术后，进行专门的吐纳锻炼，可使余肺膨胀完全，充填残腔，从而使呼吸功能得到代偿。又如，患者若一侧肢体功能丧失，另一侧肢体通过有计划的锻炼，可以部分代偿患侧的功能。

总之，中国传统运动养生法的康复作用是多方面的。这正如《红炉点雪·卷四·却病秘诀》所指出的，运动能使"血气循规而不乱，精神内固而不摇，衰者起，萎者愈。疲癃转康健之躯，枯槁回温润之色"。

二、中国传统运动养生法的康复特点

传统康复疗法以中国传统运动养生法为手段，以养生康复、延年益寿为目的，对人体有着运行气血、协调脏腑、疏通经络、强健筋骨、宁神定志、激发潜能的作用。与现代康复疗法相比，中国传统运动养生法有三大康复特点。

（一）形神共养，动静结合

传统运动以活动四肢、锻炼形体为先，通过外练筋骨皮，由外至内，起到调节脏腑功能的作用。中国传统运动养生法强调保养形体，以练形为要务。生命在于运动。活动四肢，则体内气血津精运行畅通，脏腑生机旺盛，精力充沛，精神内守，形神趋于高度和谐统一，如太极拳、八段锦、五禽戏等，皆以动形为先，主要通过练形而使练习者身体健康，机体功能康复。

中国传统运动养生法以活动肢体、动形为先，同时能调养神息。一方面，锻炼外在形体，可以促使内在脏腑功能旺盛，精力充沛，说明练形本身内含调神之意；另一方面，在活动肢体的同时，也能调摄精神，如太极拳是以活动肢体筋骨、锻炼形体为主的健身法，但在动形的同时，要求练习者意念内守，精神专注，"以意领气，以气运身"，用意念带动身体运动，用呼吸协调动作，通过调神，使意气相随，令内在气血充沛，脏腑活动正常，精神健全，从而更有利于促使形体健壮和康复。临床疾病纷繁复杂，患者体质各异，亦非单一动形或调神静息所能及，必须动静结合，练形与调神兼顾，才更利于健体养生，病体才易于康复。

中国传统运动养生法在形体的动静方面，强调形体宜动。运动能促使精气流通，气血运行和调，气机升降有序，从而达到形体健壮、精力充沛、情绪良好、强身防病之目的。在心神的动静方面，中国传统运动养生法强调心神宜静，要求心神安静内守，情绪平静稳定。这样既有利于减少疾病的发生，亦有利于疾病的康复。反之，心神当静不静，神不内守而躁扰于外，则易神伤而致病。

中国传统运动养生法在心神与形体的动静上，强调心神宜静，形体宜动，但在实践中，心神之静与形体之动是不能截然分开的。只有动静兼修，动静结合，即做到肢体运动与养心调神有机地结合起来，形神共养，才符合生命运动规律，才有助于人们保持身心健康。

（二）注重体验，不求争先

中国传统的运动方式大多不是竞技型运动。例如，易筋经、六字诀等导引方法，讲究的是练习者自身的精神状态、形体动作与自然界融为一体，注重的是练习者的内心体验。从表象看，中国传统运动养生法不似现代体育那样剧烈勇猛，竞技性强，而是表现为祥和安然，从容不迫。这一点与患者的康复锻炼需求是一致的。因此，中国传统运动养生法也顺理成章地成为康复的重要方法。

（三）注重"三练"，融会贯通

中国传统运动养生法具有浓厚的历史文化背景和深厚的古代哲学意蕴。凡是学习和研习中国传统运动养生法的人，如果不领会其中的深刻内涵，其结果只能是习得皮毛，难得精髓。

养生康复的目的是使患者达到身心状态的协调完好。患者修习中国传统运动养生法不仅要锻炼形体，还要养精、调神，使身体、心理达到最佳状态。

中国传统运动养生法的练习注重"三练"，即练形、练气、练意。具体而言就是，活动肢体、自我按摩以练形；呼吸吐纳、调整鼻息以练气；平心静气、排除杂念以练意。"三练"结合，力求达到融会形神，神在形先，意领气行，贯通百脉的目的。就每一种中国传统运动养生法而言，其都是形、神、息并调，精、气、神并练。

1.练形

活动肢体、自我按摩的练形活动，可以行气活血，疏通经络，滑利筋骨，消除疲劳，由此产生的肌肉、骨骼的放松效果又有助于中枢神经系统，尤其是交感神经系统紧张性的下降。练形时必须集中注意力，平心静气，这对大脑皮质也起到了抑制作用，可使过度兴奋而致功能紊乱的大脑皮质得到恢复，对外来有害刺激产生防御作用，以此实现形神统一。

2. 练气

通过呼吸吐纳，调整气息，配合精神引导，形体运动，可使气血流通，潜藏内气。调整气息时，或采用自然呼吸，或采用逆呼吸，或采用胎息（亦称丹田呼吸），既能按摩内脏，促进血液循环，增进器官功能，又能使呼吸中枢兴奋，从而进一步影响和调节植物性神经系统，使机体进入心神宁静、真气内守的"内稳定"状态。这对增强体质、防治疾病是十分有益的。

3. 练意

当人处于情绪稳定、精神饱满的状态时，其精力就会充沛，脑力和体力劳动效率也高，机体内外环境易于协调，人的身心就会愉快健康。相反，当人处于消极、不安的状态时，人的中枢神经功能状态则不良，心理活动失常，植物性神经系统功能紊乱，易诱发或加重病情。中国传统运动养生法要求练习者精神放松，入静，意念集中，排除杂念干扰。其可以直接作用于中枢神经及植物性神经系统，使情绪改善，心神宁静明智。正如《黄帝内经·素问·灵兰秘典论》所云："主明则下安，以此养生则寿。"

练形、练气、练意，此"三练"之间有着极为密切的联系，无论采取哪一种方法，都不应片面强调某一种方法而忽略另外两种方法。三者融会贯通，构成了中国传统运动养生法的主要内涵，也是中国传统运动养生法发挥康复效应的根基。

第三节 中国传统运动养生法在传统康复学中的运用原则和注意事项

中国传统运动养生法的项目甚多，应用亦广，其流派、方法及作用特点各异。在研习过程中，练习者必须遵循因人而异、因时制宜、循序渐进、持之以恒等原则，否则不仅不会收到预期的效果，还会带来比较严重的副作用。

一、中国传统运动养生法在传统康复学中的运用原则

（一）松静自然

松与静既是中国传统运动养生法的基本要求和基本方法，也是练习者在锻炼中始终都要遵守的最基本原则。所谓"松"，是指形与神、身与心的放松。放松法有内外之分，外松的表现是消除身体四肢肌肉的紧张，内松的表现则是消除呼吸、意念方面的紧张。一般来说，外松比内松容易掌握。松的锻炼通常包括由外到内、由粗到细两个层面。所谓"静"，是指练习者要在练习过程中保持心境的安宁、意念的集中等内环境的静，同时也要保持练习时外环境的相对安静。要以内静为主，外静为次。如果练习者在练习时不能入静，要找出原因，采取有针对性的解决措施。松与静是相互联系、相互促进的，放松可以促进入静，入静又有助于放松。只有真正入静，才能做到完全放松。

所谓"自然"，是指法归自然，即意念、呼吸、肢体的活动等都要符合生理的自然。例如，腹式呼吸不能勉强用力将呼吸拉长，而应通过锻炼逐步加深；意守时，精神应集中，但又不能过分强调用意。由此看出，练习中的自然体现在操作上就是要做到勿忘、勿助、勿贪、勿求。

（二）因人制宜

研习中国传统运动养生法时，练习者要根据个人的禀赋、体质、年龄、性别、职业、患病情况等，有针对性地选择相应的方法，此谓"因人制宜"。

禀赋强者，应学会形神并练，充分运用先天的优势，运启先天旺盛的精气，以不断培壮后天能力，从而达到强身健体的目的。禀赋弱者，宜选择对脾肾有益的健身运动法，借以固本补虚，强身健骨，裕气全神。

肥胖者多属痰湿体质，身重懒动，稍劳即疲，畏热怕冷，应开展练形为主、兼顾练神的运动，如五禽戏、八段锦、易筋经等。体瘦者多属阴虚体质，肝火易亢，情绪急躁，应以练意为主，如放松功、内养功、强壮功等。

青年人可以选择运动量较大的、以练形为主的中国传统运动养生法，这有助于其保

持旺盛的生命力；中年人正处于机体渐衰的时期，应以能和畅气血、改善脏腑功能，有一定运动量的中国传统运动养生法为主，这有助于激发其潜在机能，延缓衰老；老年人则要注意固护气血，养神敛精，应以运动量较小、怡养精气神的中国传统运动养生法为主，切忌运动量过大，劳伤筋骨，并注意不要屏息敛气，以免损伤心肺。另外，需要注意的是，老年人大多上实下虚，头重脚轻，步履不稳，锻炼时应注意引导气血下行，强壮肝肾，以逐步调整上下虚实失衡的状态。

脑力劳动者应以放松类的中国传统运动养生法为主，同时适当增加一定的运动量，以调节身体机能平衡，畅通经络气血，激发潜能；体力劳动者则应以休息、调整、强健身体的中国传统运动养生法为主，如内养功、强壮功等。

处于疾病康复期的患者更应结合自身情况慎重选择中国传统运动养生法。一般而言，静功运动量较小，适宜阴虚者用；动功运动量较大，适宜阳虚者用；松静功、内养功、周天功等，重在练养精、气、神；放松功、保健功等，可宜畅经络、调和气血；易筋经、五禽戏、太极拳等，对锻炼筋骨、调节脏腑功能较为有利；各种禅定、静坐等，有助于强记益智。不同疾病的患者，应根据自身病情、体质、年龄等特点，有针对性地选择不同方法进行锻炼。体质虚弱者，宜选内养功，且应多取卧式、坐式；体质较强者，可选桩功、行功等；心血管系统疾病的患者，应以练放松功为主；慢性消化系统及呼吸系统疾病的患者，宜选内养功等；神经衰弱、阳痿、早泄者，则可选强壮功、固精功等。

（三）因时制宜

《黄帝内经·灵枢·本神》云："智者之养生也，必顺四时而适寒暑。"研习中国传统运动养生法必须顺应四时的自然变化，使人体生理功能与自然环境相协调，加强人体适应自然的能力，促进健康，促进疾病康复。

春季，气温回升，练习者可在户外开展运动，这有利于人体吐故纳新，采纳真气，化生气血津液，充养脏腑筋骨。练习者可选择具有一定运动量的，能够活动筋骨、畅达气血的项目，如五禽戏、易筋经、八段锦、太极拳等，但要注意不要进行剧烈运动。情绪急躁、肝火易旺之人，要以轻柔舒缓的中国传统运动养生法为主。

夏季，气候炎热，运动应以练气为主，以保持体内津液的充盈，与自然环境相适应。练习者可选内养功、太极拳、桩功等，并注意防止运动量过大，出汗过多，引起中暑。锻炼时间应选在晨起凉爽之时，锻炼地点应于阴凉处。

秋冬季节，运动应以收敛神气、益肾固精为主。秋季以静功为主，如十六字诀、内养功、放松功等，配合一些具有一定运动量的传统健身运动，如太极拳、八段锦。冬季则以动功为主，以抗御外界寒气，如五禽戏、八段锦、太极拳、易筋经等，配合强壮体质类的导引，如强壮功、固精功、内养功等。不要在大风、大雾、大雪中锻炼；在室内锻炼时，要注意勤开门窗，使空气流通。

因时制宜还包括练习者应注意一日之中昼夜晨昏的变化。晨起，练习者可增加一定的运动量，以求滑利关节，并以户外锻炼为宜；日中，练习者以练息为主；晚餐后，不做剧烈运动，而以吐纳练息、内养调神、固藏精气为主，或可按跷揉腹，健脾和胃，以利消化。

（四）循序渐进

进行传统运动养生法练习，应循序渐进，切忌急于求成。选择中国传统运动养生法应先简后繁，从易到难。当进行康复医疗时，患者要制订适合个人的阶段性训练计划，有步骤地分段练习，切忌好高骛远，急于求成。若操之过急，错误地练形，则难以保证动作的准确性，易出现呆板、紧张的现象；若运动强度过大，则会导致肌肉疼痛，倦怠无力；若错误地练气，则会使呼吸不畅，胸肋闷胀，甚至憋气心慌，头晕，四肢麻木；若错误地练意，则会杂念丛生，心急浮躁或心意散漫，出现心悸、失眠，甚至精神错乱的症状。

中国传统运动养生法的练习应顺其自然，轻松愉快，练习者才能从中获益。执意追求所谓的"内气运行""外气发放"等，会使精神紧张、形体疲劳；盲目追求脱离实际的目标，预执妄念，最终除了导致产生偏差外，必定一无所获。

（五）练养结合

练，是指练习，练习者在练习过程中要合理选择练习方法，确定练习强度和练习周期。养，一方面是指练习者在练习过程中颐养身心，改善身体功能。例如，在入静后，机体功能调和，身体舒适，呼吸柔和、细密、均匀，内心平和。练静功的目的就是要达到这种静养的状态，并让这种状态维持和发展，向更高的境界升华。养的另一方面是指练习者在进行中国传统运动养生法锻炼后，必须修整、调护身心，休养生息。练养结合，练中有养，又练又养，才能更好地调节形、神，发挥中国传统运动养生法的养生康复作用。这对于体质较差者及慢性病患者尤其重要。

（六）持之以恒

中国传统运动养生法练习要求练习者树立坚定的信心，坚持不懈，持之以恒。这一练习过程不仅是对身体的锻炼，也是对意志和毅力的锻炼。初学者不应朝三暮四，只有当一种运动方法练得十分娴熟时，才能进一步研习。对于已经熟练掌握各种锻炼方法者，也应在相对稳定的时期内，以练某项传统运动养生项目为主，辅以其他项目，但持之以恒并非刻板机械、不可变通。例如，若患急性感染病（如感冒等），则应暂停练习，待疾病痊愈后再继续。另外，在锻炼过程中产生了某些"副作用"（如疲劳），也应减少锻炼量，或修改训练计划，甚至暂停锻炼，待机体恢复正常后再进行锻炼。

二、运用中国传统运动养生法进行康复练习时的注意事项

运用中国传统运动养生法进行康复练习时的注意事项主要包括练习前后的一些准备性和整理性的活动等。它们能起到让练习者由日常生活状态顺利过渡至练习状态再恢复至日常状态的作用。

（一）练习前

练习前半小时，应停止一切剧烈的体育和文娱活动，要做好练习的思想准备，抛开一切烦恼之事，使情绪安定。衣服应宽松合体，色泽柔和，布料柔软。摘除帽子、眼镜、手表等饰物。

练习前可做一些松解关节的活动，以利气血运行。如果感觉疲劳不适等，则可稍事休息，或先行自我拍打按摩。如果有较明显的局部疼痛等不适症状影响练习，可先采取一些对症治疗措施，使症状缓解后再开始练习。

过饥、过饱的状态下不练习，以免胃肠不适。练习前应排空大小便，练习过程中也不可久忍不便，否则可能引起腹胀等不适症状，影响入静。练习前可饮适量温开水，有助于气血运行。

保持情绪稳定。练习前必须保持愉快的心情和稳定的情绪，不应有任何思想负担，

在大怒、大喜、烦恼或过于兴奋时，不宜立即练习，否则可能因一系列心理和生理的不良反应而严重影响锻炼效果。轻则康复治疗无效，重则导致精神及形体的损害。

应选择整洁、幽静的环境练习。不论室内、室外，均应光线柔和，空气流通，但应避免在风口练习。注意保暖，以防感染风寒。一般而言，在依山傍水的树林边练习最佳。选择练习设施时，应注意床、椅、铺、垫等设施的高低、软硬、克重等要适宜。

（二）练习后

练习完毕后，应认真做好整理活动。不同的中国传统运动养生法有不同的整理活动方式，但有一个基本原则，即无论练习结束时意守何处，都要在整理活动阶段意守丹田，意想身体各部气息缓缓集中于丹田，逐渐恢复自然呼吸，再做一些自我保健按摩，并慢慢睁开眼睛。若练静功，整理活动结束后可稍做活动或自我按摩；若练动功，整理活动结束后再做几次深呼吸，静息片刻，再进行其他活动。

练习后不可冷水洗浴、洗手，如有汗，宜用毛巾擦干，或洗热水浴。这是因为人在练习时，大量的血液流向肌肉、皮肤，受到冷的刺激后，皮肤和肌肉中的血管骤然收缩，回心血流量突然增加，易加重心脏负担。练习后，也不能立即喝冷饮，以免引起胃肠血管的突然收缩，导致肠胃功能紊乱，引起腹痛、腹泻。

另外，每次锻炼应以机体舒适自然为度。如果运动量太小，则达不到锻炼目的，起不到养生康复作用；如果运动量太大，则易超过机体耐受限度，使身体因运动过度而受损。掌握运动量的依据：第一，以心率测定运动量，其公式是"180- 年龄 = 适宜运动的心率"。第二，以运动后的主观劳累程度测定运动量。若运动后有疲劳感，但休息5 ～ 10分钟后，精神、体力恢复正常，则说明运动适量；若运动后疲劳太甚，休息后仍感不适和疲劳，且有头晕、头痛、胸闷、心悸、呕吐、食欲不振、睡眠不安等现象，则说明运动过量。在锻炼中应当按照上述依据评定运动量，并进行相应调整，以保持运动适度，增强养生康复的效果，防止并发症。

第四节　常见中国传统运动养生法在传统康复学中的应用

一、八段锦

八段锦

（一）概述

八段锦是八节肢体运动的动功，基于古代导引总结而成，可谓古代医疗保健体操。八段锦动作简单易行，作用明确，效果显著，一直流行于民间，深受人们喜爱。据说隋唐以后就有此名，但大多数人认为此套路是南宋初年创编。在长期流传中，八段锦又形成了许多流派。北派托名岳飞所传，以刚为特色，动作繁难；南派托名梁世昌所传，以柔为特点，动作简易。

为便于诵记，在八段锦流传的过程中，人们又编了歌诀。经过不断修改，至清朝光绪初期逐渐定型为七言诀："两手托天理三焦，左右开弓似射雕；调理脾胃须单举，五劳七伤往后瞧；摇头摆尾去心火，两手攀足固肾腰；攒拳怒目增气力，背后七颠百病消。"它概括了八段锦的基本要领和作用。常练习，不但可柔筋健骨，养气壮力，而且可以行气活血，调理脏腑。八段锦可作为辨证论治的基本运动养生法之一。

（二）临床应用

1. 适应证

八段锦能改善神经体液调节机能，加强血液循环，对腹腔脏器有柔和的按摩作用，能激发各器官的功能，纠正机体异常的反应，非常适于养生保健及各种慢性病患者的康复，尤其适用于头痛、神经衰弱、冠心病、慢性支气管炎、内脏下垂、脾胃虚弱、肩周炎、慢性腰背痛等。

2. 禁忌证

严重心脑血管疾病、重症高血压、哮喘发作期、妊娠期及术后。

3. 注意事项

（1）眩晕症发作期，练习者不宜做"往后瞧"及"摇头摆尾"等动作。

（2）直立性低血压者，慎用"托天""单举""背后七颠"等式。

（3）每式动作的重复次数应按练习者体质灵活掌握。一般宜渐次增多，不可突然做超负荷锻炼。高血压、心脏病、肝硬化等病的患者及重病恢复期患者，尤应注意。

二、易筋经

（一）概述

易筋经

易筋经是中国古代流传下来的一种疏通筋骨、强身健体的传统运动养生法。它源于中国古代的导引术，历史悠久。据考证，导引是由原始社会的"巫舞"发展而来的，到春秋战国时期已为养生家所必习。湖南长沙马王堆汉墓三号墓出土的《导引图》中有 44 种姿势的导引动作。经分析研究发现，现在流传的易筋经的基本动作都能从中找到原型。易筋经为何人所创，历来众说纷纭。《易筋经》典籍最早见于宋代，多托名达摩所传。流传至今的最早的易筋经十二式，载于清朝咸丰八年（1858 年）潘霨辑录的《卫生要术》中。易筋经的主要特点是以动为主，动静结合，内静以收心调息，外动以易筋壮骨。易筋经包括内功和外功两种。

（二）临床应用

1. 适应证

易筋经可广泛用于各类人群的健身和保健，对呼吸系统、消化系统、运动系统病症及中老年常见的病症（如失眠、多梦、头晕、头痛等）有明显的康复作用。对青少年的生长发育、中老年的健身防病及妇女的养颜、美容、瘦身等都是较佳的中国传统运动养生法之一。

2. 禁忌证

严重心脑血管疾病、重症高血压、哮喘发作期、妊娠期及术后。

3. 注意事项

（1）练习者练习时要做到精神放松，意随形走。

（2）练习者练习时要注意刚柔相济，虚实适度。

（3）体质较弱者在练习时应量力而行。

（4）练习者练习时要注意呼吸自然、流畅，保持动作和呼吸的柔和、协调，量力而行，有选择地操练其中几式或减少每式操练次数及减小运动幅度。

三、五禽戏

（一）概述

五禽戏

五禽戏是一套动功保健疗法，通过模仿动物的动作和神态达到强身防病的目的。五禽戏又称"五禽操""五禽气功""百步汗戏"等。最早记载"五禽戏"名目的是南北朝陶弘景的《养性延命录》。将五禽戏整理总结成一种运动养生法的是我国古代著名医学家华佗。《三国志·魏书·方技传》记载："吾有一术，名五禽之戏，一曰虎，二曰鹿，三曰熊，四曰猿，五曰鸟，亦以除疾，并利蹄足，以当导引。体中不快，起作一禽之戏，沾濡汗出，因上著粉，身体轻便，腹中欲食。"五禽戏是一种外动内静、动中求静、动静兼备、刚柔并济、内外兼练的仿生练习法。

（二）临床应用

1. 适应证

五禽戏广泛用于各类人群的健身和保健，适用于神经衰弱、消化不良、高血压、冠心病、高脂血症、中风后遗症、肌萎缩及中老年人常见的病症（如失眠、多梦、头晕、头痛等）。

2. 禁忌证

年老体弱、严重高血压、青光眼、严重心脑血管疾病、急性疾病、严重器质性疾病、妊娠期。

3. 注意事项

（1）五禽戏的动作要领：一是要身心放松；二是要呼吸调匀，用腹式呼吸；三是要专注意守，保证意、气相随；四是要动作形象。

（2）五禽戏运动量较大，练习者应当适度、量力而行，切勿勉强。

（3）年老体弱者及患有高血压、青光眼、脑动脉硬化者不宜练习。

（4）患急性疾病及严重器质性疾病者不宜练习。

四、太极拳

24 式简化
太极拳

（一）概述

太极拳是我国传统的体育保健法之一，是我国古代哲学思想与拳术运动相结合的产物。太极拳综合性地继承和发展了明代以前流行的各家拳法，结合了古代的导引术和吐纳术，并吸取了古代朴素唯物辩证法和中医基本理论中的经络学说。由于这一拳术有着非常丰富又极为深刻的辩证内涵，故有人称之为"哲学的拳术"。"太极"这一名称，正是取自我国古代哲学中的"太极"学说。

明末清初时，太极拳已在河南农村流传开来，名师辈出，以温县陈家沟和赵堡镇为中心，代表人物是陈王廷和蒋发。太极拳自产生已有近400年的历史。19世纪初，河北永年人杨露禅拜陈家沟陈长兴为师，学习了太极拳，并将其带回原籍。不久，他又到北京传艺，从此开辟了太极拳走向全国的新局面。近100多年来，太极拳得到了空前的发展，技术不断演变，内容不断丰富，逐渐形成了很多流派，主要有陈式、杨式、孙式、吴式、武式五大派系，被誉为"五式太极拳"。另外，赵堡太极拳也是太极拳的一个重要流派。最初的太极拳有很多名称，有的叫"十三式"（指主要的八法五步），有的叫

"长拳"（指套路很长），还有"软拳""柔拳""沾绵拳"等。直到19世纪50年代，在中国河南省舞阳县发现了一本重要的太极拳文集——《太极拳谱》，为清代民间武术家王宗岳所编著。在其《太极拳论》一文中，提到了"太极拳"。在这之后，"太极拳"这一名称被人们接受并使用。

1955年，国家体育运动委员会武术处专家经过研究，决定以流传面和适应性最广泛的杨式太极拳为基础，遵循简练明确、易学易练的原则，选择主要内容重新编排太极拳，要保留太极拳的传统风貌，突出太极拳的群众性和健身性。经过反复修订，中华人民共和国第一部由国家体育主管部门编审的统一武术教材——《简化太极拳》问世。由于其全套共有24个动作，故又称24式简化太极拳。

太极拳是一种意识、呼吸、动作密切配合的运动，"以意领气，以气运身"，用意念带动身体的活动。其要求练习者用呼吸协调动作，是"内外合一"的内功拳。太极拳将意、气、形结合成一体，使人体的精神、气血、脏腑、筋骨均得到滋养和锻炼，因此能起到养生保健的作用。

（二）临床应用

1. 适应证

太极拳有养神、益气、固肾、健脾、通经脉、行气血、养筋骨、利关节的作用，对调摄精神、促进气血运行、改善脏腑功能等都有良好作用。特别是对年老体弱者及慢性病患者而言，太极拳更是锻炼身体、增强体质的有效方法，如对高血压、心脏病、胃溃疡、十二指肠溃疡、慢性胃肠炎、消化不良、老年性便秘、内脏下垂、肠粘连、慢性肾炎、糖尿病、非活动性肺结核、慢性支气管炎、哮喘、慢性肝炎、脂肪肝、肝硬化、神经衰弱、遗精、盗汗、老年性脊柱退行性病变、关节炎、神经痛等病症都有一定的缓解作用。

2. 禁忌证

外伤、体质虚弱。

3. 注意事项

（1）练习者习练时要思想集中，精神专一，呼吸自然，用意识引导动作，全身协调，身体重心稳定，动作连绵顺畅，劲力完整。

（2）动作速度宜慢不宜快，速度要始终保持均匀。做一套 24 式简化太极拳的正常用时是 4 ～ 6 分钟。

（3）要把握适当的运动量，因人制宜，因病制宜。练习者在初学时，运动量应小些，架势可以高一些，但整套动作大体上要保持在同样的高度（"下势"除外）。

（4）要循序渐进、持之以恒，才能取得良好的效果。

五、放松功

（一）概述

放松功是一种以松为主、松静结合的健身气功。其特点是将体势、呼吸、意守 3 种练习手段结合在一起，通过或卧、或坐、或站等姿势来练习。放松功也是练习者深入学习健身气功前应该掌握的基本功。放松功适用于健康者和一般慢性病患者，也可以作为习练其他健身气功的入门练习。

（二）临床应用

1. 适应证

高血压、冠心病、青光眼、慢性支气管炎、哮喘、胃溃疡、十二指肠溃疡、神经衰弱、焦虑症，以及精神紧张所引起的各种慢性病。

2. 禁忌证

支气管扩张、肺气肿、肺脓肿、高血压性心脏病、风湿性心脏病、心律不齐、精神分裂症、癫痫、慢性消化道出血、肺结核开放期，以及各种急危重症、出血等疾病急性期。

3. 注意事项

（1）在练习的时候，练习者心中不要有所牵挂，精神要放松，心情要愉快，呼吸要均匀和缓。

（2）练习场所要安静，环境幽雅，空气清新。

（3）练习时，练习者的着装要宽松舒适，保持呼吸通畅，血液循环无障碍。练习前先排净大小便，两目微闭，内视自己鼻尖或足尖。

（4）练习的运动量和运动强度的增加要循序渐进，以不感到肌肉酸痛为度。

（5）练习姿势要自然，不要挺胸、耸肩，结束时一般要做些动功，如保健功、按摩功等。

（6）练习期间适当节制性生活。

六、松静功

（一）概述

松静功是一种静功自我疗法，与放松功有相似之处。它主要通过练习者自身的意念引导，使身心达到最大限度的松静（气功态），从而达到养生目的。放松功强调的是身心放松，而松静功的核心则为在放松功的基础上神志越来越宁静，逐渐达到气功态。

（二）临床应用

1.适应证

松静功操作简易，一般不会引起偏差，适应面较广，适用于高血压、冠心病、消化道溃疡、支气管哮喘、糖尿病、青光眼、神经症、低血压、胃下垂、子宫脱垂、脱肛等病症。其中，后5种病症可采用反向放松。

2.禁忌证

精神分裂症或有该病史和家族病史、大出血、急性病危、严重神经症、急性肝炎传染期和肺结核开放期。其他禁忌证同放松功禁忌证。

3.注意事项

（1）练习场所要清洁安静，空气清新，光线柔和，温度适宜。

（2）练习时要保持平静状态。不在过饥、过饱、过累、七情干扰或过度紧张的情况下练习，注意宽衣、松带，饮食适度，排净大小便，除去眼镜、假牙等。

（3）练习时间一般以早晚环境安静时为宜，每次练习时间不可过长，以每次30分钟左右、每日三四次为宜。习练松静功者要循序渐进，不可操之过急，待放松功有一定基础后再练习此法，效果更佳。

（4）松静功习练者在非练习状态下亦须保持身心松静，饮食要清淡，睡眠要充足。凡急性病或严重器质性疾病患者，须先行治疗原发病，待病情稳定后方可应用本法。

（5）每次练习完毕，练习者必须按顺序将意念、呼吸和姿势逐渐恢复到原来的自然状态。然后起立，散步片刻，再进行其他日常活动。

（6）其余注意事项同放松功。

七、内养功

（一）概述

内养功是通过特定的姿势、呼吸和意念，使形体松适，呼吸调和，以复元固本、协调形神功能。其特点是在调息、调心的基础上多法合用，帮助凝神聚气，使心静神宁，真气内养。

内养功在调息上，并用腹式呼吸法、节律呼吸法和动舌呼吸法；在调心上，并用意守法和默诵法。这种多法并用的方式能有效地防止心神外驰，使练习者易于收心凝神，心神静，脏腑动，从而达到清心宁神、培补元气、健运气血、调和脏腑的目的，促进慢性虚损病症的康复，使老弱病残者保健延年。

（二）临床应用

1. 适应证

慢性胃炎、胃溃疡、十二指肠溃疡、胃下垂、消化不良、慢性肝炎、慢性胆囊炎、慢性胰腺炎、高血压、慢性肠炎、慢性阑尾炎、慢性结肠炎、过敏性结肠炎、脂肪肝、习惯性便秘等。

2. 禁忌证

肺结核（空洞型）、支气管扩张、肺气肿、溃疡病而大便潜血强阳性、高血压性心脏病、肺心病、冠心病、风湿性心脏病、心律不齐、心房纤颤等。

3. 注意事项

（1）环境：空气清新，在室外练习时不宜太早，以免受风寒之邪。练习前先排净大小便。在练习的时候，心中不要有所牵挂。

（2）动作：练习时，舌抵上腭，以连接任督二脉；放慢动作，配合呼吸、意念，使之协调一致。

（3）呼吸：力求轻、细、匀、长，达到呼吸与动作协调。

（4）练养相兼：光练不养，火候太过，会伤及精、气、神，对强身健体不利，而且会造成练习偏差；光养不练，则进展缓慢。所谓"养"，就是指在练习前的既定时间把呼吸锻炼暂停，即暂时不要再注意呼吸或把意念意守在丹田处。

（5）整理：闭目，意守丹田 5 分钟，后搓热两手，按摩头脸，拍打全身。

另外，练习期间最好停止性生活 3 个月，此后适当节制性生活。练习时间以早晚为宜，每天练习三四次，每次约 30 分钟。其他注意事项与其他运动养生法相同。

八、强壮功

（一）概述

强壮功是根据儒、道、佛 3 家用于呼吸养生的练习方法整理而成的一种运动养生疗法，20 世纪 50 年代初，与内养功同时推广应用。强壮功在基本原理上与内养功相同，但在入门上，内养功侧重调息，强壮功侧重调心。

强壮功在姿势上采用盘坐式和站式，在呼吸方法上采用静呼吸、深呼吸和逆呼吸，以加强本法的强身壮体作用。同时，强壮功在调身、调息的基础上，着重调心，即着重调整练习意识。意守丹田遵循"似守非守，绵绵若存"的原则，诱导深度入静，进而由静生动，使气血运行旺盛，起到保健康复、养生延年、开发智力等作用。

（二）临床应用

1.适应证

强壮功以缓解神经系统疾病症状为主，如神经衰弱、紧张性头痛、心脏神经官能症等。其他如冠心病、心绞痛、心肌病、肺结核、再生障碍性贫血、甲状腺功能亢进、功能性子宫出血、闭经、肾结核、肾虚遗精、阳痿、早泄等。

2.禁忌证

高血压、青光眼、脑动脉硬化、肝硬化等。

3.注意事项

（1）选择空气清新、较安静的练习场所。

（2）衣着宽松舒适，练习前排空大小便，配合呼吸、意念，使之协调一致。

（3）练习期间，肾虚遗精者要清心寡欲，在应用本法期间停止性生活3个月。

（4）习练本法，必须持之以恒，不能三心二意，半途而废。

（5）在进行整理活动时，闭目养神，意守丹田约10分钟，做头部保健功，以巩固练习效果。

（6）其他注意事项同内养功。

九、桩功

（一）概述

桩功是一种形与神合、动静相兼、内外兼练的锻炼方法。站桩时，练习者整个躯干、四肢的肌肉放松，中枢神经系统处于松静的自然状态，使人自然而然地在轻松的气功态中消除疲劳，改善精神状态。

桩功大致分为3类：养气型、练气型、发射型（即内气外放型）。这里主要介绍养气型。养气型桩功以养气为主，内养真元，调理气血，桩式简易平稳，轻松自然。养气型桩功的代表练习法是乾坤养生桩。

（二）临床应用

1. 适应证

桩功的应用范围很广，对多数慢性病有较明显的缓解作用，尤其对机能性和一般躯体疾病患者而言，其收效比较快，适用于冠心病、慢性支气管炎、肺气肿、胃肠道疾病、慢性肝炎、肝硬化、慢性肾炎、遗尿、糖尿病、神经衰弱、关节炎、高血压、低血压、半身不遂、妇科疾病、眼科疾病等多种疾病。

2. 禁忌证

一般而言，桩功是没有禁忌证的，在这一点上，桩功与其他传统运动养生法不同。只是在有些情况下，练习者需稍加注意。例如，女性在经期练习，可以从姿势和时间上稍做调整；练习者只要不是高热，都可照常练习，甚至一些感冒患者在练习过程中若身体透汗，则有助于感冒痊愈；某些内脏器官重症患者，同时伴有高热症状的，应用桩功时必须详加检查后慎重处理，不应与一般慢性病等同对待。此外，高血压患者在血压持续不降的情况下应用桩功时，两手不要上抬，最好位于脐下部，则一般不会有所偏差。

3. 注意事项

（1）选择环境寂静、空气清新的练习场所，内心安静。练习前，排净大小便，并将衣扣解开、腰带放松。

（2）休息充分，周身放松，但要松而不懈，紧而不僵。饭前、饭后1小时内不宜练习。

（3）练习时应循序渐进，不可急于求成，否则过犹不及。

（4）根据不同的体质、病情、年龄、性格、禀赋、生活习惯等，调配不同的姿势和意念活动。

（5）练习时间一般以早晚为宜，练功次数为每天两三次，每次30～60分钟。进行整理活动时，两手扶膝，顺向或逆向转动数次，然后两臂做数次摆动，自行按摩。其他注意事项与其他运动养生法相同。

■ 思考题

（1）何谓传统康复学？其适用对象有哪些？

（2）中国传统运动养生法的康复作用有哪些？

（3）中国传统运动养生法有哪些康复特点？

（4）概述中国传统运动养生法在传统康复学中的运用原则。

（5）太极拳有哪些效用？它在临床应用中的适应证主要有哪些？

第六章
中国传统运动养生法与老年保健

第一节　老年人的生理特点和心理特点

　　人出生后，将经历婴儿期、幼儿期、学龄前期、学龄期、青春期、成熟期，最后走到老年期。老年期是漫漫人生旅途的最后一站，跨度较大，可达 20 ～ 40 年。国际上衡量人口年龄结构的指标主要为老年人口系数，其计算公式：

$$老年人口系数 = 老年人口数 / 总人口数 \times 100\%$$

　　联合国规定，60 岁或者 65 岁及以上人口为老年人口，60 岁及以上人口超过 10% 或者 65 岁及以上人口超过 7% 的社会为老年型社会。发展中国家一般采用 60 岁及以上者为老年人的标准，欧美国家一般采用 65 岁及以上者为老年人的标准。随着经济的飞速发展，社会的进步，人类创造社会财富的过程对体力的依赖越来越小。2018 年，世界卫生组织提出了新的年龄阶段划分标准：44 岁以下者为青年人，45 ～ 59 岁者为中年人，60 ～ 74 岁者为年轻老年人，75 ～ 89 岁者为老年人，90 岁以上者为长寿老年人。自 20 世纪 50 年代以来，全球人口老龄化趋势日益严重，中国也不例外。2000 年第五次全国人口普查，全国总人口为 12.9533 亿人，其中，大陆 31 个省、自治区、直辖市

（不包括福建省的金门、马祖等岛屿，下同）和现役军人的人口共 12.6583 亿人，大陆 31 个省、自治区、直辖市和现役军人的人口中，65 岁及以上的人口为 0.8811 亿人，占总人口的 6.96%，中国即将步入老龄化社会；2010 年，大陆 31 个省、自治区、直辖市和现役军人的人口共 13.3972 亿人，65 岁及以上的人口为 1.1883 亿人，占 8.87%；2020 年，大陆 31 个省、自治区、直辖市和现役军人的人口共 14.1178 亿人，65 岁及以上人口为 1.9064 亿人，占 13.5%。过去，70 岁是古稀之年，而现在中国居民的平均期望寿命已经从中华人民共和国成立前的 35 岁提高到 2019 年的 77.3 岁，70 岁的老年人已不再稀少。与年轻人相比，老年人除了需要依靠社会财富来维持日常的生活外，若其罹患各种疾病，还会分流卫生资源。因此，了解老年人的生理、心理特点，研究推广适合老年人的养生保健方法，尤其是中国传统运动养生保健方法，对于维护老年人的健康十分必要。

一、老年人的生理特点

（一）中医理论

人到了老年，机体的各项生理功能逐渐出现衰退，新陈代谢水平逐渐降低。因此，在生理上会出现种种衰老现象，身体还会发生一些病理变化。中医对人体衰老的生理过程及老年病的病理特点都有比较系统的认识，认为老年人生理机能衰退主要反映在脏腑、气血精神、形体外貌、动作、起居等方面，在脏腑、气血精神等方面表现出来的异常变化即老年人的病理变化特点。《黄帝内经》对此就有明确而具体的阐述，随着历代中医理论的发展，中医学对此方面的研究也不断深入，论述也有所更新和发展。

1. 气血

气和血是维持生命活动的物质基础。气为血之帅，即血的运行要靠气推动；血为气之母，即血是气的营养的主要来源。二者相辅相成，维持人体新陈代谢的各种机能活动。气血充足，运行周身，则机体健壮。人进入老年期后，在生理上之所以出现种种衰老迹象，究其根源，主要是气虚血少。朱丹溪在《格致余论》中云："人生至六十、七十以后，精血俱耗。"故老年人常感觉气短、乏力、懒言、语音低微、盗汗等，此即为气虚。老年人还易出现血虚之证，如肝血不足、心血虚等。若血不足，则见头晕、眼花、爪甲不荣、肢体麻木等；若心血虚，则可见心悸失眠、面色苍白无华等。若气虚，则运行无力，可致血行不畅而发生血瘀，出现肢体麻木、疼痛。气滞血瘀是老年人发生多种急慢性病的重要诱因。老年人气血的病理关系，主要表现为气血亏虚和气虚血瘀。

2. 脏腑

老年人脏腑的生理特点是五脏俱虚。《黄帝内经·灵枢·天年》指出："六十岁，心气始衰，善忧悲，血气懈惰，故好卧。七十岁，脾气虚，皮肤枯。八十岁，肺气衰，魄离，故言善误。九十岁，肾气焦，四脏经脉空虚。百岁，五脏皆虚，神气皆去，形骸独居而终矣。"这概括了人60岁以后脏腑的情况：生理功能退化和虚衰，进而导致身体衰老，产生一系列变化，脏气虚弱，新陈代谢水平降低，生命活动减退。其生理变化特点是出现种种"老态"特征；其病理变化特点则是由于五脏机能低下而导致的种种失常之症候。尤其若患者脏腑原有宿疾，到老年时，则脏腑虚弱情况更为显著。老年病中，脏腑虚弱者甚多，而且常见有数脏症候同时出现。例如，既见脾肾阳虚之症，又见心阳不振之候；既见心脾两虚之症，又有肝肾不足之候等。

3. 津液

津液是人体一切水液的总称。其中清稀者为"津"，有濡润皮肤腠理的作用；黏稠者为"液"。《黄帝内经·灵枢·五癃津液别》载："五谷之津液，和合而为膏者，内渗入于骨空，补益脑髓，而下流于阴股。"津液来源于水谷精微，在脾的转输和小肠的分清泌浊作用下生成，并通过肺的宣发，肾的分化，膀胱的贮藏、排泄和三焦的通调，布敷于周身。老年人脏气虚弱，三焦气化不足，水谷化生来源减弱，故津液的生成和输布能力都开始衰退。津不足则无以濡润肌肤，故易出现皮肤粗糙不润、松弛而多皱褶等老化现象；津亏肠燥则便秘；津不上承则出现口干咽燥等症。若津液的传输、排泄出现障碍，津液可反聚为痰为饮，或为水肿等症。因此，津液代谢失常多继发于脏腑的病变，是脏腑病变的结果；津液不足和水不化津、潴留体内，是津液代谢失常的两种基本病理变化。

4. 精和神

中医认为，精是一种物质，有先天之精和后天之精之分。先天之精禀受于父母，是生殖、生长发育的基本物质；后天之精来源于脾胃化生之水谷精微。生命之形成，由精起始。《黄帝内经·灵枢·经脉》云："人始生，先成精。"后天之精可以补养先天之精，精充则化气生神。人随着年龄的增长，阴精逐渐亏损，精不足则不能濡养脏腑、经络、五官七窍，而导致虚衰，形坏无子，诸窍不利，从而齿摇发脱、耳不聪、目不明、老态龙钟。神是人的生命活动现象的总称。它包括精神、知觉等，以精血为物质基础，并由心主宰。神充则身强，神衰则身弱。老年人由于神的基础和给养过程受到损害，常常表现出神志衰退。精虚则神无由生，精衰则神乱形伤，心烦失眠，多梦纷纭，夜寐不安。气血虚则无以养神，可见神怯而善恐。因此，神志衰退是老年人神的主要病理。

（二）西医理论

"少小离家老大回，乡音无改鬓毛衰。"人的衰老，首先是从外貌开始，表现最明显的是毛发变白、脱发。头发变白一般从两鬓开始，由少到多，逐渐扩展到全头。随着年龄的增长，人的皱纹逐渐增多、加深，皮肤松弛、粗糙、弹性减弱、表面失去光泽、色素沉着。走路往往是弯腰驼背，步履蹒跚，身高也往往下降。

除了外部表现，老年人机体内部也会发生很多变化。老年人的体液尤其是细胞内液含量减少。已发育正常的实质细胞、组织或器官的体积缩小，即萎缩。萎缩常伴有细胞数量的减少。衰老使人体除脂肪组织外，其他细胞、组织和器官均表现出不同程度的萎缩，尤其是脾脏、性腺、肝脏、肾脏等器官重量减轻，体积缩小，功能降低，体内钾、氮、脱氧核糖核酸（DNA）等含量降低。脂肪组织增加，体内脂肪蓄积，血液中总胆固醇含量随之增加，血中卵磷脂、甘油三酯、游离脂肪酸的含量也随之增加。因此，老年人容易患心脑血管疾病（如冠心病）。脂肪的增加量除了与年龄有关外，还与地区、性别、饮食习惯和进食量有关。在我国，就脂肪增加量而言，北方人高于南方人，男性高于女性，喜食肉食者高于喜食素食者，进食量大者高于进食量小者。

1. 循环系统

老年人的血容量和血红蛋白量轻度减少，红细胞平均容积、红细胞脆性及血清铁蛋白含量均增加，骨髓红细胞摄铁减少。白细胞总数无明显变化，血小板寿命略缩短。粒细胞储备减少，骨髓造血功能减退。心脏功能、血管功能、心血管活动调节功能下降，循环系统发生一系列退行性改变和适应性改变。心脏改变有4大特点：心房增大，心室容积减少，瓣环扩大，瓣尖增厚。冠状动脉扭曲、硬化。主动脉血管壁和肺动脉血管壁，特别是动脉中层出现进行性增厚，管壁僵硬度增加，主动脉与肌纤大动脉弹性减退，单位面积内有功能的毛细血管数量减少，代谢率下降，微循环系统发生衰老性改变。心脏的变化导致心输出量随着年龄增长直线下降，引起血管血供应量减少，以冠状动脉最为显著。心脏收缩力下降，心率缓慢且反应迟钝，血压有不同程度的变化，一般为收缩压上升的程度高于舒张压上升的程度，脉压增大。心脏传导系统的传导速度变缓。

2. 呼吸系统

老年人胸廓变形，多成桶状胸（非老年人多成扁平胸），胸廓的顺应性下降，加上呼吸肌萎缩，力量减弱，导致肺通气功能下降。如果老年人曾患有慢性阻塞性肺疾病，则这种变化更加明显。为了满足机体对氧的需求，老年人呼吸浅快；支气管分泌亢进，分泌物黏稠，常见痰多黏稠，如果没有感染，则多为白色黏稠痰，以清晨为多；细气管黏膜萎缩，黏液分泌增多，管腔狭窄，气流阻力增加，肺泡管扩展，肺泡壁变薄，毛细血管减少，单个肺泡体积增大，肺内弹性纤维减少，弹性减弱，无功能肺泡扩大，出现肺气肿倾向。肺活量、肺总量、最大通气量都直线下降，残气量逐渐增加，换气功能减弱，耗氧量减小，弥散功能减弱。呼吸系统的中枢化学感受器的敏感性降低，上呼吸道对低氧的反应减弱，呼吸中枢对二氧化碳反应迟钝，造成呼吸道阻力增加及呼吸功能下降，呼吸系统对缺氧和酸碱平衡的调节能力减弱。

3. 消化系统

老年人牙齿逐渐脱落，唾液腺分泌唾液减少，味蕾数目明显减少，味觉减退，食而无味，导致食欲下降。老年人吞咽功能减弱，食管括约肌松弛，扩张排空迟缓。胃收缩力减小，蠕动减慢，排空延迟，胃液分泌减少，因此老年人经常出现消化不良且伴有便秘。小肠黏膜萎缩，有效吸收面积减少，肛门括约肌的压力也发生变化，可导致老年人大便失禁。肝脏萎缩，药物代谢速度减慢，因此老年人应减量并尽量避免服用肝毒性药物。胆汁分泌减少，胆固醇含量增高，故老年人易形成胆结石。胰酶分泌量下降，酶活性降低，不利于老年人对脂肪的吸收，易引起腹泻。

4. 泌尿系统、生殖系统

老年人泌尿系统的形态和功能都会发生很大变化，肾小球滤过率降低，肾功能下降，代偿功能减退，尿浓缩功能下降，导致老年人出现尿频。肾排出代谢废物、药物等生物活性物质的功能减退，因此老年人用药时要尽量避免用肾毒性的药物。老年人的膀胱容量变小并出现不可控制的收缩，残余尿量增加，出现尿潴留、尿失禁的情况。女性尿道球腺分泌减少，抗菌能力下降，加之女性尿道比男性短，尿路感染率上升且高于男性。男性前列腺逐渐肥大，使尿路梗阻，尿路抗菌能力降低，易发生尿路感染。男性精囊腺与前列腺重量减轻，睾丸逐渐萎缩、纤维化，生殖能力减退，性欲降低。女性月经停止，生育功能减退直至消失。老年女性还较易发生子宫脱垂，尤其是生育次数多而产后又未得到充分休息的女性。

5. 神经系统

老年人的脑体积变小，脑重量减轻，脑回缩小，神经传导速度减慢，感应迟钝，信息处理能力和记忆力减退，注意力不集中，性格改变，应急能力差，产生运动障碍。

6. 内分泌系统

老年人体内各处的内分泌器官、组织和内分泌细胞都会发生衰老性改变。雄激素、胺类激素、肽类激素、促甲状腺素释放素、甲状腺素、三碘甲状腺原氨酸、甲状旁腺素、降钙素的分泌减少，葡萄糖耐量降低，胰岛不能释放足够的胰岛素，胰岛中 A 细胞与 B 细胞的比值升高。血中肾上腺素与去甲肾上腺素的比值也发生改变。

7. 运动系统

到了老年，人体钙、磷代谢异常致骨质疏松，骨脆性增加，骨质量减轻，极易发生骨折，且骨折后愈合较困难、较慢。关节出现软骨损害，运动范围缩小。肌肉出现萎缩，质量减轻，韧带与肌腱变硬、僵直、易撕裂，出现退行性变化及纤维化。

二、老年人的心理特点

随着年龄的增长，伴随生理功能的减退，老年人某些心理功能或心理功能的某些方面出现衰退，而另一些心理功能或心理功能的某些方面仍保持稳定，甚至能产生新的适应代偿功能。老年人由于反应慢，又较少运用灵活的学习方法，学习速度较慢，学习新知识的能力下降，且学习活动易受影响。若加强体力、脑力锻炼，多用脑，多思考，保持良好的心态和良好的社会交往，戒除不良嗜好，可延迟智力衰退。老年人记忆力下降，表现为以有意记忆为主，以无意记忆为辅，再认能力尚好，虽然经常叫不出熟人名字，但对几十年前的事仍印象深刻。老年人的意义记忆完好，但机械记忆能力下降，记忆的速度也下降。若加强记忆训练，掌握记忆方法，发挥老年人记忆的优势，可延缓记忆力的衰退。老年人记忆力衰减，导致老年人无论是在理解事物概念方面、解决问题的思维过程方面，还是在创造性思维和逻辑推理方面都会受到影响，且个体差异大。老年人要保持良好的思维，就要多与社会接触，勤动脑，以积极的态度对待生活。老年人情感活动相对稳定，即使有变化，多数也是由生活条件、社会地位变化所造成的，而不是年龄本身所决定的。例如，老年人因过分关注或担心健康和经济状况而产生不安和焦虑，因各种能力下降而不愿意接受新鲜事物，因社交活动的减少而感到孤独，因把握不住现状而易怀旧和发牢骚。很多人在退休后的一段时间内，性格变化尤其明显，经常出现抑郁、孤独、愤怒、情绪低落、怨天尤人等不良情绪，或者经常打不起精神。这是由老年人脱离社会，交往减少，角色失调及社会和家庭因素造成的。和睦的家庭、良好的社会环境是老年人安度晚年的基本保证。良好的心理健康应包括情绪稳定、心情愉快、意志坚定、反应适度、心理协调。

第二节　老年人常见疾病

随着年龄的增长，老年人全身各系统会出现不同程度的衰老退化，抵抗力和代谢功能普遍减弱，可能同时患多种疾病，甚至涉及全身多个器官。多种疾病的存在给医生的鉴别诊断带来很大困难，且老年人易出现意识障碍、身体各种功能紊乱、运动障碍、大小便失禁、褥疮、多器官功能衰竭等。同时，由于老年人感官的敏感性降低，往往疾病已发展到严重程度其也无明显不适，或自认为是衰老的正常现象，或仅表现为生活规律的变化或症状不典型；加之老年人听力下降、短时记忆力差、言语表达不清晰，医生对其病史的采集往往较困难，参考价值小。影响老年人健康最大的因素是慢性病，尤其是心脑血管疾病。

一、老年高血压

根据国际高血压学会（International Society of Hypertension，ISH）对血压水平的定义和分类，收缩压不低于140毫米汞柱（1毫米汞柱约等于133帕斯卡）和（或）舒张压不低于90毫米汞柱即诊断为高血压。年龄超过60岁且达到高血压诊断标准者即为老年高血压患者。根据患者的临床表现，高血压分属于中医的"眩晕""头痛""中风"等范畴。此病的发生多出于情志失调、饮食不节、内伤虚损等，多见于肝肾阴虚、肝阳上亢的下虚上实之症，其间可有挟风、挟痰、挟火、挟湿等。此病病位在肝、肾，常可累及心、脾，病性为虚实夹杂。老年高血压患者的临床表现与青年、中年高血压患者的没有明显的差别，初期可以毫无明显症状或仅有一些轻微的头晕、头痛、乏力、心悸、记忆力减退等症状，有一部分患者是以并发症为首发症状的，如突发脑卒中。

（一）老年高血压患者的临床特点

高血压患者多以收缩压升高为主要表现，即单纯收缩期高血压（收缩压≥140毫米汞柱，舒张压＜90毫米汞柱）。这是由于老年人大动脉弹性减小、顺应性下降。流行病学资料显示，单纯收缩压的升高也是心血管疾病致死的重要危险因素。

部分老年人患高血压是由中年原发性高血压延续而来的，属于收缩压和舒张压均增高的混合型。

老年高血压患者的心、脑、肾器官常有不同程度损害，靶器官并发症（如脑卒中、心衰、心肌梗死和肾功能不全）较为常见。

老年人压力感受器的敏感性减退，身体对血压的调节功能降低，易造成血压波动及体位性低血压，尤其是在使用降压药物时。

（二）老年高血压的治疗

老年高血压的治疗和普通高血压的治疗一样，要积极地、长期地进行。治疗高血压的主要目的是最大限度地降低心血管疾病发病和死亡的总危险，这需要治疗患者所有已明确的可逆的危险因素，包括血脂异常和糖尿病。在治疗高血压的同时，还要合理控制并发症。老年人收缩压降至150毫米汞柱以下，如能耐受，还可以进一步降低。

医生应先检查患者及全面评估其总危险水平后，再判断患者属于哪种危险程度（高危或很高危、中危、低危）。对于高危及很高危患者，无论其经济条件如何，医生都必须立即开始对高血压及并存的危险因素和临床情况进行药物治疗。对于中危患者，医生应先观察其血压及其他危险因素数周，进一步了解情况，然后决定是否开始药物治疗。对于低危患者，医生应观察患者一段时间，然后决定是否开始药物治疗。治疗方针既定，医生应为每例患者制订具体的全面治疗方案，监测患者的血压和各种危险因素。所有患者，包括需用药物治疗的患者均应改善生活方式。非药物治疗的方式包括以下几种。

（1）减脂。建议老年人将体重指数控制在 24 以下。高血压患者体重减少 10%，则可使胰岛素抵抗、糖尿病、高脂血症和左心室肥厚改善。减脂的方法一方面是减少总热量的摄入，强调低脂肪饮食并限制碳水化合物的摄入；另一方面则需增加体育锻炼，如跑步、练太极拳、健步走等。在减脂过程中，老年人还需积极控制其他危险因素，老年高血压患者则需严格限制盐的摄入量等。

（2）合理膳食。高血压患者应限制钠盐的摄入，减少膳食脂肪，注意补充钾和钙，适当地多摄入蔬菜和水果，限制饮酒。

（3）增加体力活动。每个参加运动的人，特别是中老年人，在运动前最好了解一下自己的身体状况，以决定自己的运动种类、运动强度、运动频率和持续运动时间。中老年人运动应包括有氧运动、伸展运动及增强肌力练习三类，具体项目可选择健步走、慢跑、太极拳、门球、健身气功等。运动强度必须因人而异。按科学锻炼的要求，可用运动时最大心率（180 或 170）减去年龄，如 50 岁的人，运动心率应为 120 ～ 130 次 / 分，如果追求精确则可采用最大心率的 60% ～ 85% 作为运动适宜心率，需在医师指导下进行。运动频率一般要求每周 3 ～ 5 次，每次持续 20 ～ 60 分钟即可，可根据运动者身体状况和所选择的运动种类、气候条件等而定。健身气功是我国传统的保健方法，可达到引气下行，纳息归根，气贯丹田，清阳上升，亢阳下降的效果。通过意念的引导和气息的调整发挥自我调节作用，能使血压恢复正常。老年人长期练习健身气功，可较好地控制血压、减少降压药的用药量，并可降低脑卒中发生率。

（4）其他。保持健康的心理状态、减少精神压力、调整抑郁情绪、戒烟等对高血压患者均十分重要。

二、老年冠心病

冠心病，即冠状动脉粥样硬化性心脏病，是指冠状动脉发生粥样硬化病变，从而使血管腔狭窄或阻塞，造成心肌缺血、缺氧或坏死而导致的心脏病。冠心病，也称"缺血性心脏病"，属于中医的"胸痹""胸痛""心痛""厥心痛""真心痛"的范畴。中医认为，"本虚标实"是其特点。"本虚"以气虚、阳虚为主，责自心、脾、肾；"标实"以气滞、血瘀、痰浊、阴寒为多见。

调查表明，引起冠心病的主要危险因素包括患有高血压、高脂血症、糖尿病等疾病，肥胖，参与体力活动少，吸烟，酗酒，以及遗传、年龄、性别、饮食不健康等。冠心病的临床分型有心绞痛、心肌梗死、隐性冠心病（无症状冠心病）、缺血性心肌病、猝死（原发性心搏骤停）。

心绞痛以发作性胸痛为主要表现，其特点是胸骨体中上段及心前区发闷、有紧缩感或压迫感，也可有烧灼感偶伴濒死感，疼痛可向颈部、左肩及左臂内侧放射。发作前常有一定的诱因，如高强度体力劳动或情绪激动（如过度愤怒、兴奋、焦急等），除此之外，寒冷、饱食、排便费力、吸烟、心动过速等也可诱发。疼痛出现后常常加重，在3～5分钟内消失，一般不超过30分钟。诱因消除后，症状可缓解。心电图可有心肌缺血表现，可数天、数周、数月发作一次，也可一日内多次发作。急性心肌梗死发作时，疼痛更剧烈，患者常有濒死感，发病症状持续时间更久，甚至可超过24小时，常伴有心律失常、休克、心力衰竭。心电图出现病理性Q波。老年心肌梗死的发病率较高。有研究表明，心肌梗死的发病率随着年龄的增长而上升。

由于冠心病严重影响健康，宜及早发现，及早住院，并加强住院前的就地处理。治疗原则是保护和维持心脏功能，挽救濒死的心肌，防止梗死面积扩大，缩小心肌缺血范围，及时处理严重心律失常、泵衰竭和各种并发症，防止猝死，使患者不但能度过急性期，且康复后还能尽可能多地保有心肌功能。这也符合中医理论：由于虚实错杂，治疗上也应根据标本缓急，可先治标以定痛，后治本以顾需，或标本兼治，采取扶正祛邪、通补兼施的治疗原则。

冠心病的防治重点在于开展冠心病的一级预防和二级预防。一级预防是指为了降低人群中冠心病的发病率和死亡率，必须控制或减少那些对发病率和死亡率起决定作用的危险因素，如高血压、高脂血症、糖尿病、吸烟、肥胖等。二级预防即提高人群中冠心病的检出率，加强治疗，避免疾病的恶化，以促进患者的康复。冠心病的康复治疗可以帮助患者恢复生理、心理状态，防止冠心病患者或有高度危险因素的患者动脉粥样硬化的症状恶化，降低冠心病猝死或心肌梗死的可能性，并缓解心绞痛。因此，必须重视冠心病的康复治疗。其方法多以医疗体育为主，一般以耐力运动为主，可选择的运动有健步走、慢跑、骑自行车、做医疗体操、登山、游泳、练习太极拳等，这些运动有助于增加心肌的氧供量，减少心肌的耗氧量，改善脂质代谢，减缓或避免动脉硬化，有助于提高血液中抗凝系统的活性，降低凝血梗塞的概率。

三、脑血管意外

脑血管意外又称为脑卒中，是一组由不同病因引起的脑部血管性疾病的总称。依据病理性质，其可分为缺血性脑血管病和出血性脑血管病。常见的有短暂性脑缺血发作、脑血栓形成、脑栓塞、蛛网膜下腔出血、脑出血。以下简单介绍脑出血。

脑出血是指原发性非外伤性脑实质内出血，多数发生在大脑半球，尤其是基底节区，少数原发于脑干和小脑。脑出血是人类病死率较高的疾病之一。脑出血最主要的原因是高血压合并动脉硬化，其他少见的原因有先天性血管畸形、血液病、颅内动脉瘤、动脉炎、肿瘤等。中医认为其多由情志所伤，心肝之火上逆或嗜酒，肥甘厚味过度，脾失健运，聚湿生痰、痰郁化热，肝风痰火夹杂上冲于脑，或肝肾阴虚，水亏阳亢致风生痰起，进而引发气血逆乱上冲于脑而致血管破裂。

脑出血多发生在没有接受系统治疗或血压控制不好的高血压患者之中，尤其是老年人，常在情绪激动或进行体力劳动时发病。该病的临床表现因出血部位和出血量不同，差异很大。意识障碍程度是判断病情的主要指标。基底节区出血是脑出血最主要的类型，占60%~70%，其中壳核出血最多。轻型脑出血，一般出血量少，患者突然出现头痛、头晕、恶心、呕吐，意识清楚或轻度障碍，出血灶对侧出现不同程度的偏瘫（平卧时患侧下肢成外旋位，肌张力低，可以引出病理反射），还可以出现偏身感觉障碍及偏盲，双眼向病侧凝视，优势半球（一般人为左侧大脑半球）出血可有失语。重型出血量较多，血肿可侵及丘脑或破入脑室。患者发病突然，意识障碍较重，频繁呕吐，鼾声明显，可伴中枢性高热或体温过低，两眼向病侧凝视或固定于中央位。如系丘脑出血，两眼常向内或向内下凝视。若小脑幕疝形成，则瞳孔常不等大，一般为出血侧散大。小脑出血约占脑出血的10%，患者发病突然，眩晕，频繁呕吐，枕部疼痛，病变侧共济失调，眼球震颤。同侧周围性面瘫，颈项强直等，严重者深昏迷，发生枕骨大孔疝时可突然死亡。

脑出血的治疗原则是保持安静，防止继续出血，积极抗脑水肿，减低颅内压；调整血压，改善循环，防治并发症。因为脑出血发病急，来势凶，后果严重，所以其预防比治疗更为重要。要预防脑出血，血压的控制十分重要，可参考高血压的治疗方法。

四、老年糖尿病

糖尿病是由多种病因引起的以高血糖为特征的代谢性疾病，属中医"消渴"或"消瘅"范畴。中医认为，本病是素体禀赋不足，情志失调，饮食不节，六淫侵袭，劳欲过度致五脏虚弱，久郁化火，积热伤津，火灼损阴，耗精伤肾引起。"三多一少"症状，即多尿、多饮、多食和体重减轻是1型糖尿病的典型症状。糖尿病可分为1型糖尿病、

2型糖尿病、其他特殊类型、妊娠期糖尿病。糖尿病的病因尚未完全阐明，目前医学界普遍认为，1型糖尿病的病因是胰岛B细胞被破坏，引起胰岛素相对缺乏，1型糖尿病多发生在青少年中，呈现酮症酸中毒倾向，患者需要胰岛素的终身治疗。2型糖尿病有较强的遗传性，多见于成年人，它是由胰岛素抵抗和胰岛素分泌缺陷引起的。它的危险因素包括老龄化、不良生活方式（体力活动少、高热量食品摄入过多等）和肥胖。流行病学资料表明，2型糖尿病患病率随年龄的增加而上升。

老年糖尿病多数起病缓慢，且诊断时多无症状，往往在常规体检或检查其他疾病时检测血糖或尿液而发现。部分老年糖尿病以并发症为首发表现，如糖尿病高渗综合征、脑血管意外、视力改变等。少数老年糖尿病患者表现为体温低、多汗、神经性恶病质、肌萎缩、认知功能减退等。老年糖尿病的并发症：急性并发症，如非酮症性高渗综合征，这是老年糖尿病最严重的急性代谢并发症；慢性并发症，如心脑血管并发症，多数老年糖尿病患者死于心脑血管并发症。老年糖尿病周围神经病变和自主神经病变均随患者年龄的增加而增多；老年糖尿病患者患白内障、视网膜病变和青光眼的概率明显高于年轻糖尿病患者。

老年人是患糖尿病的高危人群，预防是关键。40岁以上者每年应例行血糖检查，以期对糖尿病早发现早治疗。老年人保持健康的生活方式和生活习惯是预防糖尿病的基本途径。老年糖尿病的治疗与一般糖尿病相同，但应考虑老年人的特点。除了让患者服用药物外，还可以对其采用非药物疗法，即运动疗法。

运动疗法可减轻体重，加速脂肪分解，减少脂肪堆积，增强周围组织对胰岛素的敏感性，改善糖代谢，增强体力，增强心肺功能，改善心理状态，预防和控制并发症的发生、发展，对2型糖尿病（尤其是肥胖者）尤为有效。首选的运动种类是耐力性运动，如健步走、慢跑、游泳、划船、骑自行车等。此外，传统保健操、太极拳、八段锦、五禽戏、各种球类运动（如乒乓球、羽毛球）等，皆可选用。需要注意的是，对有心脑血管疾病或严重微血管病变者，应视具体情况安排运动，运动量要适宜。注意练习者开展运动要遵循循序渐进、持之以恒的原则；运动时间安排在餐后0.5～1.5小时；运动前后可适当加餐；血糖控制不好或有严重急慢性并发症者必须遵医嘱运动。

五、慢性支气管炎

慢性支气管炎是一种严重危害人体健康的常见病，以老年人多见，是一种气管、支气管黏膜及其周围组织的慢性非特异性炎症。临床上以咳嗽、咳痰或伴有喘息及反复发作的慢性过程为特征。病情若缓慢进展，常并发阻塞性肺气肿，甚至肺动脉高压、肺源性心脏病。

慢性支气管炎的病因较复杂，迄今尚未明了。目前，西医认为可能与大气污染、吸烟、病毒感染、过敏、自主神经功能失调、营养不良、遗传有关；中医认为其属于咳嗽的范畴，其发生、发展与肺、脾、肾密切相关，可因痰湿犯肺、外寒内饮、外寒内热、肺脾两虚使肺失清肃，气壅不宣，上逆而咳喘。

慢性支气管炎按病情进展可分为3期：第一期，急性发作期。这是指患者在一周内出现脓性或黏液脓性痰，痰量明显增加，或伴发热等炎症表现，或"咳""痰""喘"等任何一项症状明显加剧。第二期，慢性迁延期。这是指不同程度的"咳""痰""喘"症状迁延1个月以上。第三期，临床缓解期。经治疗或临床缓解，患者症状基本消失或偶有轻微咳嗽，少量痰液，此状态需保持2个月以上，不恶化。根据患者咳嗽、咳痰或伴有喘息，每年发病持续3个月，连续2年或以上的症状，并排除患者患有其他心肺疾患（如肺结核、尘肺、哮喘、支气管扩张、肺癌、心脏病、心力衰竭等）时，可做出其患有慢性支气管炎的诊断。若患者每年发病持续，虽不足3个月，但有明确的客观依据（如X线、呼吸功能测定等），也可确诊。

慢性支气管炎的治疗应针对其病因、病期和反复发作的特点，采取防治结合的综合措施。在急性发作期和慢性迁延期，应以控制感染和祛痰、镇咳为主；伴发喘息时，应予解痉平喘治疗。在临床缓解期宜加强锻炼，增强体质，提高机体抵抗力，以预防复发为主。练习中国传统运动（如龟形功等）可达到缓解症状的目的。此外，患者还要注意个人卫生，戒烟，避免接触各种诱发因素或吸入污染物。

第三节　中国传统运动养生法在老年保健中的作用

生命在于运动，保持适当的运动不仅能促进躯体的健康，延缓衰老的过程，增强和改善机体各脏器的功能，增强对疾病的抵抗力，还有助于保持积极的生活态度，起到调节精神、陶冶情操、愉悦身心、丰富生活的作用。中国古人早已认识到体育运动是一种养生、祛病、康复的重要手段。《吕氏春秋·季春纪》云："流水不腐，户枢不蠹，动也。形气亦然。形不动则精不流，精不流则气郁。"这既阐述了运动的益处，又从形、气的关系上指出了不运动的危害，阐明了"动则不衰"的道理。

体育锻炼可促进血液循环，改善冠状动脉侧支循环，稳定血压，降低血脂，对预防和延缓心血管疾病的发生和发展有重要意义；可提高胸廓活动度，改善肺功能状态，促进气体交换，预防或减少肺部疾患；能改善神经系统的功能，使神经反应灵敏迅速、准确协调；能消除脑细胞的疲劳，提高脑细胞的供氧能力，提高工作效率，预防神经衰弱，调节心理，振奋精神；可促进胃肠蠕动和消化液的分泌，从而有利于食物的消化和吸收，提高食欲，维持血糖稳定；还可以预防和延缓由关节、肌肉老化引起的并发症。

老年人要根据自己的年龄、性别、体质、疾病情况、兴趣爱好等选择合适的项目。要选择那些锻炼价值大、健身效果好、简便易行的运动项目。选择时，既要有利于促进身体各系统的全面发展，不能顾此失彼，也要根据气候、季节、天气适当调整项目内容和开展场所，如冬季宜跑步、夏季宜游泳、秋季宜跳广场舞等，天气不好时，可做室内运动。运动应遵循如下原则：运动之前做体检，坚持循序渐进、持之以恒、劳逸结合、因人而异、因地制宜、工作与生活相结合、顺应节气变化的原则。运动前做准备活动，运动后做整理活动，坚持娱乐性与全面性相统一。充分考虑运动的强度与安全性，加强自我监督，避免超出自身体力范围造成运动损伤，应选择安全性较高的项目，不宜参加竞技性强、爆发性强的运动（如短跑、足球等）。游泳、骑自行车、慢跑能使大部分肌肉得到锻炼，增强心肺功能；健步走可使部分肌肉参加活动，肌肉活动强度不大，心脏负担小，安全性也较高，练习者可根据自身健康状态安排健步走的时间、距离和速度。其他运动还包括钓鱼、太极拳、八段锦、五行拳、门球等。

中国传统运动养生法包括武术和导引两个重要组成部分。武术讲究精、气、神，练习武术，可使注意力集中，消除心中杂念。武术动中有静，静中带动，练武过程中的身形转移会让人气血快速运转，从而调动脏腑工作，同时通过皮肤排汗，促进身体的新陈代谢，提高身体的免疫能力。一招一式的反复练习可使心肺功能提高，增强机体柔韧性，从而促进人体健康。武术中的太极拳具有动作柔和、缓慢、轻灵的特点，有助于老年人调畅气血，舒展筋骨，培养正气。太极拳要求练习者用意识引导动作，配合均匀深沉的呼吸。通过练习，练习者可以更多地吸收大自然给予的有益物质，使周身血脉流通，身心舒适，精神焕发。导引讲究意气配合，吐故纳新，更适合体弱者和病患练习。练习者可以通过意念来调节自身的平衡，选用适合自己的导引方法，持之以恒地锻炼，能够增强抗病能力，缓解病症，辅助治疗。此外，经常参加中国传统运动养生法练习的人，可摒弃杂念，使意念集中，内在有益之气充盈，从而达到延年益寿，防病健身，保养心神的目的。

第四节　适合老年人的中国传统运动养生法

适合老年人的中国传统运动养生法主要为太极拳和导引。

一、太极拳

太极拳形动于外，虚实分明，拳路整体以浑圆为本，一招一式均由各种圆弧动作组成；意守于内，以静御动，用意识引导气血运于周身，如环无端，周而复始。总体来说，其特点为舒展大方，刚柔相济；连贯均匀，圆活自然；内外兼练，协调完整。太极拳是我国宝贵的文化遗产，经过长期的实践，人们发现练习太极拳可达到强身健体、预防疾病的目的。练习太极拳时，全身各肌肉群、关节都参与活动，同时配合呼吸和意念活动，能对中枢神经系统起到良好的作用，从而为其他系统和器官机能活动的改善打下良好的基础。

老年人体育锻炼方法的选择必须结合其生理、心理特点。由于老年人躯体和内脏器官老化萎缩，功能下降，且骨质疏松，容易发生骨折，因此其不宜参加动作灵活、速度快、关节活动范围大、肌肉负担量大的体育项目。而太极拳动作柔和、缓慢、轻灵，运动量小，练习者在练习时，周身血脉通畅而又不气喘，身心舒适，精神焕发。《千金方·养性·道林养性第二》曰："养性之道，常欲小劳。"《云笈七签·杂修摄部·卷二》曰："劳勿过极。"练习者坚持经常、适量的太极拳健身运动，能使气血以流，内荣其脏腑，外濡润其腠理，运行不息，维持人体正常活动，使其健康长寿。若劳欲太过，则必伤脏耗气，损健康，减寿夭。《黄帝内经·素问·举痛论》有"劳则气耗"之说。《黄帝内经·素问·生气通天论》有"因而强力，肾气乃伤，高骨乃坏"之说。《黄帝内经·灵枢·邪气藏府病形》曰："用力举重，若入房过度，汗出浴水，则伤肾。"因此，人体机能的发展规律，决定了老年人不能像青壮年一样进行大运动量的身体锻炼。而太极拳，无论从气的运行、活动量大小方面看，还是从养生的锻炼手段来看，都适合老年人练习。

老年人的筋骨、肌肉活动能力差，体能消耗量小，使得其摄食量减少，导致进入人体的营养物质也减少，因而造成体内后天精气、营气、卫气的不足，从而造成宗气不足，机体呼吸短弱，言语无力。老年人练习太极拳可活动筋骨，疏通血脉，并且太极拳要求意识、劲力、动作三者统一，由意识引导劲力，劲力产生动作，势换劲连，劲换意连。这样既锻炼了内在的心、意、气，又活动了外在的筋、骨、皮，使身体各部位的能量消耗相应增加。为了维持代谢平衡，机体对能量的需求量也随之增加，从而促进了食欲，使进入胃的营养物质增多，五脏六腑所需的营养物质得到了保证，气血得以充盈，身体得以正常运转。中医学认为，饮食五味是气血生化之源。饮食五味调和，气血充则保天年；饮食五味不调，损气血必减寿夭。《黄帝内经·素问·藏气法时论》曰："五谷为养，五果为助，五畜为益，五菜为充。气味合而服之，以补精益气。"经常练习太极拳的人，会食欲增加，心情舒畅，精神焕发，气血相对充足。

人到老年，腠理疏松，宗气虚弱，气血衰少，肌肉瘦削干枯，气道涩滞，五脏六腑的机能不相协调。由于营气衰少，难以供养全身，卫气又经常向内争取补给，造成营卫失常，使老年人常出现白天精神不足，夜间不能熟睡的现象。另外，营气是血液的重要组成部分，正如《黄帝内经·灵枢·邪客》所云："营气者，泌其津液，注之于脉，化以为血，以荣四末，内注五脏六腑，以应刻数焉。"老年人营气虚，常致血虚。血在人体中起着重要的作用。《黄帝内经·素问·五藏生成》云："肝受血而能视，足受血而能步，掌受血而能握，指受血而能摄。卧出而风吹之，血凝于肤者为痹，凝于脉者为泣，凝于足者为厥。"总之，内而五脏六腑，外而皮毛筋骨，都必须在血液运行不息的状态下，才能得到充分营养，维持生命。老年人由于食欲减退，使得胃中的水谷精微减少，致使视物模糊、步行困难、手指不灵活等。太极拳动作连绵不断，有快有慢，有简单有复杂，要求练习者意念集中，以使身体的每一个部位都能得到充分的锻炼。因此，练习太极拳，不仅可以增进食欲，使水谷精气充盈，营充卫强，血液增加，而且可疏通经脉，让气血运行全身，使血液在内脏会合时起到推动的作用，从而使血液充足，视力相对增强，走路变得稳健，身体其他各方面的机能也得到相对增强。

人40岁以前是阳气较盛的时期，40岁以后便是阴气较盛的时期。因此，青年人善动，而老年人好坐喜静。绝大多数老年人不喜欢嘈杂的地方，原因是嘈杂的地方会使老年人感到心情烦躁，出现易发怒、情绪波动较大等现象，使人体血气的关系分离不和，卫气稽留而不行，以致经脉空虚，血气不能依次运行全身，使得生理活动失常。《黄帝内经·素问·上古天真论》云："夫上古圣人之教下也，皆谓之虚邪贼风，避之有时，恬淡虚无，真气从之，精神内守，病安从来。"它的意思是，古时圣人在教导人时，都告知对于一切乘虚而伤人致病的外来邪气要及时避开，思想上保持安闲清净，没有杂念，真气就能顺畅，精与神都守持于内，疾病就无法侵袭了。老年人练习太极拳，可以达到安闲清净的目的。原因是练习太极拳时，练习者要心静体松，可调身、调意、调息。

心静，就是心里安静，心气平和，即练习太极拳时，练习者要尽量排除一切杂念。无论动作简单还是复杂，姿势高还是低，内心都应始终保持安静状态，使精神能贯注到每个细小的动作中，做到专心练拳。从预备式开始，练习者就要集中思想，将全部精神用到动作上，用意念引导动作，做到意到身随。老年人练习太极拳，一方面有利于调节"人体四海"（水谷之海——胃，十二经之海——冲脉，气之海——膻中，髓之海——脑）的正常功能，另一方面还可使其他部位处于抑制的休息状态，消除思维和其他局部的疲劳，避免过度兴奋和无谓的紧张，调节大脑的平衡作用，保证用意不用力。用意识引导动作，也就能很好地调整呼吸。

体松，就是身体舒松，没有束缚，即练习太极拳时，练习者要保持全身各部位和内脏都处于自然、舒展的状态，使其不受任何拘束或压迫。

太极拳的静和松，都与老年人的生理、性格特点相吻合。太极拳的练习，运动量不大，动作速度不快，其对柔韧性、力量、弹跳力等的要求都不高。因此，老年人练习时，能够排除杂念，全神贯注，不仅可以预防精神因素诱发的心脑血管疾病，还可舒展筋骨，充分吸收有益物质，从而达到心理上安闲清净的目的。

综上所述，老年人的筋骨、肌肉、各器官发展规律等特征，加之他们喜静的性情特点，决定了他们需要选择一些运动量小而又能舒展筋骨，调意、调神、调息的运动项目。太极拳动作柔、慢，运动量不大，是老年人延年益寿的保健伴侣。

二、导引

导引是我国特有的养生方法。导引通过练习者调节姿势，调整呼吸，松弛身心，集中和运用意念进行有节律的动作等锻炼方法，来调节和增强人体各部位的机能，挖掘人体潜能，具有强身健体、防病疗疾、延年益寿等作用。导引历史悠久，流传甚广，门派种类繁多，人们所熟知的八段锦、易筋经、五禽戏都属于导引的范畴。导引中的放松功除了能强身健体外，还对高血压、冠心病、青光眼、神经衰弱、哮喘、胃肠病、头痛、失眠等有很好的缓解作用，但是癫痫、躁狂症、忧郁症等疾病患者禁止练习，以免诱发原有疾病或加重病情。内养功、强壮功、桩功都属于静功，可强身健体、延年益寿，同时可治疗各种慢性虚损性疾患，还可以促进消化系统功能，对消化性溃疡、胃下垂、胃黏膜脱垂症、肝炎、习惯性便秘等消化系统疾病有显著治疗作用，但心痛、心悸患者禁止练习。保健功属于动功，简单易行，作用平缓，兼有保健、康复的作用，同时还有美容的作用。

简言之，对于健康老年人，导引可以延缓衰老，延缓脑的老化，达到强身健体、延年益寿的目的；对患有各种急、慢性病的老年人，正确练习适合自身身心特点的导引，并积极地配合临床治疗，有助于祛病强身、早日康复。练习者在练习导引的过程中一定要注意：要在医生的指导下选择适宜自己的导引方法，不可将导引视作万能的，切勿拒绝及时有效的临床治疗而延误了疾病治疗的关键时机。

中国源远流长的传统运动养生宝库中还有很多适合老年人练习的传统运动养生法，这里只是粗略介绍。老年人在选择传统体育运动进行锻炼时，一定要根据实际情况，因人制宜、因时制宜、因地制宜，采用便于练习、容易掌握、对全身各器官都有一定锻炼作用的方法，也可以几种方法一起练习，取长补短，持之以恒，达到强身健体、延年益寿的目的。

■ 思考题

（1）简述老年人的生理特点和心理特点。

（2）如何进行老年高血压的非药物治疗？

（3）老年糖尿病运动疗法的作用及注意事项是什么？

（4）中国传统运动养生法在老年保健中的作用是什么？

（5）为什么说太极拳是适合老年人的传统运动养生法？

第七章
中国传统运动养生法基本功

　　本章根据中国传统运动养生法项目的特点，以武术、导引的基本动作练习来诠释中国传统运动养生法基本功训练（因为太极拳是一项比较重要的中国传统运动养生法，所以本章将太极拳基本功从武术基本功中独立出来进行介绍），旨在为初学中国传统运动养生法基本功者提供一个科学、系统的思路，并使其对中国传统运动养生法基本功有一个整体的了解。

　　中国传统运动养生法内容丰富，种类多样。不同的种类对于练习者有着不同的要求。相同的是，各种类都强调本种类基本功的训练。基本功是练习者通过一系列的训练而获得的开展该项目运动所需具备的基本能力。这种能力体现在练习者自身的身体素质和该项目的基本动作 2 个方面。基本功的训练在传统运动养生训练的整个过程中具有非常重要的地位。基本动作是构成完整套路的基础，也是练习者学习复杂动作的基础。因此从某种意义上讲，传统运动养生项目中的基本功和基本动作的练习是一致的。

　　中国传统运动养生法中的武术是最能体现人的体能，同时也是最能反映练习者身体素质的项目。它对练习者的身体素质有很高的整体要求，强调身体各部位均衡发展。具体练习时，练习者需分腿功、腰功、肩功、桩功等进行练习，以达到强筋壮骨的练习目的。太极拳在产生和发展的过程中受传统文化的影响较大，因此其无论是在外形、动作和内在意识引导上，还是在技术要求上，都有独特的风格。学习太极拳，练习者首先应从静态着手，了解太极拳是在一种怎样的状态下进行的，并了解在这种状态下如何配合拳术的手型、步型、步法和太极拳特有的技法，达到"静心用意"之目的。

　　根据中国传统运动养生法的特点，练习者通过武术（太极拳）、导引的基本功练习，可以提高身体素质，进而从整体上了解中国传统运动养生法。

第一节　武术基本功

　　武术基本功是练习者练习武术必须具备的身体活动能力、技术技巧能力和心理素质。武术基本功训练有一系列专门的综合练习人体内、外各部位功能的方法。这些方法突出了武术运动的专项要求，具有鲜明的内外兼修的运动特点。武术基本功包括腿功、腰功、肩功、桩功等主要内容。腿功是练习腿部的柔韧性、灵活性、力量等的功夫，腰功是练习腰部的灵活性、协调控制上下肢运动的能力和身法技巧的功夫，肩功是练习肩关节的柔韧性、活动范围、力量等方面的功夫，桩功是练习腿部力量和呼吸内息的功夫。以下介绍腿功、腰功、肩功。

一、腿功

（一）正压腿

　　面对一定高度的物体，右腿支撑站立，左脚脚跟放在物体上，脚尖勾起，两腿伸直，两手扶按在左膝上，或用两手抓握左脚，头颈向脚尖方向伸展，上体立腰向前下方振压（图 7-1-1）。两腿交替进行。

正压腿

　　要点：两腿伸直，立腰挺胸前压。

（二）侧压腿

　　右腿支撑站立，左脚向体侧抬起，放置在一定高度的物体上，脚尖勾起，右臂上举，左掌立于胸前，或左臂向左侧伸展，两腿伸直，腰部挺立，上体向左下方振压，振压幅度要逐渐加大，直到上体能侧贴于左腿（图 7-1-2）。两腿交替进行。

侧压腿

要点：两腿伸直，开髋、立腰、挺胸，上体最终完全侧倒。

（三）后压腿

背对一定高度的物体，两手叉腰，右腿支撑站立，左腿后伸，脚背放于一定高度的物体上，两腿伸直，上体向后下方振压，并逐渐增大振压幅度（图7-1-3）。两腿交替进行。

要点：两腿伸直，立腰挺胸。

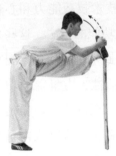 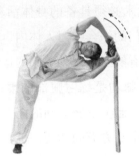 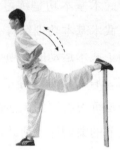

图 7-1-1　正压腿　　　　　　图 7-1-2　侧压腿　　　　　　图 7-1-3　后压腿

（四）仆步压腿

右腿屈膝全蹲，全脚掌着地；左腿向左侧伸直，脚尖内扣；两手分别抓住两脚脚背，成左仆步；腰部挺直，上体左转前压（图7-1-4）。左右仆步交替进行。

仆步压腿

要点：直腰抬头，一腿全蹲，另一腿伸直，两脚全脚掌压紧地面。

（五）正搬腿

右腿伸直支撑，左腿屈膝提起，左手抓住左脚，然后将左脚向前方伸出，直至左腿膝关节挺直，左脚脚掌朝前（图7-1-5）。两腿交替进行。

正搬腿

要点：两腿伸直，立腰挺胸，被搬腿的脚勾紧脚尖。

（六）侧搬腿

左腿伸直支撑，右腿屈膝从体侧抬起，右手经右小腿内侧绕至右脚后抱住右脚脚跟，将右腿伸直，右脚脚尖勾紧（图7-1-6）。两腿交替进行。

要点：两腿伸直，立腰挺胸，身体直立平稳。

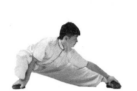 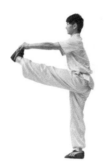 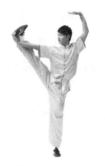

图 7-1-4　仆步压腿　　　　图 7-1-5　正搬腿　　　　图 7-1-6　侧搬腿

（七）竖叉

两腿伸直，前后分开成直线。左腿后侧着地，左脚脚尖回勾；右腿前侧着地，右脚脚背贴地；两臂立掌侧平举（图7-1-7）。两腿交替进行。

要点：立腰挺胸，沉髋挺膝。

（八）横叉

两腿伸直，向左右两侧分开，下坐成直线，两腿内侧着地，两臂立掌侧平举。（图7-1-8）

要点：髋关节完全打开，立腰挺胸。

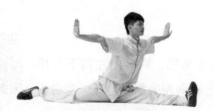 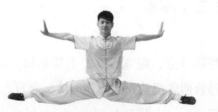

图 7-1-7　竖叉　　　　　　　　　　图 7-1-8　横叉

二、腰功

（一）前俯腰

并步站立，两手十指交叉；吸气，两臂直臂上举，掌心向上；呼气，上体前屈，挺胸，塌腰，两手尽量触地（图7-1-9）。再松开两手，两手绕过两腿，抱住两脚脚踝，尽量使自己的上体、面部贴紧两腿。

要点：两腿挺膝伸直；上体前屈时，挺胸、塌腰、收髋。

（二）甩腰

开步站立，两臂伸直前举，上体先向前俯压，再以腰为轴向后甩，两臂也随之甩动。（图7-1-10）

要点：两腿伸直，腰部放松，后甩时抬头挺胸，甩腰动作紧凑而有弹性。

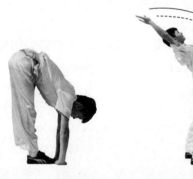

图7-1-9　前俯腰　　　　图7-1-10　甩腰

（三）涮腰

两脚开立，略宽于肩，上体前屈，以髋关节为轴，两臂向左前下方伸出。然后两臂摆动，随上体向前、向右、向后、再向左做翻转绕环。左右涮腰交替进行。（图7-1-11）

要点：两腿伸直，以腰为轴，翻转绕环圆活、和顺。

涮腰

（四）下腰

两脚开立，与肩同宽，两臂伸直上举；腰向后弯，抬头挺腰，两手撑地，身体成桥形。（图7-1-12）

要点：两腿支撑站稳，脚跟不能离地，腰部后弯，腹部上顶。

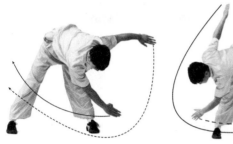

图 7-1-11　涮腰　　　　　　　　　　　　图 7-1-12　下腰

三、肩功

（一）压肩

面对一定高度的物体，两脚开立，与肩同宽，上体前俯，两手扶住物体，颈部伸直，挺胸，塌腰，用力向下振压。（图7-1-13）

要点：两腿伸直，肩部松沉，力点集中于肩部，用力振压。

（二）单臂绕环

左弓步站立，左手扶按左腿，右臂以肩为轴，直臂做顺、逆时针绕环（图7-1-14）。两臂交替进行。

要点：绕环臂伸直，肩放松，绕立圆。

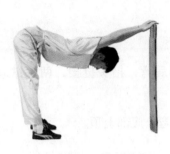

图 7-1-13　压肩

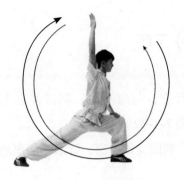

图 7-1-14　单臂绕环

（三）双臂绕环

开步站立，以肩关节为轴，两臂同时向前或向后做直臂绕环。顺、逆时针绕环交替进行。

要点：身体正直，两臂伸直，肩放松，绕环协调和顺。

（四）双臂左右绕环

开步站立，两臂以肩关节为轴，同时向右、向上、向左、向下画圆，做绕环动作（图 7-1-15）。顺、逆时针绕环交替进行。

要点：身体正直，两肩放松，两臂平行做绕环运动。

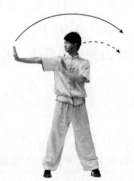

图 7-1-15　双臂左右绕环

（五）双臂交叉绕环

开步站立，两臂直臂上举，左臂以左肩关节为轴，向后下做顺时针绕环；同时，右臂以右肩关节为轴，向前下做逆时针绕环。两臂分别沿顺、逆时针交替进行。

要点：身体正直，两臂伸直，绕环协调和顺。

四、基本动作

（一）手型

手型

1. 拳

四指并拢握紧，拇指紧扣食指和中指的第二指节。（图 7-1-16）

要点：拳握紧，拳面平，腕平直。

2. 掌

四指并拢伸直，拇指弯曲紧扣于虎口处。（图 7-1-17）

要点：四指并紧，伸腕，掌面直立。

3. 勾

五指指端捏拢，屈腕。（图 7-1-18）

要点：五指捏紧，腕关节用力前屈。

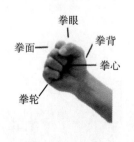

图 7-1-16　拳

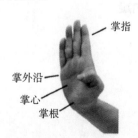

图 7-1-17　掌

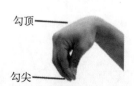

图 7-1-18　勾

（二）手法

1. 冲拳

开步站立，两拳拳心向上，抱于腰间。右前臂内旋，右拳从腰间向前猛力冲出，拧腰，顺肩，力达拳面（图 7-1-19）。两拳交替练习。

拳心向下称为平冲拳，拳眼向上称为立冲拳。

要点：出拳快速有力，做好拧腰、顺肩和前臂内旋动作。

2. 推掌

开步站立，两拳拳心向上，抱于腰间。右前臂内旋，右拳变掌，向前立掌推出，力达掌根（图 7-1-20）。两掌交替练习。

要点：挺胸，收腹，直腰；出掌快速有力，做好拧腰、顺肩、沉腕动作。

3. 亮掌

开步站立，两拳拳心向上，抱于腰间。右拳变掌，经体侧向右、向上画弧，举至头部右上方时，抖腕亮掌，掌心向上，右臂成弧形。两眼始终随右手动作转动，抖腕亮掌时，转头，两眼注视左方（图 7-1-21）。两掌交替练习。

要点：抖腕、亮掌和转头要同时完成。

4. 架拳

开步站立，两拳拳心朝上，抱于腰间。右拳沿下、左、上的顺序经面前向右上方画弧架起，拳眼向下，转头，两眼注视左方（图 7-1-22）。两拳交替练习。

要点：松肩，肘微屈，前臂内旋。

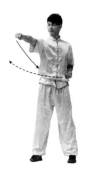
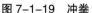
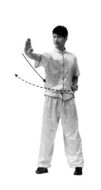
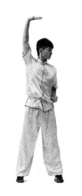
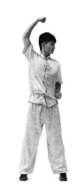

图 7-1-19　冲拳　　　　图 7-1-20　推掌　　　　图 7-1-21　亮掌　　　　图 7-1-22　架拳

（三）步型

（1）弓步：左脚向前上一大步，左腿屈膝半蹲，大腿与地面平行，膝关节对准脚尖方向；右腿蹬直，右脚脚尖内扣，斜向前方，全脚掌着地，成左弓步（图 7-1-23）。右脚在前为右弓步。坚持练习一段时间后，可做弓步桩训练。

要点：挺胸，塌腰，沉髋，左、右脚成一条直线。

（2）马步：两脚左右开立，间距约为本人脚长的 3 倍，脚尖斜对前方，屈膝半蹲，大腿接近水平，膝关节不超过脚尖，全脚掌着地（图 7-1-24）。坚持练习一段时间后，可做马步桩训练。

要点：挺胸，塌腰，身体重心落于两脚之间。

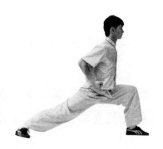
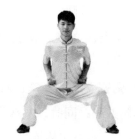

图 7-1-23　左弓步　　　　　　图 7-1-24　马步

（3）仆步：右腿屈膝全蹲，大腿和小腿靠紧，臀部接近右小腿，全脚掌着地，脚尖和膝稍外展；左腿向左侧伸直，全脚掌着地，脚尖内扣，成左仆步（图 7-1-25）。左腿全蹲，右腿向右侧伸直则成右仆步。

要点：挺胸，塌腰，沉髋。

（4）虚步：右腿，屈膝半蹲，大腿接近水平，全脚掌着地，脚尖稍外展；左腿微屈，脚背绷紧，脚尖虚点地面，成左虚步（图7-1-26）。右脚在前为右虚步。坚持练习一段时间后，可做虚步桩训练。

要点：挺胸，塌腰，虚实分明。

（5）歇步：两腿交叉，屈膝全蹲；左脚全脚掌着地，脚尖外展；右脚脚跟离地，臀部坐于右小腿上，接近脚跟，成左歇步（图7-1-27）。右脚在前为右歇步。

要点：挺胸，塌腰，两腿靠拢并贴紧。

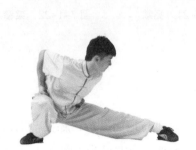 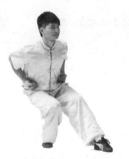 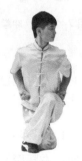

图7-1-25　左仆步　　　　　图7-1-26　左虚步　　　　　图7-1-27　左歇步

（四）腿法

（1）正踢腿：两臂立掌侧平举；右腿向前上半步，全脚掌着地；左腿向前上方踢起，脚尖勾紧，踢向前额；上体保持正直（图7-1-28）。勾紧脚尖踢向异侧耳部，即斜踢腿。两腿交替练习。

正踢腿

要点：挺胸，收腹，立腰，两膝伸直，踢腿过腰后猛然发力加速，动作要轻快有力。

（2）侧踢腿：两臂立掌侧平举；右脚向前上步，脚尖稍外展；左脚脚尖勾紧，左腿经体侧上踢；同时，左掌收至右胸外侧立掌，右掌向上摆至头顶亮掌（图7-1-29）。两腿交替练习。

侧踢腿

要点：挺胸，立腰，开髋，两膝伸直，侧身踢腿。

（3）里合腿：两臂立掌侧平举；右脚向前上半步，全脚掌着地；左脚脚尖勾紧且内扣，从左侧向上踢起，经体前向右下做弧形直腿摆动，最后落脚于右脚右前方（图7-1-30）。两腿交替练习。

要点：挺胸，立腰，两膝伸直，里合摆腿幅度要大，成扇形。

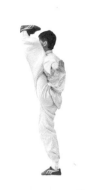

图 7-1-28　正踢腿

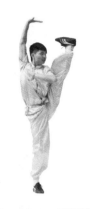

图 7-1-29　侧踢腿

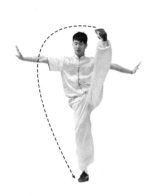

图 7-1-30　里合腿

（4）外摆腿：两臂立掌侧平举；右脚向前上半步，全脚掌着地；左脚脚尖勾紧向右侧上方踢起，经体前向左下做弧形摆动，最后直腿落在右脚旁边（图 7-1-31）。两腿交替练习。

外摆腿

要点：挺胸，立腰，两膝伸直，外摆腿幅度要大，成扇形。

（5）弹腿：右腿屈膝提起，大腿与腰平，右脚脚背绷直。右腿随即以膝关节为轴，迅速向前弹出，力达脚尖（图 7-1-32）。两腿交替练习。

弹腿

要点：直腰，收腹，绷直脚背，弹踢要有爆发力。

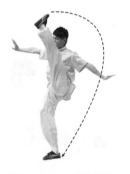

图 7-1-31　外摆腿

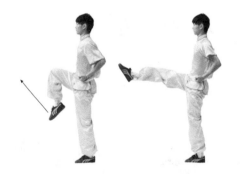

图 7-1-32　弹腿

（6）蹬腿：右腿屈膝提起，大腿与腰平，脚尖勾起，以膝关节为轴，力达脚跟，带动小腿迅速向前蹬出（图 7-1-33）。两腿交替练习。

要点：直腰，收腹，脚尖勾紧，蹬踢要有爆发力。

（7）侧踹腿：右脚向左脚左侧盖步，右膝略弯曲；随即左腿屈膝提起，脚尖勾起内扣，向左侧上方用力踹出，力达脚跟；上体右倾（图 7-1-34）。两腿交替练习。

要点：挺膝，开髋，侧踹要有爆发力。

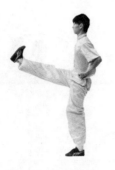
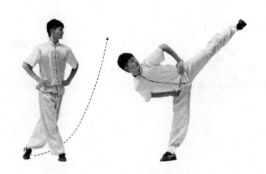

图 7-1-33 蹬腿   图 7-1-34 侧踹腿

（8）单拍脚：左脚向前上半步，随即右腿伸直，直膝绷紧脚背向上踢起；同时，右掌迎拍右脚脚背（图 7-1-35）。两腿交替练习。

要点：挺胸，立腰，收髋，击拍点接近面前，击拍准确，声音响亮。

（9）后扫腿：左脚向前迈一步成左弓步，同时两掌从体侧向前立掌平推。左腿屈膝全蹲，上体右转并前俯，两掌随身体右转到右腿内侧扶地，两手推地，以左脚前脚掌为轴，上体向右后拧转，右腿伸直，脚尖内扣，脚掌擦地向后扫转一周，同时带动身体旋转一周（图 7-1-36）。两腿交替练习。

要点：上下肢动作要协调，转体、俯身、推地要连贯紧凑。

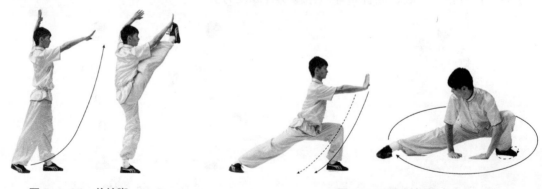

图 7-1-35 单拍脚   图 7-1-36 后扫腿

（五）跳跃

（1）腾空飞脚：左脚先上一步，右脚上步的同时蹬地跃起，身体腾空，左脚向前、向上摆踢，并迅速发力下压，屈膝，脚背绷平，脚尖向下，右腿向上摆踢，脚背绷紧，右手迎击右脚脚背；同时，左手摆至左侧上方变勾手，略高于肩，上体略前倾（图 7-1-37）。两腿交替练习。

要点：右手拍击右脚时，左腿屈膝收控于右腿内侧；在空中，上体微前倾，不坐臀。

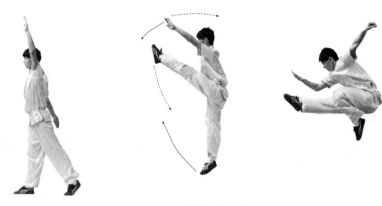

图 7-1-37　腾空飞脚

（2）旋风脚：从高虚步亮掌开始，左脚向左侧上步，同时左腕伸直，左臂成平举，右掌向右后摆动。向后转体，右脚随即上步，脚尖内扣，准备蹬地起跳；左掌摆至右胸前，右掌变拳自右向左直臂摆动。身体重心右移，右腿屈膝蹬地跳起，左腿提起向左后上方摆动；同时，两臂向下、向左后上方抡摆，上体自右向左转体，右腿做里合腿摆动，左手在面前迎击右脚背，左腿屈膝（图 7-1-38）。空中旋转一周落地。两腿交替练习。

要点：抡臂、蹬地跳、转体、里合腿、击拍协调连贯，身体旋转角度不小于270°。

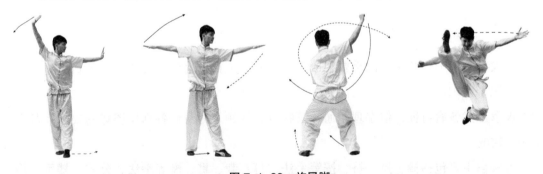

图 7-1-38　旋风脚

（六）平衡

（1）提膝平衡：右腿伸直支撑，上体保持正直；左腿屈膝提起，大腿高度过腰，小腿斜垂里扣，左脚脚背绷平内扣；右臂上举于头顶上方亮掌，左臂内旋伸直，置于身体后侧，左手成勾手，勾尖向上（图 7-1-39）。两腿交替练习。

要点：站立平稳，挺胸、收腹，提膝过腰，绷脚背，脚内扣。

（2）燕式平衡：左腿伸直支撑，右腿屈膝提起，两掌在胸前交叉；然后两掌向两侧分开平举，上体前俯，挺胸展腹，右腿向后上方蹬伸，脚背绷平，高于水平（图7-1-40）。两腿交替练习。

要点：两腿伸直，抬头，挺胸展腹，后蹬腿的脚要高于头顶。

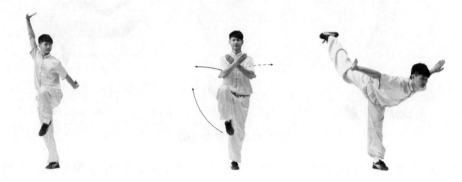

图 7-1-39　提膝平衡　　　　　　　图 7-1-40　燕式平衡

第二节　太极拳基本功

太极拳是中国传统文化的重要组成部分，是广大群众喜爱的传统体育项目之一。太极拳起源于明末清初，在长期的演变中，内容不断丰富，逐渐形成了很多流派。各流派的太极拳虽然各有特征，但拳理相通，其特点、要领及对身体各部位姿势的要求，基本上是一致的。

太极拳主要包括掤、捋、挤、按等手法，打、栽、贯、撇等拳法，分掌、搂手、推掌、穿掌等掌法，弓步、虚步、仆步、半马步、歇步、丁步等步型，上步、退步、跟步、侧行步等步法，分脚、蹬脚等腿法，无极桩、开合桩、升降桩、虚步桩等桩法。这些方法构成太极拳基本功。练习太极拳基本功，能使太极拳技术得到比较全面的发展，提高动作的规范性，为进一步学习太极拳套路打下扎实的基础。

一、基本动作

（一）身型

（1）头：向上顶，不可歪斜摇摆，表情端庄，眼平视，嘴轻闭，舌抵上腭。

（2）颈：自然竖直，转动灵活，不可僵硬。

（3）肩：平正松沉，不可上耸、前扣或向后内收。

（4）肘：自然弯曲垂沉，避免扬肘、直臂。

（5）腕：沉腕，劲力贯注，不可松软。

（6）胸：舒松微含，不可过分挺胸或含胸。

（7）背：舒展伸拔，不可弓驼。

（8）腰：向下松沉，旋转灵活，不可前屈或后伸。

（9）脊：中正竖直，保持身型端正自然。

（10）臀：向内微敛，不可外突。

（11）髋：松正含缩，劲力贯注下肢，不可歪扭、前挺。

（12）腿：稳健扎实，弯曲适度，旋转轻灵，移动平稳，膝关节松活自然，脚掌落地虚实分明。

（二）身法

身体保持中正安舒，旋转松活，不偏不倚，自然平稳；以腰为轴，带动四肢，上下相随，虚实分明，不可僵滞浮软，忽起忽落；姿势要舒展大方，动作完整连贯。

（三）眼法

思想集中，意念引导。定势时，两眼平视前方或注视两手；换势时，眼与手法、步法、身法协调配合。势动眼随，神态自然。

（四）手型

（1）拳：五指卷曲，自然握拢，不要过紧，用力自然。（图7-2-1）

（2）掌：五指自然伸直微分，虎口撑圆，掌心内凹。（图7-2-2）

（3）勾：五指第一指节自然捏拢，屈腕。（图7-2-3）

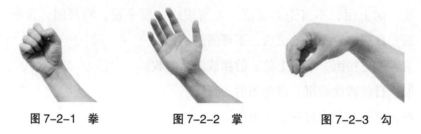

图7-2-1 拳　　　　　图7-2-2 掌　　　　　图7-2-3 勾

（五）手法

（1）掤：屈臂成弧形，横于体前，肘关节下垂，掌心向内，高与肩平，力达前臂外侧。（图7-2-4）

（2）将：两臂稍屈，掌心斜相对，两掌由前向后画弧摆至腹前。（图7-2-5）

（3）挤：一臂屈于胸前，掌背向前；另一手贴近屈臂手腕内侧，掌心向前；两臂同时向前推出，两臂撑圆，高不过肩，力达前臂。（图7-2-6）

（4）按：两臂由屈至伸，两手由后向前弧形推按，沉腕舒指，掌心向前，高不过肩，力达两掌。（图7-2-7）

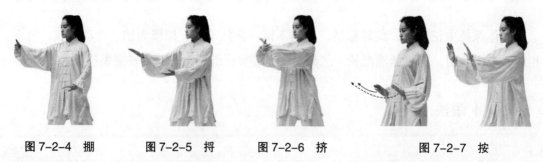

图7-2-4 掤　　　　图7-2-5 将　　　　图7-2-6 挤　　　　图7-2-7 按

（六）拳法

（1）打：拳从腰间向前打出，前臂内旋，力达拳面。拳眼向上为立拳，拳心向下为平拳。

（2）栽：拳从上向前下打出，拳面斜向下，力达拳面。

（3）贯：拳从侧下方向斜上方弧形横打，臂微屈，拳心斜向下，力达拳面。

（4）撇：拳从上向前翻臂打出，拳心斜向上，高与头平，力达拳背。

（七）掌法

（1）分掌：两手由合抱向前后或左右分开，两臂微屈。

（2）搂手：一掌由腹前经下方向外横搂，掌心向下。

（3）推掌：掌从肩前或胸前向前推出，肘部放松，十指微屈，指尖向上。

（4）穿掌：掌沿另一臂或大腿内侧伸出，指尖朝前。

（5）云手：两掌在体前，依次由里向外、向上交叉画立圆，低不过裆，高不过头。

（6）架掌：屈臂上举，掌架于额前上方，掌心斜向外。

（7）撑掌：两掌上下或左右分撑，对称用力。

（8）压掌：拇指向内，掌心向下，横掌按压。

（9）托掌：掌心向上，掌由下向上托举。

（10）挑掌：腕部发力背伸，掌指向上挑起，指尖高与眉齐。

（八）步型

（1）弓步：两腿前后开立；前腿屈膝，大腿与地面平行，脚尖向前，膝关节对准脚尖方向；后腿自然伸直，全脚掌着地，脚尖斜向前。

（2）虚步：后腿屈膝半蹲，全脚掌着地，脚尖斜向前；前腿屈膝，用前脚脚掌着地。

（3）仆步：一腿屈膝全蹲，全脚掌着地，脚尖外展；另一腿向侧方自然伸直，全脚掌着地，脚尖内扣。

（4）半马步：两脚前后开立，前脚脚尖正对前方，后脚脚尖外展，两脚相距约三脚长，全脚掌着地。两腿屈蹲，大腿高于水平，身体重心偏于后腿。

（5）歇步：两腿交叉，屈膝下蹲，前后相叠，前脚全脚掌着地，脚尖外展，后脚脚跟提起。

（6）丁步：两腿并拢，半蹲，一脚全脚掌着地支撑，另一脚以前脚脚掌着地，收于支撑脚的内侧。

（九）步法

（1）上步：后脚经前脚（支撑脚）内侧向前迈步。

（2）退步：前脚经后脚（支撑脚）内侧向后迈步。

（3）跟步：后脚向前跟进半步，不越过前脚。

（4）侧行步：两脚平行，连续侧向移动。

（5）摆步：脚尖外摆上步落脚，与后脚成外八字形。

（6）扣步：脚尖内扣上步落脚，与后脚成内八字形。

（7）碾脚：以脚跟或脚掌为轴转动脚。

（十）腿法

（1）分脚：支撑腿微屈站稳，另一腿屈膝提起，小腿上摆，腿伸直，脚背绷平，脚高于腰部。

（2）蹬脚：支撑腿微屈站稳，另一腿屈膝提起，脚尖回勾，脚跟蹬出，脚高于腰部。

（十一）桩法

1. 无极桩

两脚左右开立，与肩同宽，两膝微屈；两臂微屈，抱于胸前，掌心向里，掌指自然展开，目视两手（图7-2-8）。每次练习5～6分钟。

要点：上体正直，头正悬顶，下颌微收，沉肩垂肘，松腰敛臀，意守丹田，呼吸自然。

2. 开合桩

以无极桩为准备动作，两臂做向外掤和向内收的练习。一开一合，开时吸气，合时呼气（图7-2-9）。每次练习4～5分钟。

要点：呼吸要自然畅通，不可屏气。呼吸的深度逐渐增加。

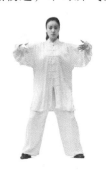 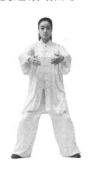

图 7-2-8　无极桩　　　　　　　图 7-2-9　开合桩

3. 升降桩

自然站立，两脚左右开立，与肩同宽，头正，肩松，精神集中，呼吸自然。吸气，两臂慢慢向前平举至肩高，肘微屈下垂，掌指自然张开，掌心向下，目视两掌，此为升式。呼气，气沉丹田，两掌下落，按至腹前，松指屈肘，两腿屈膝半蹲，此为降式（图7-2-10）。两臂随两腿的伸屈，反复做上平举和下按的练习，每次练习5～6分钟。

要点：呼吸自然畅通，不可屏气，呼吸与蹲起要协调配合，逐渐增加呼吸深度。

4. 虚步桩

身体重心移至右腿，右腿屈膝，左脚向前半步，脚跟着地，脚尖回勾，左膝微屈；同时两掌掌心斜相对向前上方举起，左掌掌指约同鼻高，右掌在左肘内侧下方，掌指自然分开，指尖朝前上方，目视左掌（图7-2-11）。左右式交替练习。

要点：沉肩垂肘，宽胸舒背，松眼敛臀，上体正直。肩、肘、手与髋、膝、足一一相合，即肩与髋合，肘与膝合，手与足合。用意行气，呼吸自然。

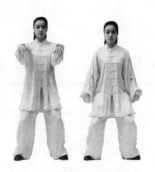 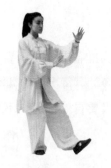

图 7-2-10　升降桩　　　　　　　　图 7-2-11　虚步桩

二、行功

（一）进步

　　身体自然直立，两掌掌背贴附后腰，屈膝，身体重心移至右腿，左脚脚跟提起，上步，脚跟着地成虚步。身体重心移至左腿，左脚全脚掌着地，成左弓步，目视前方。身体重心后移，左腿自然伸直，右腿屈膝，上体后坐。上体稍左转，身体重心移至左腿，左脚外展踏实，左腿屈膝，右脚上步，右腿屈膝收于左腿旁（图 7-2-12）。上体稍右转，出右脚。重复上述动作，左右相换。最后，后脚向前跟步，两脚靠拢，两腿慢慢伸直立正。

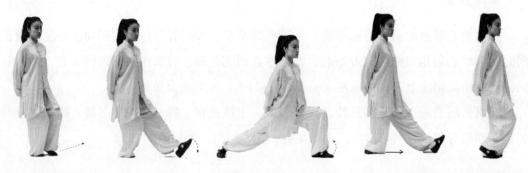

图 7-2-12　进步

　　要点：上体始终保持正直，身体重心保持平稳，不要忽高忽低。步法的转变要虚实分明，连贯稳定。眼平视前方，呼吸自然。成虚步时吸气，成弓步和碾步时呼气。

（二）退步

身体自然站立，两脚并拢，两掌在腹前相叠，贴于小腹，眼平视前方。两腿屈膝，身体重心移至右腿，左脚向后方撤一步，前脚掌先着地，再过渡至全脚掌着地；身体重心移至左腿，左腿屈膝，上体后坐，右腿自然伸直，右脚脚尖回勾；右脚提起经左腿内侧向后方撤一步，前脚掌先着地，再过渡至全脚掌着地；身体重心移至右腿，右腿屈膝，上体后坐，左腿自然伸直，左脚脚尖回勾，眼平视前方（图7-2-13）。重复上述动作，左右相换。最后前脚向后撤步，与后脚并拢，两腿伸直，两臂自然下垂于身体两侧。

要点：上体始终保持正直平稳，身体重心在行进过程中不可忽高忽低。动作要连贯，虚实要分明。呼吸要自然，身体后坐时呼气，抬腿撤步时吸气。

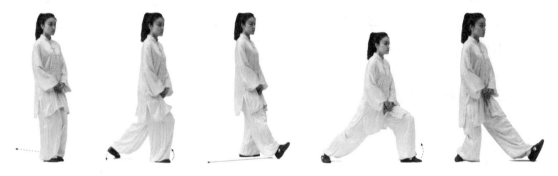

图7-2-13　退步

第三节　导引基本功

导引就是选择坐、卧、站等姿势，结合意念的集中和各种呼吸方法进行锻炼，以达到强身健体、延年益寿的目的。姿势的选择即为调身；意念的集中即为调心；呼吸的锻炼即为调息。此"三调"构成了导引的三大要素。任何一项导引都是根据特定的锻炼目的，选择所需的"三调"操作内容，并将其有机地结合在一起而形成的。

一、调身

（一）调身的意义

调身是指练习者在练习过程中对体位和形态的调整。练习者通过调整身体姿势，使身体各部位放松、舒适，符合生理体位和形态，进而使呼吸轻松，思想集中，为练习奠定良好的基础。古人讲的"形不正则气不顺，气不顺则意不宁，意不宁则神散乱"说明了调身在练习中的重要性。

姿势与强身健体的作用密切相关。如高血压、青光眼、头痛、头涨、肝阳上亢者，宜采取站式；消化性溃疡、慢性结肠炎、胃肠功能紊乱者，宜采取坐式；年老体弱、极度衰弱的虚证者，宜采取卧式。

（二）调身的姿势

1. 坐式

（1）平坐式。取一把高度适宜的椅子，臀部 1/2 坐在椅面上，头身正直，下颌微收，口眼轻闭，舌抵上腭，松肩含胸，直腰收腹，两脚分开，与肩同宽，平行踏地，使上身与大腿、大腿与小腿夹角均成 90°，两手自然放在两大腿中部。（图 7-3-1）

平坐式是最普通、最常见的一种坐式，适应性广，除体质极度衰弱的人不宜采用外，一般人均可采用。

（2）靠坐式。取一把高度适宜的椅子，除臀部满坐，背部轻抵椅背外，其他要求均同平坐式。（图 7-3-2）

靠坐式比平坐式更省力，人体能更放松，因此年老体弱者尤为适用。

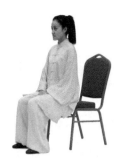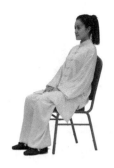

图 7-3-1　平坐式　　　　　　　图 7-3-2　靠坐式

（3）盘坐式。盘坐式包括自然交叉盘、单盘和双盘。

自然交叉盘：上半身要求基本与平坐式相同，只是两手虎口交叉重叠，掌心向内，两手放在腹部丹田处；臀部略垫高 3 ～ 5 厘米，两腿自然交叉盘起，两脚交叉放在两大腿下面。（图 7-3-3）

单盘：将右脚置于左大腿上（亦可左脚放在右大腿上），两小腿上下重叠。其余均同自然交叉盘。（图 7-3-4）

双盘：将左脚置于右大腿上，将右脚置于左大腿上，两脚脚掌朝上。其余同自然交叉盘。（图 7-3-5）

盘坐式姿势稳定，易于宁神定志。然而，由于下肢屈曲紧张会影响血液循环，练习盘坐式的时间不宜过长。

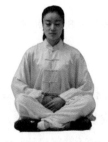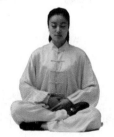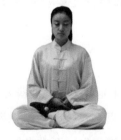

图 7-3-3　自然交叉盘　　　　图 7-3-4　单盘　　　　　　图 7-3-5　双盘

2. 卧式

（1）仰卧式。面朝天，平卧于床上，枕头高低适宜，口眼轻闭，舌抵上腭；两臂自然伸直，两掌掌心朝下，分别放在身体两侧（或虎口交叉重叠放在腹上）；两腿自然伸直。（图 7-3-6）

仰卧式适合年老体弱者和神经衰弱患者睡前练习。其缺点是练习者容易在练习过程中昏沉入睡，影响练习效果，因此练习者要由仰卧式逐步过渡到坐式。高血压患者不宜练习此式。

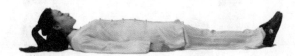

图 7-3-6 仰卧式

（2）侧卧式。侧身卧于床上（左、右侧卧均可，一般采用右侧卧）。以右侧卧为例，腰部稍弯成弓形，头略向胸前收，枕高适宜，口眼轻闭，舌抵上腭；左臂自然放在身体侧面，左掌放在左侧髋上；右臂弯曲，右掌掌心朝上，置于枕上；右腿自然伸直，左腿弯曲置于右腿上。（图 7-3-7）

侧卧式作用同仰卧式，优点是比仰卧式更容易放松，由于腹肌的松弛，更易于形成腹式呼吸。

（3）半卧式。在仰卧式的基础上，将上半身及头部垫高靠在床上，也可在膝下垫物。其余均同仰卧式。（图 7-3-8）

半卧式适宜心脏病患者、哮喘患者和体力衰弱者练习。

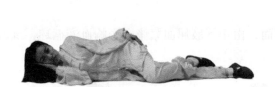

图 7-3-7 侧卧式

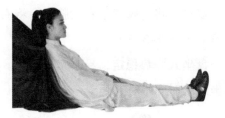

图 7-3-8 半卧式

3. 站式

（1）自然式。两脚左右开立，与肩同宽，脚尖向前，两膝微屈；头正身直，下颌微收，百会承天，两眼平视前方，面带微笑，舌抵上腭；沉肩含胸，松腰收髋，命门打开，收腹提肛；两掌自然下放于体侧。（图 7-3-9）

站式有清心降压、宁神定志的作用，一般人均可练习，体弱者可将自然式与坐式、卧式结合练习。

（2）三圆式。两脚左右开立，与肩同宽，脚尖内扣，成半圆形，屈膝下蹲，高低量力而行，膝关节垂线不超过脚尖；两臂屈肘抬起成环抱状，高与胸平，两掌掌指均张开弯曲，掌心相对，如抱球状；其余要求均同自然式。所谓"三圆"，即足圆、臂圆、手圆。（图 7-3-10）

三圆式对调理、疏通督脉，补气升阳有独特作用，对虚证患者有一定辅助作用。

（3）下按式。两脚左右开立，与肩同宽，脚尖向前；两臂微屈下垂，两掌下按，

掌心向下，掌指向前，置于两髋旁。其他要求同自然式。（图7-3-11）

下按式意念朝下，加上两掌心、两脚心朝下，称为五心朝地。对实证患者有辅助治疗作用。

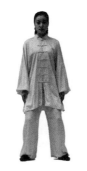 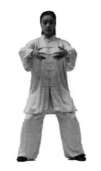 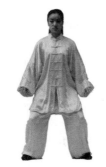

图7-3-9　自然式　　　　图7-3-10　三圆式　　　　图7-3-11　下按式

二、调息

（一）调息的意义

调息是指调整呼吸的方式、速度、节奏、强弱等。呼吸在古代称为吐纳，它是中国传统运动养生法练习的重要环节之一。古人云："一呼一吸为一息，不呼不吸亦为息。"意思是说，人们平时虽然不会有意识地去呼吸，但呼吸客观存在。而在进行导引时，人们要有意识地调整自己的呼吸，选择和掌握适合自己身体情况的呼吸方法，尽可能多地摄取和利用空气中的氧气，排出机体代谢的废气。这对培育人的真气、改善脏腑各器官组织的功能、增进人体的健康有很大的作用。因此历代养生家都非常重视调息。

练习时，要注意气息的出入，使腹肌、膈肌不断地收缩和扩张，以促进胃肠的蠕动，进而带动肝、肾、脾等内脏的活动，有利于增加肺通气量，改善血液循环，促进消化和营养的吸收，调节各内分泌系统的功能，增强机体的抗病能力，使肺功能得到加强。《黄帝内经·素问·六节藏象论》指出："肺者，气之本，魄之处也。"《黄帝内经·素问·经脉别论》指出："脉气流经，经气归于肺。"肺具有维持机体内环境稳定的作用，它与人体的新陈代谢和多种激素的分泌有密切的关系，对人体的生长、发育，以及生殖系统、免疫系统的功能具有影响。

（二）调息的方法

1. 自然呼吸法

自然呼吸法是指人们按照自身平时的呼吸频率和呼吸方法进行呼吸，每分钟约 16 次。要求顺乎自然，柔和均匀，丝毫不用力，不加意念支配，采用鼻吸鼻呼法、鼻吸口呼法均可。此法适于初学者和慢性病患者练习。

2. 腹式呼吸法

顺腹式呼吸法：吸气时，腹部隆起；呼气时，腹部缓慢回收。

逆腹式呼吸法：吸气时，腹部轻轻凹陷；呼气时，腹部放松还原。

腹式呼吸能增强膈肌运动，使胸腔容积增大，气体进出量增加。它可以使呼吸完全，功能残气减少，尤其可以使双肺下部的通气功能得到改善，因此对呼吸系统疾病有较好的辅助治疗作用。腹式呼吸能增加腹肌的收缩和放松练习，对腹腔内脏器官起到一定的按摩作用，有助于改善胃肠功能，对消化系统疾病亦有良好的辅助治疗作用。

3. 停闭呼吸法

在呼气和吸气之间或者吸气和呼气之间停闭片刻的呼吸方法，称为停闭呼吸法。这种呼吸法能充分扩展肺泡，有利于气体在肺泡中的交换，从而改善肺功能，提高机体的供氧能力。停闭呼吸大大增加了腹腔内压，因此对消化系统疾病有较好的辅助治疗作用。

4. 鼻腔喷气法

鼻腔喷气法是一种鼻吸鼻呼法。吸气时，鼻孔微微张开，眉毛轻轻上抬，要求缓、长、匀、深，可有气在鼻腔中的回荡声，有吸气直入丹田之感，腹部隆起，胸部不动；呼气时，鼻腔收缩，速度略快，气体喷出有声，同时腹部收缩，协同逼气外出，自然提肛。此法呼吸量大，气感足，有益气升阳、填补下焦元气的作用；但对于一些体质过于虚弱者及高血压、心脏病患者并不适用。

5. 三吸一呼法和三呼一吸法

三吸一呼法和三呼一吸法均为鼻吸鼻呼法。三吸一呼是连续进行三次短的吸气，再进行一次长的呼气；三呼一吸是连续进行三次短的呼气，再进行一次长的吸气。这是根据吐纳的补泻作用而设计的呼吸方法。三吸一呼，吸多呼少，作用偏补；三呼一吸，呼多吸少，作用偏泻。这两种呼吸法均可加强腹式呼吸作用，加强丹田的聚气和储能作用，增强脾、胃、心脏等内脏的功能。此两种呼吸法适于患有各种内脏疾病的患者练习，练习者要辨别虚实选用。

6. 大呼大吸法

大呼大吸法即用鼻使劲吸气，用鼻、口呼气，每一吸一呼都要求尽量延长时间，尽可能加大气体的出入量，并且呼和吸都要发出较大声音。这是一种以增加肺活量为主的呼吸法。此法能增强体质，调动内气，适用于体质较好的练习者练习；对一些患慢性病，但体质尚未衰弱者，也有一定的辅助治疗作用。

（三）调息的注意事项

（1）导引开始时先要放松机体，使姿势正确，情绪安宁，再注意呼吸的调整和锻炼。

（2）关于呼吸的状态，古代养生家把它概括为"四相"，即风相、喘相、气相、息相。风相是指呼吸出入有声可闻；喘相是指虽然听不到声音，但呼吸出入尚感结滞不通畅；气相是指呼吸虽然无声，也不结滞，但出入还不够细匀；息相是指在高度安静时出现的深、长、匀的呼吸，气的出入绵绵如丝。"四相"中唯有息相才是导引所追求的呼吸状态，风相、喘相、气相是练习中需要注意调整的状态。

（3）练调息先要从自然呼吸入手，再逐步过渡到腹式呼吸，乃至更高级的其他呼吸方法。要循序渐进，不要急于求成，要做到"毋忘毋助"，就是指既不要忘记主动调整呼吸，也不要勉强对呼吸状态提出某种要求，否则反而会达不到预期效果。

（4）调息练习要练养结合。当练习了一段时间调息后，可暂时停止有意识的呼吸锻炼，自然呼吸，以达到高度入静的状态。

三、调心

（一）调心的意义

调心是练习的重要环节，也是导引有别于其他运动的特有练习内容。它包括意念、感觉、情绪等方面的调整。调心就是练习者把注意力集中到身体某一部位、某一练习姿势、某一事物或某一词义上，以使自己能安静地练习，不断地排除杂念，从而达到放松身体及大脑的入静状态。

大脑的入静，就是杂念不生，意识思维活动相对集中，身心进入非常轻松、舒适、宁静的愉快境界。这种入静状态能使机体进一步放松，全身气血进一步流畅，对激发人体内在的潜能，引发聚集人体内部的真气、元气具有重要作用，可以更好地改善人体机能，修复机体的病理状态，使机体的动态平衡得以恢复，并使之向良好方向发展。这就是导引能强身健体、延年益寿的根本原因。

人的思维活动和情绪变化皆能影响五脏六腑的功能，如怒伤肝，喜伤心，思伤脾，悲伤肺，恐伤肾，等等。调心要求练习者排除不利于身体健康的情绪变化和思想杂念，做到清心寡欲，创造一个美好的内环境，以抵御各种外界因素对机体的不良刺激。

（二）调心的方法

1. 默念字句法

默念字句法是指在练习中默念选定好的句子，而不需要念出声的一种练习方法。默念字句可使机体逐渐放松；若机体已基本放松，默念字句又可以使意念逐渐集中，使大脑思维逐渐平静。具体的操作方法：吸气时默念"静"，呼气时默念"松"；或者吸气时不默念，呼气时默念"静坐使我健康"等语句；或者是在吸与呼或呼与吸之间停顿呼吸来默念字句。

总之，默念的字句要简单，语义要轻松、愉快。

2. 意守部位法

把意念集中和保持在身体的某一部位的方法和过程，称为意守。意守的部位大都是经络上的主要穴位。这种意守，一方面可以更好地排除杂念，另一方面可以打开穴位，疏通经气，促进体内气血的运行和增强脏腑功能。下面介绍一些主要意守部位及其作用。

（1）丹田。丹田一般分为上丹田、中丹田、下丹田。

上丹田：位于两眉心及额部正中部位。此处内部是大脑的额叶，与人的形象思维有关。意守此部位有利于益智健脑、开发潜能。

中丹田：位于两乳之间，胸窝中央凹陷处，也就是膻中穴部位。从解剖结构上看，胸腺恰好位于此处，胸腺属人体内分泌腺体，与人体免疫机能有关，在人出生后逐渐萎缩。意守中丹田有调节内分泌功能的作用。因此，此部位常为一些内分泌疾病患者和妇女练习时的意守之处。

下丹田：位于脐下，以气海穴、关元穴为中心的下腹部。此处是五脏六腑之本，十二经脉之根。意守此处，具有充实元气、强壮身体的作用。从解剖学来看，此处是小肠所在，小肠是人体消化食物和吸收营养的主要部位，是全身能量的供给站。这与古人把下丹田作为汇聚、储存真气的部位的认识是一致的。

（2）命门：属督脉，位于第二、第三腰椎棘突间，为"生命之源，相火之主，精气之府"。其是两肾间动气会合之处，与垂体、肾上腺、性腺有密切的关系，是练气、练精的重要部位，为中医辨证属肾的阴、阳、气、精方面疾病患者常意守的部位。

（3）会阴：在前后两阴之间。它与性腺、性功能、生殖功能有密切的关系，是"练精化气"的重要部位，可作为性功能低下患者的意守部位，对性欲减退、滑精早泄、男女不育等症有一定的辅助治疗作用。

（4）百会：在头顶正中最高处。此处为诸阳之会，与人体的阳气有密切联系。意守该处有升阳益气、提神醒脑的作用。此处常为有血压偏低、气虚下陷、精神萎靡、倦怠乏力等症状者的意守部位，但高血压、肝阳上亢的患者切忌意守此处。

（5）涌泉：在脚底中线前1/3处。此处为人站立时的最低点，为足太阴肾经的井穴。意守此处有镇静、降压等作用。此处适于患高血压、肝肾阴虚、肝阳上亢、心火上炎等上部疾病患者意守，即谓"上病下取"之意。

（6）劳宫：握拳时，中指指尖所对的地方，为手厥阴心包经的穴位。此处适于心神不宁的患者意守。在导引中，此处是练气、聚气、运气、布气的重要部位。

3. 注意呼吸法

（1）数息法：数呼吸的次数，可从 1 到 10 或 100，周而复始。可以数吸不数呼，也可数呼不数吸。

（2）听息法：静心细听自己的呼吸是否细长而均匀。

（3）随息法：气息自然出入，意气相随，不计次数。

4. 观想法

观想法即观想自然界的外景。外景可以是任意选择的生态景观，如青松、花草、山川、河流、大海、蓝天等，也可以是针对疾病选择的外景。例如，阳虚内寒者宜观想明媚温暖的阳光，阴虚内热者宜观想宁静凉爽的夜空，阳盛火旺者宜观想寒风凛冽的冬天，阴盛水寒者宜观想骄阳似火的夏天，等等。这与中医"热者寒之，寒者热之，温者凉之，凉者温之"的治疗原则是一致的。

（三）调心的注意事项

1. 用意得当

练习中用意要得当，俗称掌握"火候"。如果不及或太过，就会出现下列问题。

浮：杂念纷纷，心神不安。此时应意守脐中，安心向下，制止乱念。

沉：头脑不明，昏沉欲睡。此时应把意念悬于鼻端，即可提神。

宽：心绪散漫，形态萎靡，这是意散之故。应重新调整姿势，集中意念。

急：摄意用念，出现头涨、胸紧等症。此时应宽放其意，放松身体，意念向下到涌泉即可。

2. 意念集中

意念集中，也叫入静，是逐步深入的，不要执着追求，以防出现偏差。意念集中一般要经过 3 个阶段。

初步入静：思想开始集中，能够排除一部分杂念，但时间不长，一会儿杂念又起，机体四肢感到轻松舒适。

中度入静：各种思想杂念活动显著减少，意守部位有发热的感觉，可体会气机在体内流动，如皮肤的热、凉、麻、痒，肌肉的酸、重、跳动等。

高度入静：一切思维活动均停止，六门（听、视、嗅、味、触、意）紧闭。能做到眼无所视、耳无所闻、脑无所思，整个机体进入松弛、舒适、美妙、宁静的状态。

3. 避免三种倾向

要避免练习中出现"着意""着想""执着"3种倾向。这3种倾向是用意太过的表现。

着意：在意守时，强行要求长时间守住意守部位。

着想：存想或观相用意太过。存想是闭目内视，内视对象都是想象的；观相是把外界环境与内在机体结合起来的幻想方法。

执着：在练习中片面强调和有意追求某种现象。

4. 针对不同病症采用不同用意

对各种不同的病症，用意也应有所不同。病症在上者，用意应向下，如高血压、头昏脑涨、目赤肿痛等症，可意守涌泉穴；病症向下者，用意应向上，如内脏下垂、久泻脱肛、低血压等症，可意守百会穴或引气上行；病为实证，意在泻，如肝阳上亢、心火上炎、阳明腑热等症，可引气下行或向外散发，若采用数息法时，应数呼不数吸；病为虚证，意在补，如肺肾气虚、脾胃虚弱等症，可用意吸气入下丹田，培补元气，若采用数息法时，应数吸不数呼。

■ 思考题

（1）武术基本功中的腰功包括哪几个方面？其要点分别是什么？

（2）太极拳基本功中的虚步桩、进步、退步的要点分别是什么？

（3）什么是调身、调息、调心？

（4）调心的意义和调心的方法分别是什么？

第八章

初级长拳、太极拳和太极剑

第一节　初级长拳（第三路）

一、初级长拳（第三路）动作名称

初级长拳
（第三路）

初级长拳（第三路）动作名称见表 8-1-1。

表 8-1-1　初级长拳（第三路）动作名称

分段	动作名称			
预备式	1. 虚步亮掌	2. 并步对拳		
第一段	1. 弓步冲拳 5. 弹腿冲拳	2. 弹腿冲拳 6. 大跃步前穿	3. 马步冲拳 7. 弓步击掌	4. 弓步冲拳 8. 马步架掌
第二段	1. 虚步栽拳 5. 马步击掌 8. 转身踢腿马步盘肘	2. 提膝穿掌 6. 插步双摆掌	3. 仆步穿掌 7. 弓步击掌	4. 虚步挑掌

分段	动作名称			
第三段	1. 歇步抡砸拳	2. 仆步亮掌	3. 弓步劈拳	4. 换跳步弓步冲拳
	5. 马步冲拳	6. 弓步下冲拳	7. 插步亮掌侧踹腿	8. 虚步挑拳
第四段	1. 弓步顶肘	2. 转身左拍脚	3. 右拍脚	4. 腾空飞脚
	5. 歇步下冲拳	6. 仆步抡劈拳	7. 提膝挑掌	
	8. 提膝劈掌弓步冲拳			
结束动作	1. 虚步亮掌	2. 并步对拳	3. 还原	

二、初级长拳（第三路）动作说明

（一）预备式

两脚并步站立，两臂垂于身体两侧，五指并拢贴靠于两腿外侧，眼向前平视。（图 8-1-1）

要点：头要端正，下颌微收，挺胸，塌腰，收腹。

1. 虚步亮掌

（1）右脚向右后方撤步成左弓步。右掌向右、向上、向前画弧，掌心向上；左臂屈肘，左掌提至腰侧，掌心向上。目视右掌。[图 8-1-2(a)]

（2）身体重心后移，右腿微屈。左掌经胸前向前穿出伸直；右臂屈肘，右掌收至腰侧，掌心向上。目视左掌。[图 8-1-2(b)]

（3）身体重心继续后移，左脚稍向右移，脚尖点地，成左虚步，左臂内旋向左、向后画弧，左手成勾手，勾尖向上；右臂向后、向右、向前上方画弧，屈肘抖腕，在头前上方亮掌，掌心向前，掌指向左。目视左侧。[图 8-1-2(c)]

要点：3 个动作必须连贯。成虚步时，身体重心落于右腿上，右大腿与地面平行。左腿微屈，脚尖点地。

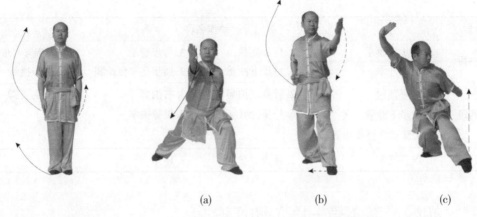

(a)   (b)   (c)

图 8-1-1　预备式　　　　　　　图 8-1-2　虚步亮掌

2. 并步对拳

（1）右腿蹬直，左腿提膝，脚尖内扣，上体姿势不变。[图 8-1-3(a)]

（2）左脚向前落步，身体重心前移。左臂屈肘，左勾手变掌经左肋前伸；右臂外旋向前下落，两掌同高，掌心均向上。[图 8-1-3(b)]

（3）右脚向前上一步，两臂下垂后摆。[图 8-1-3(c)]

（4）左脚向右脚并步，两臂向外由上经胸前屈肘下按，两掌变拳，拳心向下，停于小腹前。目视左侧。[图 8-1-3(d)]

要点：并步后挺胸、塌腰。对拳、并步、转头要同时完成。

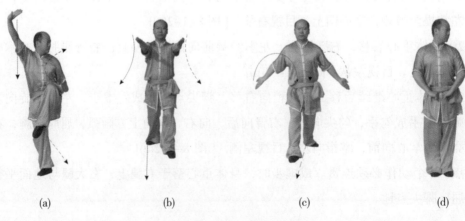

(a)   (b)   (c)   (d)

图 8-1-3　并步对拳

（二）第一段

1. 弓步冲拳

（1）左脚向左上一步，脚尖朝向斜前方；右腿微屈，成半马步。左臂向上、向左格打，拳眼向后，拳与肩同高；右拳收至腰侧，拳心向上。目视左拳。

（2）右腿蹬直成左弓步。左拳收至腰侧，拳心向上；右拳向前冲出，高与肩平，拳眼向上。目视右拳。（图8-1-4）

要点：成弓步时，右腿充分蹬直，脚跟不要离地。冲拳时，转腰顺肩。

2. 弹腿冲拳

身体重心前移至左腿，右腿屈膝提起，猛力向前弹出伸直，高约与腰平。右拳收至腰侧；左拳向前冲击。目视前方。（图8-1-5）

要点：左腿可微屈，右腿弹踢要有爆发力，力达脚尖。

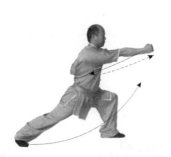 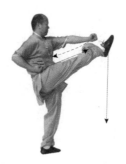

图8-1-4　弓步冲拳　　　　　图8-1-5　弹腿冲拳

3. 马步冲拳

右脚向前落步，上体左转，左拳收至腰侧，两腿下蹲成马步，右拳向前冲出。目视右拳。（图8-1-6）

要点：成马步时，大腿要平，挺胸，塌腰。

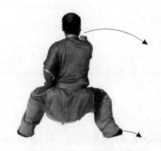

图 8-1-6 马步冲拳

4.弓步冲拳

（1）上体右转90°，右脚脚尖外展向斜前方，成半马步。右臂屈肘向右格打，拳眼向后。目视右拳。[图 8-1-7(a)]

（2）左腿蹬直，成右弓步。右拳收至腰侧，左拳向前冲出。目视左拳。[图 8-1-7(b)]

要点：与本段的"1.弓步冲拳"同。

5.弹腿冲拳

身体重心前移至右腿，左腿屈膝提起，猛力向前弹出伸直，高约与腰平。左拳收至腰侧，右拳向前冲出。目视前方。（图 8-1-8）

要点：与本段的"2.弹腿冲拳"相同。

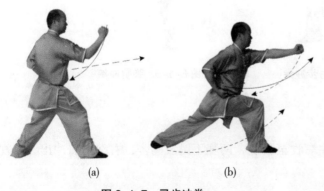

(a)　　　　　　　(b)

图 8-1-7 弓步冲拳

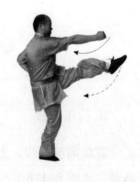

图 8-1-8 弹腿冲拳

6.大跃步前穿

（1）左腿屈膝。右拳变掌内旋，以手背向下挂至左膝外侧，上体前倾。目视右手。[图 8-1-9(a)]

（2）左脚向前落步，两腿微屈。右掌继续向后挂，左拳变掌，向后、向下伸直。目视右掌。[图8-1-9(b)]

（3）右腿向前，左腿立即猛力蹬地向前跃出，左小腿后踢。两掌向前、向上画弧摆起。目视右掌。[图8-1-9(c)]

（4）右腿落地全蹲，左腿随即落地铲出成仆步。右掌变拳抱于腰侧，左掌由上向右、向下画弧成立掌，停于右肩前。目视左脚。[图8-1-9(d)]

要点：跃步要远，落地要轻，落地后立即接下一个动作。

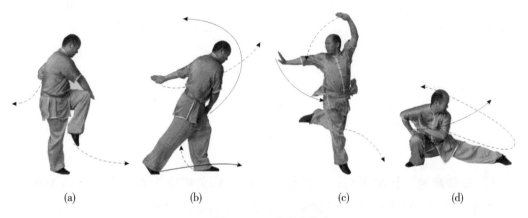

(a)　　　　　　(b)　　　　　　(c)　　　　　　(d)

图8-1-9　大跃步前穿

7. 弓步击掌

右腿猛力蹬直，左腿屈膝，成左弓步。左掌经左脚脚背向后画弧至身后成勾手，左臂伸直，勾尖向上；右拳由腰侧变掌向前推出，掌指向上，掌外侧向前，目视右掌。（图8-1-10）

要点：成左弓步时，右腿要蹬直。

8. 马步架掌

（1）右臂向左侧平摆，屈肘；同时左勾手变掌由后经左侧腰从右臂内侧向前上穿出，两掌掌心均朝上。目视左手。[图8-1-11(a)]

（2）身体重心移至两腿中间，成马步，上体右转。右掌立于左肩前；左臂向左上屈肘抖腕，亮掌于头部左上方，掌心向上。目视右侧。[图8-1-11(b)]

要点：马步同本段"3.马步冲拳"中马步的要求。

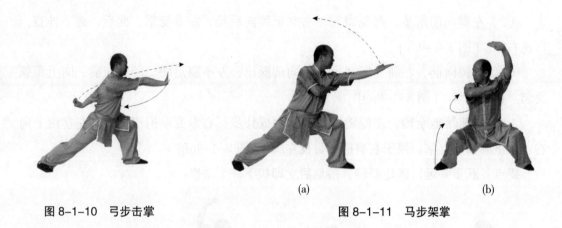

图 8-1-10　弓步击掌

(a)　　　(b)

图 8-1-11　马步架掌

（三）第二段

1. 虚步栽拳

（1）右脚蹬地，屈膝提起；左腿伸直，以左脚前脚掌为轴向右后转体180°。右掌由左肩前向下经右腿外侧向后画弧成勾手；左臂随身体转动并外旋。目视右手。[图 8-1-12(a)]

（2）右脚向右落地，身体重心移至右腿，下蹲成左虚步。左掌变拳下落于左膝上，拳眼向里，拳心向后；右勾手变拳，右臂屈肘向上架于头右上方，拳心向前。目视左侧。[图 8-1-12(b)]

要点：落步、栽拳、架拳、转头要同时完成。

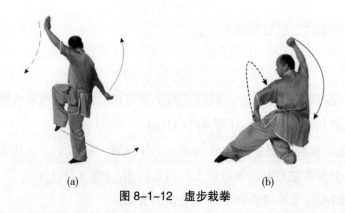

(a)　　　(b)

图 8-1-12　虚步栽拳

2. 提膝穿掌

（1）右腿蹬地起身。右拳收至腰侧，拳心向上；左拳变掌由下向左、向上画弧盖压于体前，掌心向前。[图 8-1-13(a)]

（2）身体重心落于右腿，左腿屈膝提起，脚尖内扣。右拳变掌从腰侧经左臂内侧向右前上方穿出，掌心向上；左掌收至右胸前成立掌。目视右掌。[图 8-1-13(b)]

要点：右腿与右臂要充分伸直。

3. 仆步穿掌

右腿全蹲，左腿向左后方铲出成左仆步。右前臂内旋，右掌向右，左掌由右胸前向下经左腿内侧，向左脚背穿出。目随左掌转视。（图 8-1-14）

要点：成左仆步时，左腿要伸直。

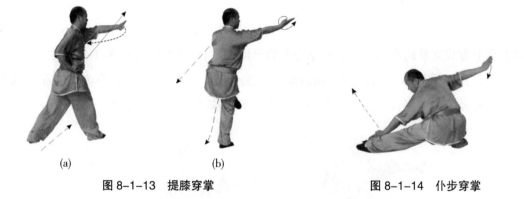

(a)　　　　　　　　　(b)

图 8-1-13　提膝穿掌　　　　　　　　图 8-1-14　仆步穿掌

4. 虚步挑掌

（1）右腿蹬直，身体重心前移至左腿，成左弓步。右掌稍下降，左掌随身体重心前移向前挑起。[图 8-1-15(a)]

（2）右腿向左前方上步，左腿半蹲，成右虚步。身体随上步左转180° 。在右脚上步的同时，左掌由前向上、向后画弧成立掌，右掌由后向下、向前挑起成立掌，指尖约与眼平。目视右掌。[图 8-1-15(b)]

要点：上步要快，虚步要稳。

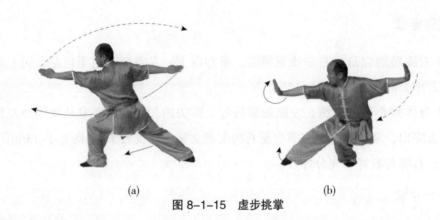

(a)   (b)

图 8-1-15 　虚步挑掌

5. 马步击掌

（1）右脚落实，脚尖外展，身体重心稍升高并右移，左掌变拳收至腰侧；右掌俯掌向外捋手。[图 8-1-16(a)]

（2）左脚向右上一步，以右脚为轴向右后转体 180°，两腿下蹲成马步。左拳变掌经右臂上方成立掌向左侧击出；右掌变拳收至腰侧。目视左掌。[图 8-1-16(b)]

要点：左手做捋手时，左臂稍内旋，左腕伸直，手掌向下、向外转，接着左臂外旋，掌心经下向上翻转，同时抓握成拳。收拳和出掌动作要同时进行。

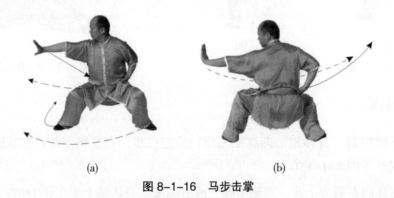

(a)   (b)

图 8-1-16 　马步击掌

6. 插步双摆掌

（1）身体重心稍右移，同时右拳变掌，两掌向下、向右摆。目视右掌。[图 8-1-17(a)]

（2）右脚向左脚后插步，前脚掌着地。两臂继续由右向上、向左摆，停于身体左侧，均成立掌，右掌停于左肘窝处。目随两掌转视。[图 8-1-17(b)]

要点：两臂要画立圆，幅度要大，摆掌与后插步配合协调。

7. 弓步击掌

（1）两腿不动。左掌收至腰侧，掌心向上；右掌向上、向右画弧，掌心向下。

（2）左腿后撤一步，成右弓步。右掌向下、向后伸直摆动，成勾手，勾尖向上；左掌成立掌向前推出。目视左掌。（图 8-1-18）

要点：右掌画弧、左脚撤步、左掌推出 3 个动作要同时进行。

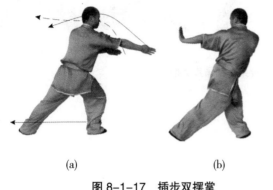
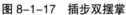

(a)　　　　　　　(b)

图 8-1-17　插步双摆掌

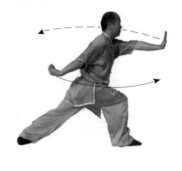

图 8-1-18　弓步击掌

8. 转身踢腿马步盘肘

（1）两脚以前脚掌为轴向左后转体 180°。在转体的同时，左臂向前、向上画半立圆，右臂向下、向前。[图 8-1-19(a)]

（2）上一动作不停，两脚不动，右臂由后向上、向前画半立圆，左臂由前向下、向后画半立圆。[图 8-1-19(b)]

（3）上一动作不停，右臂向下成反臂勾手，勾尖向上；左臂向上成亮掌，掌心向前上方。右腿伸直，脚尖勾起，向额前踢。[图 8-1-19(c)]

（4）右脚向前落地，脚尖内扣。右勾手变拳抬起，左臂屈肘下落至胸前，左掌心向下。目视左掌。[图 8-1-19(d)]

（5）上体左转 90°，两腿下蹲成马步。同时左掌向前、向左平捋变拳收至腰侧，右臂由体后向右、向前平摆，至体前时屈肘，肘尖向前，高与肩平，拳心向下。目视肘尖。[图 8-1-19(e)]

要点：两臂抡动时要画圆，动作连贯。盘肘时要快速有力，右肩前顺。

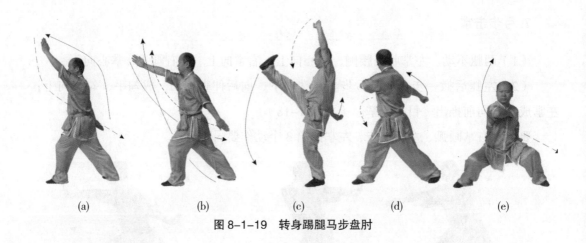

图 8-1-19　转身踢腿马步盘肘

（四）第三段

1. 歇步抡砸拳

（1）身体重心稍升高，右脚脚尖外撤。右臂由胸前向右、向上抡直；左臂自下向左抡直。目视前方。[图 8-1-20(a)]

（2）上一动作不停，两脚以前脚掌为轴，向右后转体180°。右臂向下、向后抡摆，左臂向上、向前随身体转动。[图 8-1-20(b)]

（3）上一动作不停，两腿全蹲成歇步。左臂随身体下蹲向下平砸，拳心向上，臂部微屈；右臂伸直向上举起。目视左拳。[图 8-1-20(c)]

要点：抡臂动作要连贯完成，两臂画立圆。歇步要两腿交叉全蹲，左腿大腿、小腿靠紧，臀部贴于左小腿外侧，膝关节在右小腿外侧，左脚脚跟提起；右脚脚尖外撤，全脚着地。

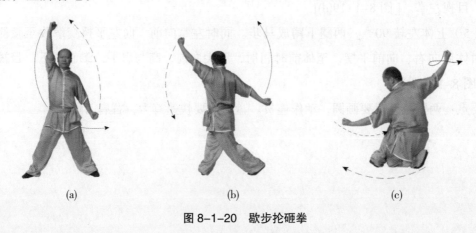

图 8-1-20　歇步抡砸拳

2. 仆步亮掌

（1）左脚由右腿后迈出一步，上体微右转，左腿蹬直，右腿半蹲，成右弓步。左拳收至腰侧，右拳变掌向下经胸前向右横击掌。目视右掌。[图 8-1-21(a)]

（2）右脚蹬地，身体重心移至左腿，右腿屈膝提起，上体右转。左拳变掌从右掌上向前穿出，掌心向上；右掌平收至左腋下。[图 8-1-21(b)]

（3）右脚向右落步，右腿屈膝全蹲，左腿伸直，成左仆步。左掌向下、向后画弧成勾手，勾尖向上；右掌向右、向上画弧，成亮掌，掌心向前。头随右手转动，至亮掌时，目视左方。[图 8-1-21(c)]

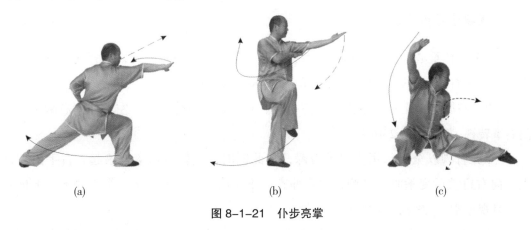

（a）　　　　　　　　（b）　　　　　　　　（c）

图 8-1-21　仆步亮掌

要点：成左仆步时，左腿充分伸直，脚尖内扣，右腿全蹲，两脚均以全脚掌着地。上体挺胸塌腰，稍左转。

3. 弓步劈拳

（1）右腿蹬地立起，左腿收回，向左前方上步。右掌变拳收至腰侧，左勾手变掌由下向前上经胸前向左做捋手。[图 8-1-22(a)]

（2）右腿经左腿前方，向左绕上一步，左腿蹬直成右弓步。左手向左平捋后再向前挥摆，虎口朝前，在左手平捋的同时，右拳向后平摆。[图 8-1-22(b)]

（3）右拳向上、向前做抡劈拳，拳高与耳平，拳眼向上，左掌外旋接扶右前臂。目视右拳。[图 8-1-22(c)]

要点：左、右脚上步稍带弧形。

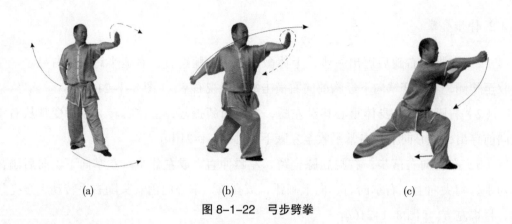

(a)   (b)   (c)

图 8-1-22　弓步劈拳

4. 换跳步弓步冲拳

（1）身体重心后移，右脚稍向后移动。右拳变掌，右臂外旋以掌背向下画弧；左掌掌背贴靠右掌，掌指向前。目视两掌。[图 8-1-23(a)]

（2）右腿自然上抬，上体稍向左扭转。右掌挂至身体左侧，左掌伸向右腋下。目随右掌转视。[图 8-1-23(b)]

（3）右脚以全脚掌用力向下震踩，与此同时，左脚急速离地抬起。右手由左向上、向右捋盖后变拳收至腰侧；左臂伸直向下、向上、向前下按，掌心向下。上体右转，目视左掌。[图 8-1-23(c)]

（4）左脚向前落步，右腿蹬直成左弓步。右拳向前冲出，拳高与肩平；左掌藏于右腋下，掌背贴靠腋窝。目视右拳。[图 8-1-23(d)]

要点：换跳步动作要连贯、协调。震踩时，右腿要弯曲，全脚掌着地，左脚离地不要高。

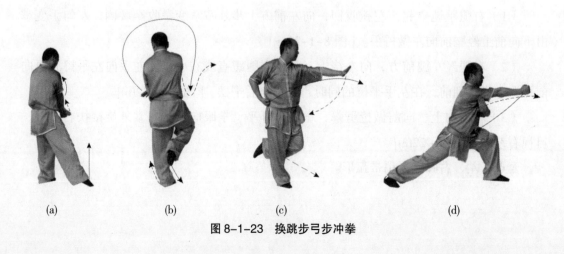

(a)   (b)   (c)   (d)

图 8-1-23　换跳步弓步冲拳

5. 马步冲拳

上体右转 90°，身体重心移至两腿中间，成马步。右拳收至腰侧，左掌变拳向左冲出，拳眼向上。目视左拳。（图 8-1-24）

要点：成马步时，大腿约与地面平行。

6. 弓步下冲拳

右腿蹬直，左腿弯曲，上体稍向左转，成左弓步。左拳变掌向下经体前向上架于左上方，掌心向上，右拳自腰侧向左前斜下方冲出。目视右拳。（图 8-1-25）

要点：成左弓步时，右脚前脚掌外蹬，挺胸，塌腰。

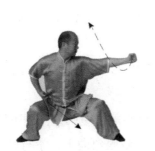 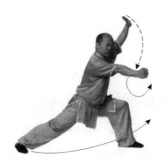

图 8-1-24　马步冲拳　　　　图 8-1-25　弓步下冲拳

7. 插步亮掌侧踹腿

（1）上体稍右转。右脚蹬地并向左腿后插步，以前脚掌着地。左掌由头上下落，左腕落于右腕上，右拳变掌，两腕交叉。目视两手。[图 8-1-26(a)]

（2）左掌由体前向下、向后画弧成勾手，勾尖向上；右掌由前向右、向上画弧，抖腕亮掌，掌心向外。身体重心移至右腿，左腿屈膝提起，向左上方猛力踹出。目视左侧。[图 8-1-26(b)]

要点：插步时，上体稍向右倾斜，腿、臂的动作要一致。侧踹高度不能低于腰，大腿内旋，力达脚跟。

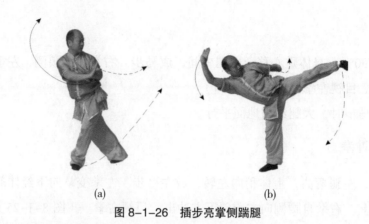

(a)   (b)

图 8-1-26　插步亮掌侧踹腿

8.虚步挑拳

（1）左脚在左侧落地。右掌变拳稍后移，左勾手变拳由体后向左上挑，拳眼向上。[图 8-1-27(a)]

（2）上体左转 180°，微含胸前俯。左拳继续画弧上挑，右拳向下、向前画弧挂至右膝外侧，同时右膝提起。目视右拳。

（3）右脚向左前方上步，脚尖点地，身体重心落于左脚，左腿下蹲成右虚步。左拳向后画弧收至腰侧，拳心向上；右拳向前挑出，拳眼斜向上，拳与肩约同高。目视右拳。[图 8-1-27(b)]

要点：成虚步时，两脚动作要虚实分明。

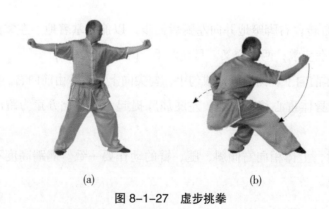

(a)   (b)

图 8-1-27　虚步挑拳

（五）第四段

1. 弓步顶肘

（1）身体重心升高。右臂外旋向下直臂画弧，以拳背下挂至右膝内侧，左拳变掌，左臂向后伸直。目视前下方。[图 8-1-28(a)]

（2）左腿蹬直，右腿屈膝上抬。两臂向前、向上画弧摆起。目随右拳转视。

（3）左腿蹬地起跳，身体腾空，左腿屈膝，右腿自然伸直，两臂继续画弧至头上方，右拳变掌。[图 8-1-28(b)]

（4）右脚先落地，左脚向前落步，以前脚掌着地。同时两臂向右、向下屈肘停于右胸前，左掌变拳。右掌掌心贴靠左拳拳面。[图 8-1-28(c)]

（5）左脚向左上一步，左腿屈膝，右腿蹬直，成左弓步。右掌推左拳，以左肘尖向左顶出，高与肩平。目视左侧。[图 8-1-28(d)]

要点：交换步时不要跳得过高，但要快。两臂抢摆时要成圆弧。

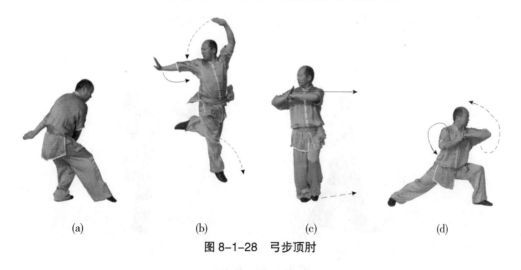

(a)　　　　　　(b)　　　　　　(c)　　　　　　(d)

图 8-1-28　弓步顶肘

2. 转身左拍脚

（1）以两脚前脚掌为轴向右后转体 180°。随着转体，右臂向上、向右下画弧抢摆，同时左拳变掌向下、向后、向前上抢摆。[图 8-1-29(a)]

（2）左腿伸直向前上踢起，脚背绷平。左掌变拳收至腰侧，右掌由体后向上、向前拍击左脚脚背。[图 8-1-29(b)]

要点：右掌拍脚时，手掌稍横，拍脚要准而响亮。

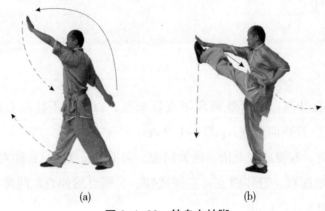

(a)   (b)

图 8-1-29　转身左拍脚

3. 右拍脚

（1）左脚向前落地，左拳变掌向下、向后摆，右掌变拳收至腰侧。[图 8-1-30(a)]

（2）右腿伸直向前上踢起，脚背绷平。左掌由后向上、向前拍击右脚脚背。[图 8-1-30(b)]

要点：与本段的"2. 转身左拍脚"相同，只是左右相反。

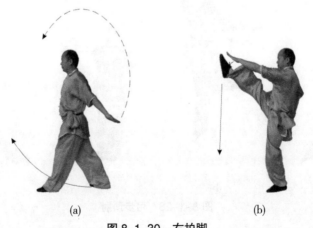

(a)   (b)

图 8-1-30　右拍脚

4. 腾空飞脚

（1）右脚落地。[图 8-1-31(a)]

（2）左脚向前摆起，右脚猛力蹬地跳起，左腿屈膝继续前上摆。同时右拳变掌向前、向上摆起，左掌先上摆而后下降拍击右掌掌背。[图 8-1-31(b)]

（3）右腿继续上摆，脚背绷平。右手拍击右脚脚背，左掌变勾手由体前向侧平举。[图 8-1-31(c)]

要点：蹬地要向上发力，不要向前冲，左膝尽量上提。击掌要在腾空时完成，右臂伸直成水平。

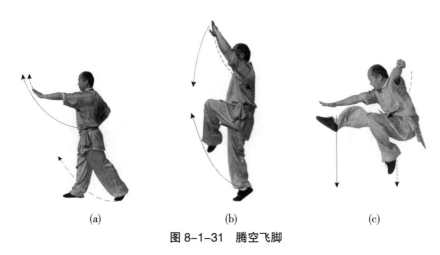

(a) (b) (c)

图 8-1-31　腾空飞脚

5.歇步下冲拳

（1）左、右脚相继落地。左勾手变拳收至腰侧。[图 8-1-32(a)]

（2）身体右转 90°，两腿全蹲成歇步。右掌抓握、外旋变拳收至腰侧；左拳由腰侧向前下方冲出，拳心向下。目视左拳。[图 8-1-32(b)]

要点：歇步动作要求与第三段的"1.歇步抡砸拳"相同。

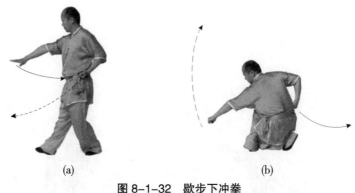

(a) (b)

图 8-1-32　歇步下冲拳

6.仆步抡劈拳

（1）身体重心升高，右臂由腰侧向体后伸直，左臂随身体重心升高向上摆起。[图 8-1-33(a)]

（2）以右脚前脚掌为轴，左腿屈膝提起，左转180°。左拳由前向后下画立圆半周；右拳由后向下、向前上画立圆半周。[图8-1-33(b)]

（3）左腿向后落一步，屈膝全蹲，右腿伸直，脚尖内扣成右仆步。右拳由上向下抡劈，拳眼向上；左拳后上举，拳眼向上。目视右拳。[图8-1-33(c)]

要点：抡臂时一定要画立圆。

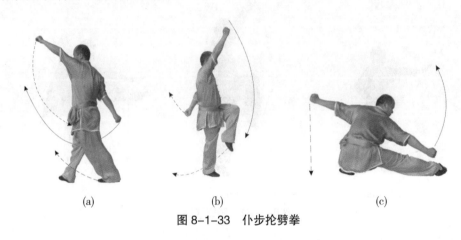

(a)　　　　　　　(b)　　　　　　　(c)

图8-1-33　仆步抡劈拳

7. 提膝挑掌

（1）身体重心前移成右弓步。同时右拳变掌由下向上抡摆，左拳变掌稍下落，右掌掌心向左，左掌掌心向右。[图8-1-34(a)]

（2）左、右臂在垂直面上由前向后各画立圆一周。右臂伸直停于头上，掌心向左，掌指向上；左臂伸直停于身后，左手成反勾手。同时右腿屈膝提起，左腿挺膝伸直独立。目视前方。[图8-1-34(b)]

要点：抡臂时要画立圆。

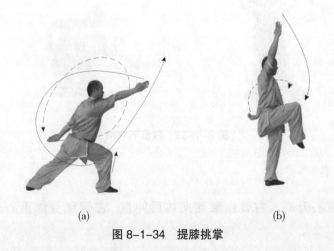

(a)　　　　　　　(b)

图8-1-34　提膝挑掌

8.提膝劈掌弓步冲拳

（1）下肢不动。右掌由上向下猛劈，右臂伸直，停于右小腿内侧，用力点在小指一侧；左勾手变掌，左臂屈臂向前停于右上臂内侧，掌心向右。目视右掌。[图 8-1-35(a)]

（2）右脚向右落地，右腿屈膝，左腿蹬直成右弓步；身体右转 90°。同时左掌变拳收至腰侧，右臂内旋向右画弧做劈掌。[图 8-1-35(b)]

（3）右手抓握变拳收至腰侧。左拳由腰侧向左前方冲出。目视左拳。[图 8-1-35(c)]

要点：提膝时，支撑腿要蹬直，提膝腿要绷直脚背。

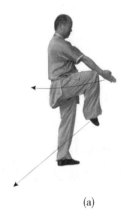 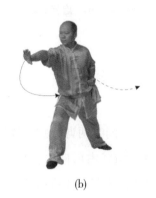 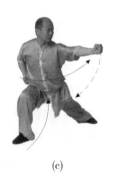

(a)　　　　　　　　　　(b)　　　　　　　　　　(c)

图 8-1-35　提膝劈掌弓步冲拳

（六）结束动作

1.虚步亮掌

（1）身体重心移至左腿，右腿屈膝提起，右脚扣于左膝后，两拳变掌，两臂屈肘交叉于体前左侧，右掌在上，左掌在下。目视右掌。[图 8-1-36(a)]

（2）右脚向右后落步，身体重心后移，右腿半蹲，上体稍右转，同时右掌向上、向右、向下画弧；左掌向左、向上画弧，两臂交叠，右掌掌心向上，左掌掌心向下。目视左掌。[图 8-1-36(b)]

（3）左脚脚尖稍向右移，右腿下蹲成左虚步。左臂伸直向左、向后画弧，左掌成反勾手；右臂伸直向下、向右、向上画弧，抖腕亮掌，掌心向外。目视左侧。[图 8-1-36(c)]

要点：成虚步时，两脚动作要虚实分明。

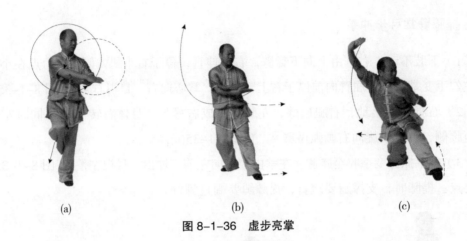

(a)   (b)   (c)

图 8-1-36　虚步亮掌

2. 并步对拳

（1）左腿后撤一步，成右弓步，同时两掌从两腰侧向前穿出伸直，掌心向上。[图 8-1-37(a)]

（2）右腿后撤一步，成左弓步，同时两臂分别向体后下摆。[图 8-1-37(b)]

（3）左腿后撤，与右腿并拢。两臂由后向上经体前屈臂下按，两掌变拳，停于腹前，拳心向下，拳面相对。目视左侧。[图 8-1-37(c)]

要点：穿掌后，两臂动作要对称，同时进行。

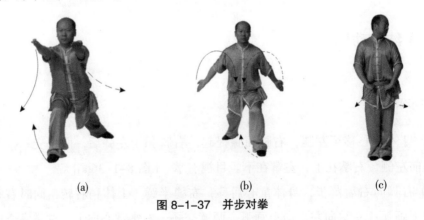

(a)   (b)   (c)

图 8-1-37　并步对拳

3. 还原

两拳变掌，两臂自然下垂，目视正前方。（图 8-1-38）

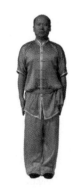

图 8-1-38　还原

第二节　24 式简化太极拳

一、24 式简化太极拳动作名称

24 式简化太极拳动作名称见表 8-2-1。

表 8-2-1　24 式简化太极拳动作名称

组别	动作名称			
第一组	1. 起势	2. 左右野马分鬃	3. 白鹤亮翅	
第二组	4. 左右搂膝拗步	5. 手挥琵琶	6. 左右倒卷肱	
第三组	7. 左揽雀尾	8. 右揽雀尾		
第四组	9. 单鞭	10. 云手	11. 单鞭	
第五组	12. 高探马	13. 右蹬脚	14. 双峰贯耳	15. 转身左蹬脚
第六组	16. 左下势独立	17. 右下势独立		
第七组	18. 左右穿梭	19. 海底针	20. 闪通臂	
第八组	21. 转身搬拦捶	22. 如封似闭	23. 十字手	24. 收势

二、24式简化太极拳动作说明

在动作说明中，凡有"同时"两字的，都要求涉及的身体部位一齐活动，不可分先后去做动作。

24式简化太极拳动作的方向，是以人体的前、后、左、右为依据的，不论怎样转变，总是以面对的方向为前，背对的方向为后，身体左侧为左，身体右侧为右。

（一）第一组

1. 起势

（1）两脚并步，身体自然直立；左脚向左迈步，成开立步，两脚间距约与肩同宽，脚尖向前；两臂自然下垂，分别置于同侧大腿外侧；平视前方。[图8-2-1(a)，(b)]

要点：头颈正直，下颌微收，不要故意挺胸或收腹，精神要集中。

（2）两臂慢慢向前平举，两手高与肩平，间距与肩同宽，掌心向下。[图8-2-1(c)]

（3）上体保持正直，两腿屈膝下蹲；同时两掌轻轻下按，两肘下垂与两膝相对；眼平视前方。[图8-2-1(d)]

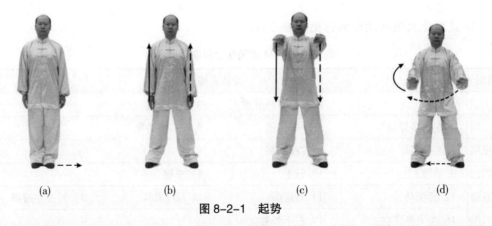

(a)　　　　　　(b)　　　　　　(c)　　　　　　(d)

图 8-2-1　起势

要点：两肩下沉，两肘松垂，手指自然微屈。屈膝、松腰、敛臀，身体重心落于两腿中间。两臂下落和身体下蹲的动作要协调一致。

2. 左右野马分鬃

（1）上体微向右转，身体重心移至右腿；同时右臂收在胸前平屈，掌心向下，左手经体前向右下画弧至右手下方，掌心向上，两手掌心相对，成抱球状；左脚随即回收至右脚内侧，脚尖点地；眼平视前方。[图 8-2-2(a)]

（2）上体微向左转，左脚向左前方迈出，右脚后蹬，右腿自然伸直，成左弓步；同时上体继续向左转，左手、右手随转体慢慢分别向左上、向右下分开，左手高与眼平（掌心斜向上），左肘微屈；右手落在右侧髋旁，右肘微屈，掌心向下，指尖向前；眼看左手。[图 8-2-2(b)]

（3）上体慢慢后坐，身体重心移至右腿，左脚脚尖翘起，微向外展45°～60°，随后右脚全脚掌慢慢踏实，左腿慢慢前弓，上体左转，身体重心再移至左腿；同时左手翻转向下，左臂收在胸前平屈，右手向左上画弧放在左手下方，两手掌心相对，成抱球状；右脚随即收至左脚内侧，脚尖点地；眼看左手。[图 8-2-2(c)]

（4）右腿向右前方迈出，左腿自然伸直，成右弓步；同时上体右转，左手、右手随转体分别慢慢向左下、向右上分开，右手高与眼平（掌心斜向上），右肘微屈；左手落在左侧髋旁，左肘微屈，掌心向下，指尖向前；眼看右手。[图 8-2-2(d)]

（5）与（3）动作相同，只是左右相反。[图 8-2-2(e)]

（6）与（4）动作相同，只是左右相反。[图 8-2-2(f)]

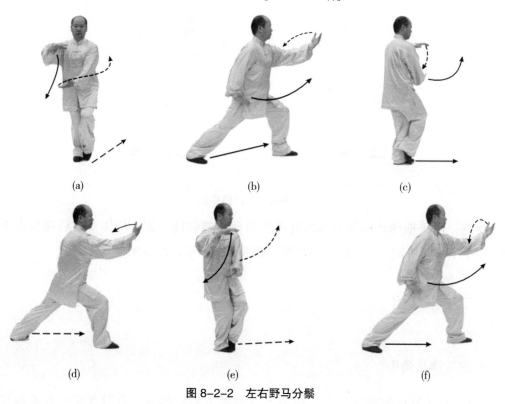

(a)　　　　　　　　(b)　　　　　　　　(c)

(d)　　　　　　　　(e)　　　　　　　　(f)

图 8-2-2　左右野马分鬃

要点：上体不可前俯后仰，胸部必须放松舒展。两臂分开时要保持弧形。身体转动时要以腰为轴。弓步动作与分臂动作的速度要均匀一致。做弓步时，迈出的脚先脚跟着地，然后全脚掌慢慢踏实地面，脚尖向前，膝关节不要超过脚尖；后腿自然伸直；前脚与后脚的夹角为45°～60°（需要时后脚脚跟可以后蹬调整）。成弓步时，前脚和后脚的脚跟要位于中轴线两侧（即以动作行进的中线为纵轴，其两侧的垂直距离为横向），它们之间的横向距离应该保持在10～30厘米。

3. 白鹤亮翅

（1）上体微向左转，右脚跟进半步，上体后坐，身体重心移至右腿，左手翻掌向下，左臂于胸前平屈，右手向左上画弧，掌心翻转向上，与左手成抱球状；眼看左手。[图8-2-3(a)]

（2）上体先向右转，面向右前方，眼看右手；然后左脚稍向前移，脚尖点地，成左虚步，同时上体再微向左转，面向前方，右手、左手随转体分别慢慢向右上、向左下分开，右手上提停于右额前，掌心向左后方，左手落于左侧髋前，掌心向下，指尖向前；平视前方。[图8-2-3(b)]

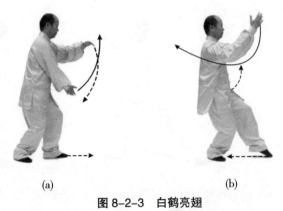

(a)   (b)

图8-2-3 白鹤亮翅

要点：两手抱球动作与右脚跟进半步的动作要协调一致，身体重心后移与右手上提、左手下按要协调一致；转动动作要以腰带臂，虚步动作要收腹、敛臀。

（二）第二组

4. 左右搂膝拗步

（1）右手从体前落下，由下向后上方画弧至右肩外侧，右肘微屈，右手与耳同高，掌心斜向上；左手由左下向上、向右画弧至右胸前，掌心斜向下；同时上体先微向左转再向右转；左脚收至右脚内侧，脚尖点地，眼看右手。[图8-2-4(a)]

（2）上体左转，左脚向前（偏左）迈出，成左弓步；同时右手由耳侧向前推出，指尖高与鼻尖平，左手向下由左膝前搂过落于左侧髋旁，指尖向前；眼看右手。[图8-2-4(b)]

（3）上体后坐，身体重心移至右腿，右腿慢慢屈膝，左脚脚尖翘起微向外展，随后全脚掌慢慢踏实，左腿前弓，身体左转，身体重心移至左腿，右脚收至左脚内侧，脚尖点地；同时左手向外翻掌由左后向上画弧至左肩外侧，左肘微屈，左手与耳同高，掌心斜向上；右手随转体向上、向左下画弧落于左胸前，掌心斜向下。[图8-2-4(c)]

（4）与（2）动作相同，只是左右相反。[图8-2-4(d)]

（5）与（3）动作相同，只是左右相反。[图8-2-4(e)]

（6）与（2）动作相同。[图8-2-4(f)]

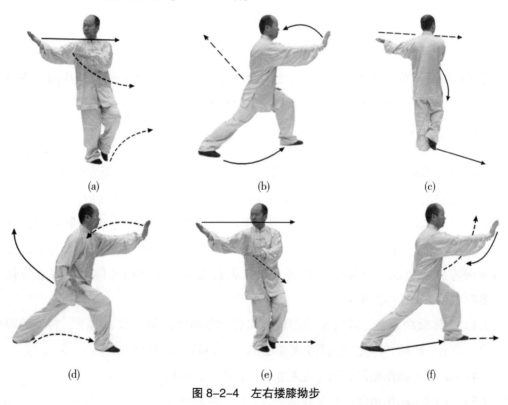

(a)　　　　　　　　(b)　　　　　　　　(c)

(d)　　　　　　　　(e)　　　　　　　　(f)

图8-2-4　左右搂膝拗步

要点：前手推出时，身体不可前俯后仰，要松腰、松髋。推掌时要沉肩垂肘，坐腕舒掌，同时须与松腰、弓腿上下协调一致。搂膝拗步成弓步时，两脚脚跟的横向距离保持约30厘米。

5. 手挥琵琶

右脚跟进半步，上体后坐，身体重心移至右腿，上体微向右转，左脚略提起稍向前移，成左虚步，随后左脚脚跟着地，脚尖翘起，左膝微屈；同时左手由左下向上挑举，指尖高与鼻尖平，掌心向右，左臂微屈；右手收回置于左肘内侧，掌心向左；眼看左手。（图 8-2-5）

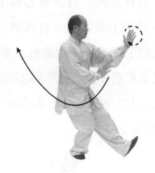

图 8-2-5　手挥琵琶

要点：以身体重心的转移来带动上肢动作，上下肢动作协调一致；左手向上挑举时要由左向上、向前，微带弧形；身体姿势要平稳自然，沉肩，垂肘，胸部放松。

6. 左右倒卷肱

（1）上体右转，右手翻掌（掌心向上），右臂经腹前由下向后上方画弧平举，右臂微屈，左手随即翻转掌心向上；眼随转体先向右看 [图 8-2-6(a)]，再转向前方看左手。

（2）右臂屈肘折向前，右手由耳侧向前推出，掌心向前，左臂屈肘后撤，掌心向上，撤至左肋外侧；同时左腿轻轻提起向后（偏左）退一步，前脚掌先着地，然后全脚掌慢慢踏实地面，身体重心移到左腿，成右虚步，右脚随转体以前脚掌为轴转正；眼看右手。[图 8-2-6(b)]

（3）上体微向左转，同时左臂随转体向后上方画弧平举，掌心向上，右手随即翻掌，掌心向上；眼随转体先向左看 [图 8-2-6(c)]，再转向前方看右手。

（4）与（2）动作相同，只是左右相反。[图 8-2-6(d)]

（5）与（3）动作相同，只是左右相反。[图 8-2-6(e)]

（6）与（2）动作相同。[图 8-2-6(f)]

（7）与（3）动作相同。[图 8-2-6(g)]

（8）与（2）动作相同，只是左右相反。[图 8-2-6(h)]

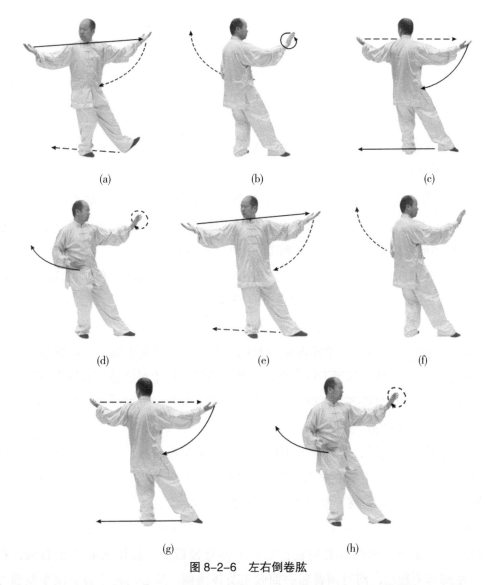

(a)　　　　　　　　　　(b)　　　　　　　　　　(c)

(d)　　　　　　　　　　(e)　　　　　　　　　　(f)

(g)　　　　　　　　　　(h)

图 8-2-6　左右倒卷肱

　　要点：向前推掌时，手臂不要伸直；后撤时，手臂也不可直向回抽，而是随转体仍走弧线。向前推掌时，要转腰、松髋，两手的速度要一致，避免动作僵硬。退步时，前脚掌先着地，再慢慢全脚掌踏实地面，同时，前脚随转体以前脚掌为轴转正。左脚退后时略向左后斜，右脚退后时略向右后斜，避免使两脚落在一条直线上。后退时，眼随转体动作先向后看，再看前手。最后退右脚时，脚尖外展的角度略大些，便于接做"左揽雀尾"。

（三）第三组

7. 左揽雀尾

（1）上体微向右转，同时右臂随转体向后上方画弧平举，掌心向上，左手放松，掌心向上；眼看右手。[图 8-2-7(a)]

（2）身体继续向右转，左手自然下落经腹前画弧至右肋前，掌心向上；右臂屈肘，掌心转向下，收至右肩前，两手掌心相对成抱球状；同时身体重心落在右腿，左脚回收至右脚内侧，脚尖点地；眼平视前方。[图 8-2-7(b)]

（3）上体微向左转，左脚向左前方迈出，上体继续向左转，右腿自然蹬直，左腿屈膝，成左弓步；同时左臂向左前方掤出，高与肩平，掌心向内；右手向右落下，放于右侧髋旁，掌心向下，指尖向前；眼看左前臂。[图 8-2-7(c)]

（4）上体微向左转，左手随即前伸并向下翻掌，右手向上翻掌，经腹前向上、向前伸至左前臂下方；然后两手下捋，随即上体向右转，两手经腹前向右后上方画弧，直至右手掌心向上，高与肩齐，左臂平屈于胸前，掌心向后；同时，身体重心移至右腿；眼看右手。[图 8-2-7(d)，(e)]

（5）上体微向左转，右臂屈肘折回，右手附于左腕内侧，上体继续向左转，两手同时向前慢慢挤出，左手掌心向内，右手掌心向外，左臂要保持半圆形；同时，身体重心逐渐前移，成左弓步；眼看左腕部。[图 8-2-7(f)]

（6）左手翻掌，掌心向下，右手经左腕上方向前伸出，高与左手齐，掌心向下，两手左右分开，间距与肩同宽；然后上体慢慢后坐，身体重心移至右腿，右腿屈膝，左脚脚尖翘起；同时两臂屈肘回收至身体两侧，掌心均向下方；眼平视前方。[图 8-2-7(g)，(h)]

（7）上一动作不停，身体重心慢慢前移，同时两手向前、向上按出，掌心向前；左脚全脚掌着地，左腿前弓成左弓步；眼平视前方。[图 8-2-7(i)]

要点：掤出时，两臂保持弧形。分手、松腰、弓腿 3 个动作必须协调一致。成弓步时，两脚脚跟的横向距离约为 10 厘米。下捋时，上体不可前倾，臀部不要凸出。两臂下捋须随腰部的转动走弧线。两手向前挤时，上体要正直。挤的动作要与松腰、弓腿的动作相协调。两手向前按时，须走曲线，两腕高与肩平，两肘微屈。

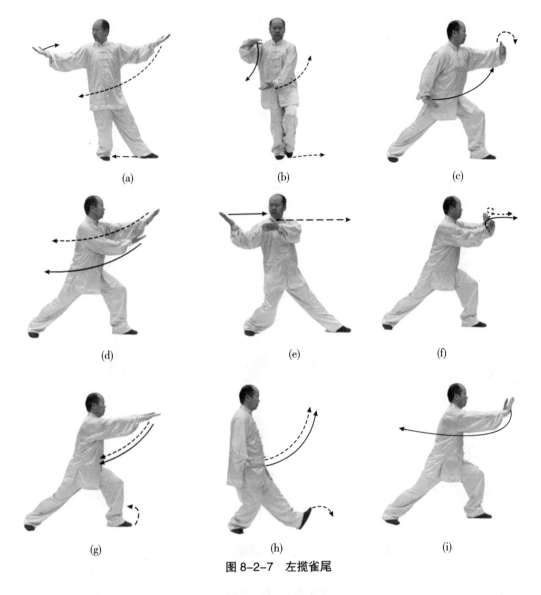

(a)　　　　　　　　(b)　　　　　　　　(c)

(d)　　　　　　　　(e)　　　　　　　　(f)

(g)　　　　　　　　(h)　　　　　　　　(i)

图 8-2-7　左揽雀尾

8. 右揽雀尾

（1）上体后坐并向右转，身体重心移至右腿，左脚脚尖内扣；右手向右平行画弧至右侧，然后由右下经腹前向左上画弧至左肋前，掌心向上；左臂于胸前平屈，左手掌心向下与右手成抱球状；同时身体重心再移至左腿，右脚收至左脚内侧，脚尖点地；眼看前方。[图 8-2-8(a)，(b)]

（2）与"左揽雀尾"（3）动作相同，只是左右相反。[图 8-2-8(c)]

（3）与"左揽雀尾"（4）动作相同，只是左右相反。[图 8-2-8(d)，(e)]

（4）与"左揽雀尾"（5）动作相同，只是左右相反。[图 8-2-(f)]

（5）与"左揽雀尾"（6）动作相同，只是左右相反。[图 8-2-8(g)，(h)]

（6）与"左揽雀尾"（7）动作相同，只是左右相反。[图 8-2-8(i)]

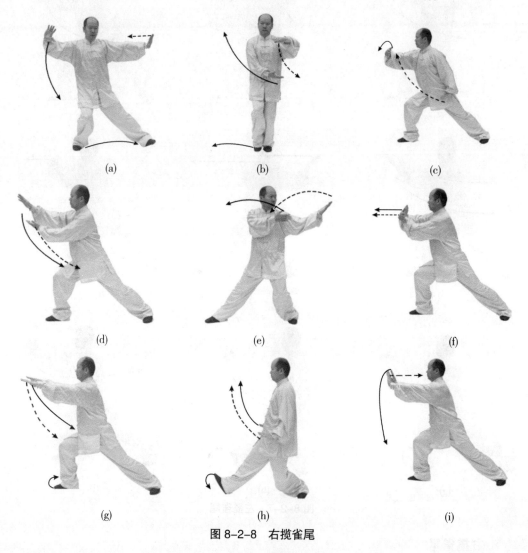

图 8-2-8　右揽雀尾

要点：均与"7.左揽雀尾"相同，只是左右相反。

（四）第四组

9. 单鞭

（1）上体后坐，身体重心逐渐移至左腿，右脚脚尖内扣：同时上体左转，两手（左高右低）向左弧形运转，直至左臂平举，伸于身体左侧，掌心向左，右手经腹前运至左肋

前，掌心向后上方；眼看左手。[图 8-2-9(a)，(b)]

（2）身体重心再渐渐移至右腿，上体右转，左脚向右脚靠拢，脚尖点地；同时右手向右上方画弧（掌心由里转向外），至右侧时变勾手，右臂与肩平；左手向下经腹前向右上画弧停于右肩前，掌心向内；眼看左手。[图 8-2-9(c)]

（3）上体微向左转，左脚向左前方迈出，右脚脚跟后蹬，成左弓步；在身体重心移向左腿的同时，左掌随上体的左转慢慢翻转向前推出，掌心向前，手指与眼齐平，左臂微屈；眼看左手。[图 8-2-9(d)]

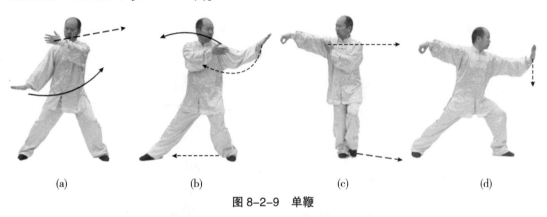

(a)　　　　　　　(b)　　　　　　　(c)　　　　　　　(d)

图 8-2-9　单鞭

要点：上体保持正直，松腰。完成定势时，右臂肘关节稍下垂，左肘与左膝上下相对，两肩下沉。左手向外翻掌前推时，要随转体边翻边推出，翻掌不要太快，不要最后突然翻掌。全部过渡动作要协调一致。若面向南起势，"单鞭"的方向（左脚脚尖所指方向）应向东偏北约 15°。

10. 云手

（1）身体重心移至右腿，身体渐向右转，左脚脚尖内扣；左手经腹前向右上画弧至右肩前，掌心斜向后，同时右手变掌，下按至右侧髋旁，掌心向下；眼平视前方。[图 8-2-10(a)，(b)]

（2）上体慢慢左转，身体重心随之逐渐左移；左手由面部前方向左侧运转，掌心渐渐转向左方；右手由右下经腹前向左上画弧至左肩前，掌心斜向后；同时右脚靠近左脚；眼看右手。[图 8-2-10(c)]

（3）上体向右转，同时左手经腹前向右上画弧至右肩前，掌心斜向后；右手向右侧运转，掌心翻转向右；随之左腿向左横跨一步；眼看右手。[图 8-2-10(d)]

（4）与（2）动作相同。[图 8-2-10(e)]

（5）与（3）动作相同。[图 8-2-10(f)]

（6）与（4）动作相同。[图 8-2-10(g)]

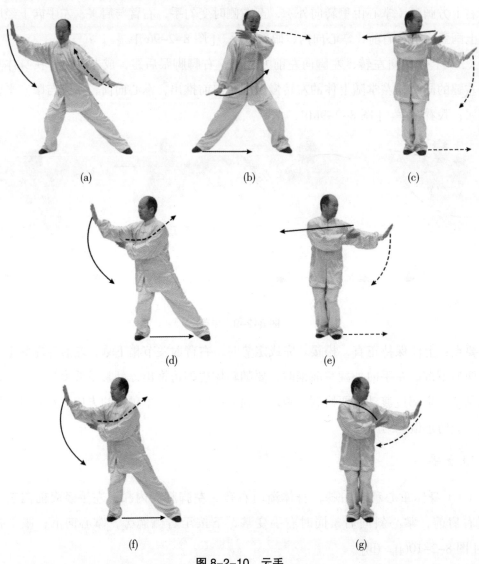

(a)　　　　　　(b)　　　　　　(c)

(d)　　　　　　(e)

(f)　　　　　　(g)

图 8-2-10　云手

要点：身体转动要以腰为轴，松腰、松髋，身体重心不可忽高忽低。两臂随腰部的转动而运转，动作要自然圆活，速度要缓慢均匀。两腿移动时，身体重心要稳定，两脚先前脚掌着地再全脚掌踏实地面，脚尖向前。视线随左右手移动。做第 3 个"云手"时，右脚最后跟步时，脚尖微向内扣，便于接"单鞭"。

164

11. 单鞭

（1）上体向右转，右手随之向右运转，至右侧时变成勾手；左手经腹前向右上画弧至右肩前，掌心向内；身体重心落在右腿上，左脚脚尖点地，眼看右手。[图8-2-11(a)]

（2）上体微向左转，左脚向左前方迈出，右脚脚跟后蹬，成左弓步；在身体重心移向左腿的同时，上体继续左转，左掌慢慢翻转向前推出。[图8-2-11(b)]

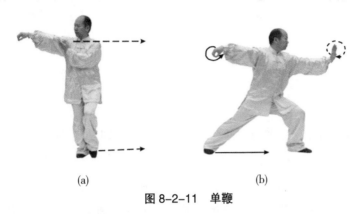

(a)   (b)

图8-2-11 单鞭

要点：与前述"单鞭"相同。

（五）第五组

12. 高探马

（1）右脚跟进半步，身体重心逐渐后移至右腿，右勾手变成掌，两手掌心翻转向上，两肘微屈；同时身体微向右转，左脚脚跟渐渐离地；眼看左前方。[图8-2-12(a)]

（2）上体微向左转；右掌经右耳旁向前推出，掌心向前，指尖与眼同高；左手收至左侧腰前，掌心向上；同时左脚微向前移，脚尖点地，成左虚步；眼看右手。[图8-2-12(b)]

要点：上体自然正直，两肩下沉，右肘微下垂。跟步移换身体重心时，身体不要有起伏。

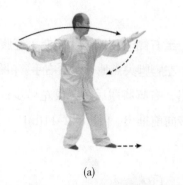 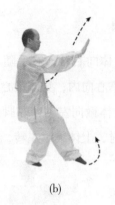

(a) (b)

图 8-2-12　高探马

13. 右蹬脚

（1）左手掌心向上，前伸至右腕，两腕交叉，随即两臂向两侧分开并向两侧画弧，掌心斜向下；同时左脚提起向左前方迈步（脚尖略外展）；身体重心前移，右腿自然蹬直，成左弓步；眼看前方。[图 8-2-13(a)，(b)]

（2）两手由外向内画弧，交叉合抱于胸前，右手在外，两手掌心均向后；同时右脚向左脚靠拢，脚尖点地；眼看右前方。[图 8-2-13(c)]

（3）右腿屈膝提起；两臂左右画弧分开平举，肘关节微屈，掌心均向外；同时右脚向右前方慢慢蹬出；眼看右手。[图 8-2-13(d)，(e)]

要点：身体重心要稳定，不可前俯后仰。两手分开时，腕部与肩齐平。蹬脚时，左腿微屈，右脚脚尖回勾，力达脚跟。分手与蹬脚动作须协调一致。右臂和右脚上下相对。若面向南起势，蹬脚方向应为正东偏南约 30°。

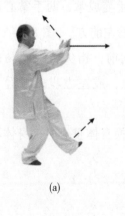 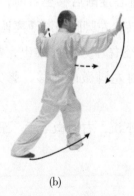

(a) (b) (c)

图8-2-13　右蹬脚

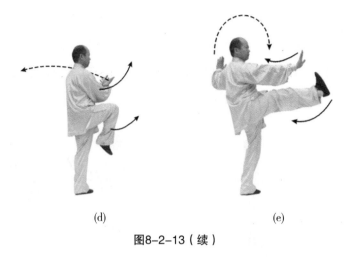

(d)　　　　　　　　　　　　　(e)

图8-2-13（续）

14. 双峰贯耳

（1）右腿屈膝，保持提起姿势，左手由后向上、向前画弧至体前，两手掌心均翻转向上，两掌变拳；眼看前方。[图 8-2-14(a)]

（2）右脚向右前方落下，身体重心渐渐前移，成右弓步；同时两拳下落，分别从身体两侧向上、向前画弧至面部前方，成钳形，两拳高与耳齐，拳眼均斜向下（两拳间距为10～20厘米）；眼看右拳。[图 8-2-14(b)，(c)]

要点：完成定势时，头颈正直，松腰、松髋，两拳松握，沉肩垂肘，两臂均保持弧形。"双峰贯耳"的弓步和身体方向与"13. 右蹬脚"相同。成弓步时，两脚脚跟的横向距离约为 10 厘米。

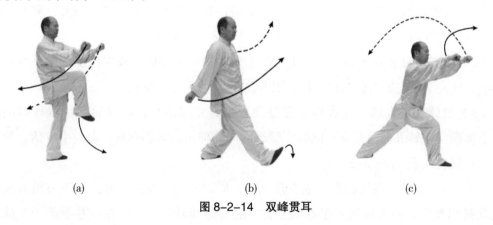

(a)　　　　　　　　　(b)　　　　　　　　　(c)

图 8-2-14　双峰贯耳

15. 转身左蹬脚

（1）身体重心移至左腿，左腿屈膝，上体左转，右脚脚尖内扣；同时两拳变掌，两臂由上向左右画弧分开平举，掌心向前；眼平视前方。[图 8-2-15(a)]

（2）身体重心再移至右腿，左脚收至右脚内侧，脚尖点地；同时两手由外向内画弧合抱于胸前，左手在外，掌心均向后；眼平视左方。[图 8-2-15(b)]

（3）左腿屈膝提起；两臂左右画弧分开平举，肘关节微屈，掌心均向外；同时左脚向左前方慢慢蹬出；眼看左手。[图 8-2-15(c)，(d)]

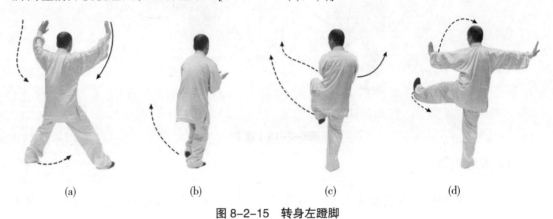

(a)   (b)   (c)   (d)

图 8-2-15 转身左蹬脚

要点：转身左蹬脚动作要点与"13.右蹬脚"相同，只是左右相反。

（六）第六组

16. 左下势独立

（1）左腿屈膝，保持提起姿势，上体右转；右掌变成勾手；左掌向上、向右画弧落下，立于右肩前，掌心斜向后；眼看右手。[图 8-2-16(a)]

（2）右腿慢慢屈膝下蹲，左腿由内向左侧（偏后）伸出，成左仆步；左手掌心向外落下，向左下沿左腿内侧向前穿出；眼看左手。[图 8-2-16(b)]

（3）身体重心前移，左脚脚尖尽量向外展，左腿前弓，右腿后蹬，右脚脚尖内扣，上体微向左转并向前起身；同时左臂继续向前伸出，掌心向右，右勾手下落，勾尖斜向后；眼看左手。[图 8-2-(c)]

（4）右腿屈膝，慢慢提起，成左独立式；同时右勾手变掌，并由后下方沿右腿外侧向前弧形摆出，右臂屈肘立于右腿上方，肘与膝相对，掌心向左；左手落于左侧髋旁，掌心向下，指尖向前；眼看右手。[图 8-2-(d)]

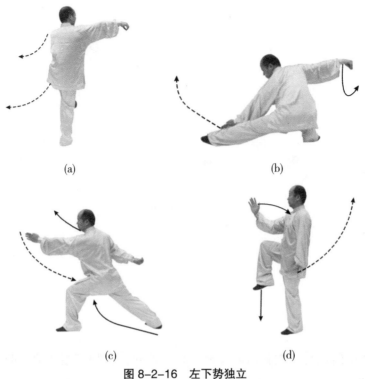

(a)   (b)

(c)   (d)

图 8-2-16　左下势独立

要点：成左仆步，右腿全蹲时，上体不可过于前倾。左腿伸直，脚尖须内扣，两脚全脚掌着地。左脚脚尖与右脚脚跟踏在中轴线上。独立时，上体正直，支撑腿微屈，提起脚的脚尖自然下垂。

17. 右下势独立

（1）右脚下落于左脚前，脚尖着地，然后以左脚前脚掌为轴，身体左转；同时左手向后平举变成勾手，右掌随着转体向左侧画弧，立于左肩前，掌心斜向后；眼看左手。[图 8-2-17(a)]

（2）与"16. 左下势独立"（2）动作相同，只是左右相反。[图 8-2-17(b)]

（3）与"16. 左下势独立"（3）动作相同，只是左右相反。[图 8-2-17(c)]

（4）与"16. 左下势独立"（4）动作相同，只是左右相反。[图 8-2-17(d)]

要点：右脚脚尖触地后必须先稍提起，再向下仆腿。其他均与"16. 左下势独立"相同，只是左右相反。

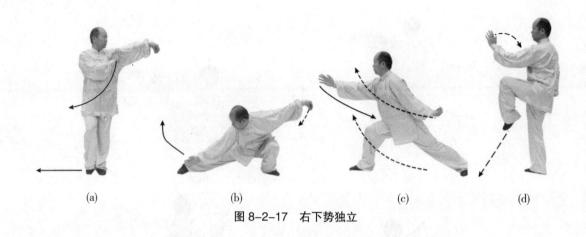

(a)　　　　　　　　　(b)　　　　　　　　　(c)　　　　　　　　　(d)

图 8-2-17　右下势独立

（七）第七组

18. 左右穿梭

（1）身体微向左转，左脚向前落地，脚尖外展，右脚脚跟离地，两腿屈膝成半坐盘式；同时两手在左胸前成抱球状（左手上右手下）；然后右脚收至左脚内侧，脚尖点地；眼看前方。[图 8-2-18(a)]

（2）上体右转，右脚向右前方迈出，右腿屈膝，成右弓步；同时右手由面前向上举并翻掌停在右额前，掌心斜向上；左手先向左下再经体前向前推出，高与鼻尖平，掌心向前；眼看左手。[图 8-2-18(b)]

（3）身体重心略向后移，右脚脚尖稍向外展，随即身体重心再移至右脚，左脚跟进，停于右脚内侧，脚尖点地；同时两手在右胸前成抱球状（右手上左手下）；眼看左前方。[图 8-2-18(c)]

（4）与（2）动作相同，只是左右相反 [图 8-2-18(d)]。

要点：完成定势时，面向斜前方（若面向南起势，左右穿梭方向分别为正西偏北和正西偏南，均约30°）。手推出后，上体不可前俯。手向上举时，防止引肩上耸。一手上举和另一手前推要与弓腿松腰上下协调一致。弓步时，两脚脚跟的横向距离保持约30厘米。

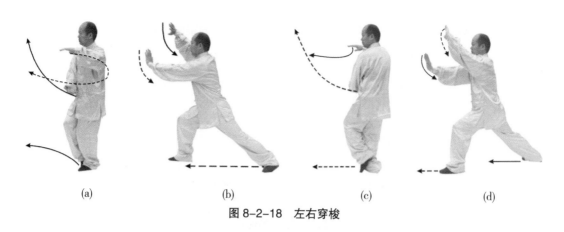

(a)　　　　　　　　(b)　　　　　　　　(c)　　　　　　　　(d)

图 8-2-18　左右穿梭

19. 海底针

右脚向前跟进半步，身体重心移至右腿，左脚稍向前移，脚尖点地，成左虚步；同时身体稍向右转，右手下落经体前向后、向上提拉，经右耳，再随身体左转斜向前下方插出，掌心向左，指尖斜向下；同时，左手向前、向下画弧落于左侧髋旁，掌心向下，指尖向前；眼看前下方。[图 8-2-19(a)，(b)]

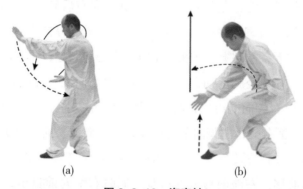

(a)　　　　　　　　(b)

图 8-2-19　海底针

要点：身体要先向右转，再向左转。完成定势时，面向正西。上体不可太前倾。避免过于低头和臀部外凸。左腿要微屈。

20. 闪通臂

上身直起，身体重心移至右腿，左腿屈膝抬起，上体稍向右转，左脚向前迈出，左腿屈膝，成左弓步；同时右手由体前上提，屈肘上举，停于右额前上方，掌心翻转斜向上，拇指朝下；左手上起经胸前向前推出，指尖高与鼻尖平，掌心向前；眼看左手。（图 8-2-20）

要点：完成定势时，上体自然正直，松腰、松髋；左臂不要完全伸直，背部肌肉要伸展开。推掌、举掌和弓腿动作要协调一致。弓步时，两脚脚跟的横向距离约为10厘米。

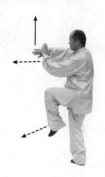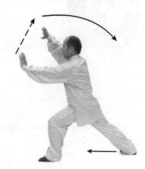

图 8-2-20　闪通臂

（八）第八组

21. 转身搬拦捶

（1）身体重心移至右腿，左脚脚尖内扣，身体向右后转，然后身体重心再移至左腿，右腿收至左腿内侧，右脚脚尖点地；同时，右手随着转体向右、向下（变拳）经腹前画弧至左肋旁，拳心向下；左掌上举于头部上方，掌心斜向上；眼看前方。[图 8-2-21(a)]

（2）向右转体，右拳经胸前向前翻转撇出，拳心向上；左手落于左侧髋旁，掌心向下，指尖向前；同时右脚向前迈出，脚尖外展；眼看右拳。[图 8-2-21(b)]

（3）身体重心移至右腿，左脚向前迈一步；左手向前、向上画弧拦出，掌心向前下方；同时右拳向右画弧收到右腰旁，拳心向内；眼看左手。[图 8-2-21(c)]

（4）身体重心前移，左腿前弓成左弓步，同时右拳向前打出，拳眼向上，高与肩平，左手附于右前臂内侧；眼看右拳。[图 8-2-21(d)]

要点：右拳不要握得太紧。右拳收回时，前臂要慢慢内旋画弧，然后外旋停于右腰旁，拳心向内。向前打拳时，右肩随拳略向前引伸，沉肩垂肘，右臂要微屈。成弓步时，两脚脚跟的横向距离约为10厘米。

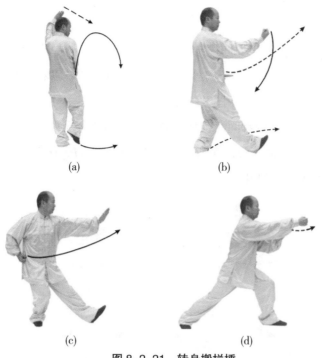

图 8-2-21　转身搬拦捶

22. 如封似闭

（1）左手由右腕下方向前伸出，右拳变掌，两手掌心翻转向上并慢慢分开落于身体两侧；同时身体重心后移至右腿，左脚脚尖回勾；眼看前方。[图 8-2-22(a)，(b)]

（2）两手在胸前翻掌，向下经腹前再向上、向前推出，腕部与肩平，掌心向前；同时左腿前弓成左弓步；眼看前方。[图 8-2-22(c)]

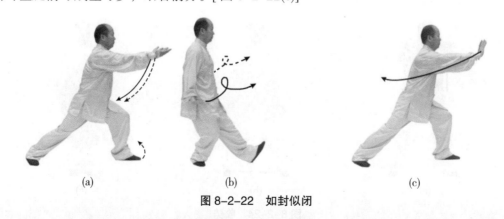

图 8-2-22　如封似闭

要点：身体重心后移时，避免后仰，臀部不可凸出。两臂落下时，肩部、肘部略向外松开，不要直臂抽回。两手推出时的间距不要超过肩宽。

23. 十字手

（1）右腿屈膝，身体重心移向右腿，左脚脚尖内扣，向右转体；右手随着转体动作向右平摆画弧，两臂侧平举，掌心向外，肘关节微屈；同时以右脚脚跟为轴，右腿随转体外展，成右弓步；眼看右手。[图 8-2-23(a)]

（2）右脚向左收半步，两脚间距与肩同宽，身体重心移至两脚间；同时两手向下经腹前向上画弧交叉合抱于胸前，两臂撑圆，腕部高与肩平，右手在外，成十字手，掌心均向后；眼看前方。[图 8-2-23(b)]

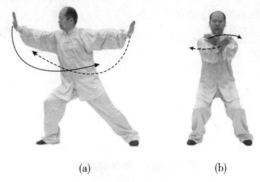

(a)　　　　　　　(b)

图 8-2-23　十字手

要点：两手分开与合抱时，上体不要前俯。两臂环抱时须圆满舒适，沉肩垂肘。

24. 收势

两手向外翻掌，掌心向下，两臂慢慢下落，停于身体两侧；同时，两腿逐渐伸直，呼吸平稳后，左脚收至右脚旁；眼看前方。（图 8-2-24）

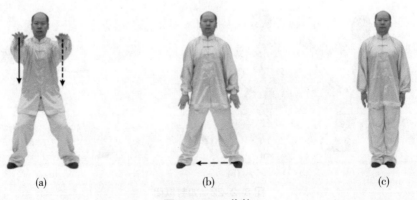

(a)　　　　　　　(b)　　　　　　　(c)

图 8-2-24　收势

要点：两手左右分开下落时，要注意全身放松，同时气也徐徐下沉（呼气略加长）。

第三节　32 式太极剑

一、32 式太极剑动作名称

32 式太极剑动作名称见表 8-3-1。

表 8-3-1　32 式太极剑动作名称

分段	动作名称			
预备式				
起势				
第一段	1. 并步点剑	2. 独立反刺	3. 仆步横扫	4. 向右平带
	5. 向左平带	6. 独立抡劈	7. 退步回抽	8. 独立上刺
第二段	9. 虚步下截	10. 左弓步刺	11. 转身斜带	12. 缩身斜带
	13. 提膝捧剑	14. 跳步平刺	15. 左虚步撩	16. 右弓步撩
第三段	17. 转身回抽	18. 并步平刺	19. 左弓步拦	20. 右弓步拦
	21. 左弓步拦	22. 进步反刺	23. 反身回劈	24. 虚步点剑
第四段	25. 独立平托	26. 弓步挂劈	27. 虚步抡劈	28. 撤步反击
	29. 进步平刺	30. 丁步回抽	31. 旋转平抹	32. 弓步直刺
收势				

二、32 式太极剑动作说明

（一）预备式

（1）身体正直，两脚并拢，头颈端正，下颌微收，两臂自然垂于身体两侧；左手持剑，剑尖向上，剑身竖直，右手握成剑指；精神集中，目视前方。[图 8-3-1(a)]

（2）左脚向左轻轻开步，两脚间距同肩宽，脚尖向前。[图 8-3-1(b)]

要点：上体自然直立，不要故意挺胸、收腹。剑身在左臂后不要触及身体。两肩自然松沉。

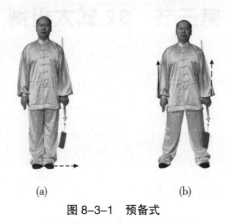

(a)　　　　　　　　　(b)

图 8-3-1　预备式

（二）起势

（1）两臂慢慢向前平举，高与肩平，掌心向下；眼看前方。[图 8-3-2(a)]

（2）上体略向右转，身体重心移至右腿，左手摆至右侧，右手剑指下落至右侧髋旁。然后再向左转体，左脚提起向左前方迈出，成左弓步；左手持剑随即经体前向左下方搂出，停于左侧髋旁，剑身立于左臂后，剑尖向上；同时右手剑指上举，由右后方经耳旁随身体左转向前指出，高与眼平；眼先向右看，然后向前看右手剑指。[图 8-3-2(b)，(c)]

（3）左臂屈肘上提，左手持剑（掌心向下）经胸前从右手上穿出，右手剑指翻转（掌心向上）并慢慢下落，撤至右后方（掌心向前），两臂伸直，上体右转；与此同时，右腿提起向前横落，脚尖外展，两腿交叉，左脚脚跟离地，身体稍向下坐，成半坐盘式；眼看右手。[图 8-3-2(d)]

（4）左脚向前迈步，成左弓步；同时上体左转，右手剑指经头部右上方向前落于剑柄之上，准备接剑；眼平视前方。[图 8-3-2(e)]

要点：两臂上起时，不要用力，两手间距不得超过两肩。左臂向体前画弧时，身体要先微向右转，身体重心移至右腿并平稳后，左腿再提起。

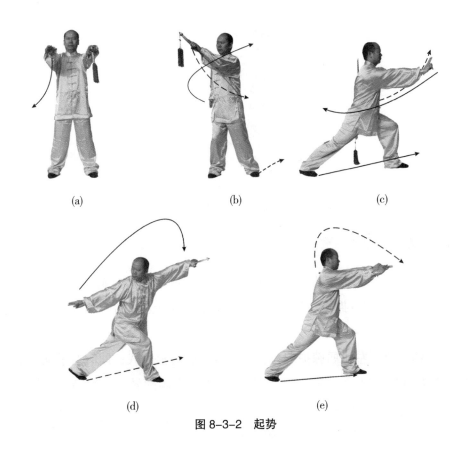

图 8-3-2 起势

（三）第一段

1. 并步点剑

右手虎口对着护手，握住剑柄，并使剑在身体左侧画一立圆，然后剑尖向前下点，右臂要平直；左手握成剑指，附于右腕处；同时右脚向左脚靠拢，成并步，脚尖向前，两腿略下蹲；眼看剑尖。（图 8-3-3）

要点：右手握剑画立圆时用手腕绕环。点剑时，力注剑尖。肩要下沉，上体正直。

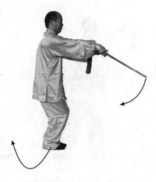

图 8-3-3　并步点剑

2. 独立反刺

（1）右脚向右后方撤一步，随即身体右转，左脚收至右脚内侧，脚尖点地；同时，右手持剑经体前下方撤至右后方，右腕翻转，剑尖上挑；左手剑指回撤，停于右肩前；眼看剑尖。[图 8-3-4(a)]

（2）上体左转，左腿屈膝提起，脚尖下垂，成右独立式；同时右手渐渐上举，使剑经头部上方向前刺出，力注剑尖；左手剑指则经下颌随转体向前指出，指尖高与鼻平；眼看剑指 [图 8-3-4(b)]。

要点：独立时要平稳，身体不可前俯后仰。

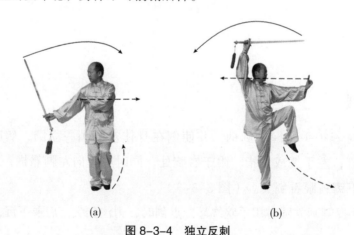

(a)　　　　　　　　　　　　　(b)

图 8-3-4　独立反刺

3. 仆步横扫

（1）上体向右转，剑随转体向右劈，右臂与剑平直，左手剑指落于右腕处；在转体的同时，右膝前弓，左腿向左横落撤步，膝关节伸直；眼看剑尖。[图 8-3-5(a)]

（2）身体向左转，左手剑指经体前沿左肋反插，向后、向左上方画弧举起至左额前上方，掌心斜向上；右手持剑翻掌，掌心向上，使剑由下向左上方平扫，力在剑刃中部，剑高与胸平；在转体的同时，右膝弯曲成半仆步；此势不停，接着身体重心逐渐前移，左脚脚尖外展，左腿屈膝，右脚脚尖内扣，右腿自然伸直，成左弓步；眼看剑尖。[图 8-3-5(b)]

要点：以上两个分解动作要连贯进行。成弓步时，上体保持正直。

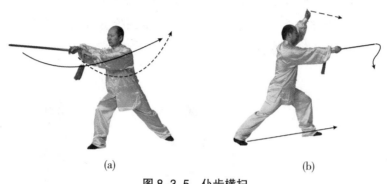

(a)   (b)

图 8-3-5　仆步横扫

4. 向右平带

右腿提起经左腿内侧向右前方跨出一步，成右弓步；同时，右手持剑向前引伸，然后翻转掌心向下，将剑向右斜方慢慢回带，力在右剑刃，剑尖略高于手；左手剑指下落附于右腕处；眼看剑尖。（图 8-3-6）

要点：剑的回带与弓步要协调一致。

5. 向左平带

右手持剑向前引伸，并慢慢翻掌将剑向左斜方回带至左肋前方，力在左剑刃，左手剑指经体前向左上方画弧举起至左额前上方，掌心斜向上；与此同时，左脚经右腿内侧向左前方迈出一步，成左弓步；眼看剑尖。（图 8-3-7）

要点：同"向右平带"。

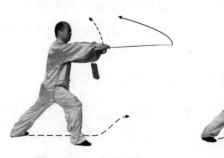

图 8-3-6　向右平带

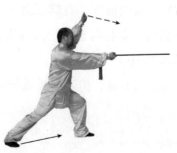

图 8-3-7　向左平带

6. 独立抢劈

（1）右脚收至左脚内侧，脚尖先着地；左手从头部左上方落至右腕处。[图8-3-8(a)]

（2）身体左转，右手持剑由前向下、向后画弧，经身体左下方翻腕上举，向前下方正手立剑劈下，力在剑刃；左手剑指则由身体左侧向下、向后转至左额上方，掌心斜向上；在抢劈剑的同时，右脚前进一步，左腿屈膝提起，成右独立步；眼看剑尖。[图8-3-8(b)，(c)]

要点：劈剑时，上体和头部先向左转，然后随剑的抢劈方向再转向前方。提膝和劈剑要协调一致。整个动作过程要连贯。

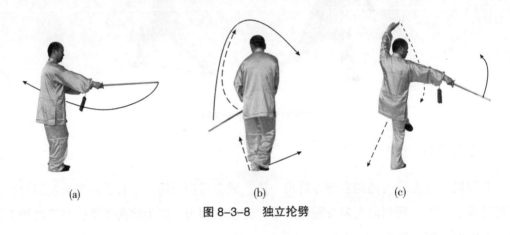

(a)　　　　　　　　　　(b)　　　　　　　　　　(c)

图8-3-8　独立抢劈

7. 退步回抽

左脚向后落下，左腿屈膝，右脚随之撤回半步，脚尖点地，成右虚步；同时，右手持剑回抽，剑柄靠近左肋，剑尖斜向上；左手剑指下落附于剑柄上；眼看剑尖。（图8-3-9）

要点：右脚回撤与剑的回抽要协调一致。上体要正直。

8. 独立上刺

上体向右转，面向前方，右脚前迈一步，左腿屈膝提起，成右独立式；同时，右手持剑向前上方刺出（掌心向上），力达剑尖，剑尖高与肩平；左手剑指附在右腕处；眼看剑尖。（图8-3-10）

要点：上体微向前倾，但不要故意挺胸。独立式时身体要平稳。

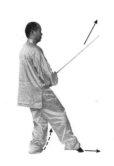

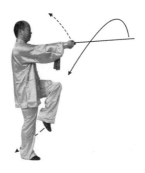

图 8-3-9 退步回抽 图 8-3-10 独立上刺

（四）第二段

9. 虚步下截

左脚向左后方落步，右脚随即微向后撤，脚尖点地，成右虚步；同时，右手持剑先随身体左转再随身体右转经体前向右、向下按（截），力注剑刃，剑尖略下垂，高约与右膝平；左手剑指向左、向上绕举至头部左上方（掌心斜向上）；眼平视右前方。（图 8-3-11）

要点：右脚成虚步与持剑向下截要协调一致。若面向南起势，则虚步的方向是正东偏北约 30°。

10. 左弓步刺

（1）右脚向后退一步，身体重心右移，身体右转；同时右手持剑向体前提起，再经体前后抽，掌心翻转向外，左手剑指附于右腕处并随剑一起回撤；眼看剑尖。[图 8-3-12(a)]

（2）左脚收至右脚内侧，再向左前方迈出，脚跟着地，身体重心前移，成左弓步；同时上体左转，右手持剑向前方刺出，掌心向上，力注剑尖，左手剑指向下、向左、向上绕至头部左上方，掌心斜向上，左臂要撑圆；眼看剑尖。[图 8-3-12(b)]

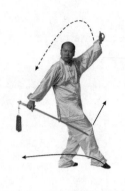

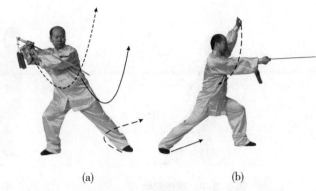

图 8-3-11　虚步下截

图 8-3-12　左弓步刺

要点：右手持剑向下卷收时，前臂外旋，使掌心转向上；同时仍要控制住剑身，使剑尖指向将要刺出的方向。全部动作要在转腰的带动下圆活、连贯、自然地完成。

11. 转身斜带

（1）身体重心后移，左脚脚尖内扣，上体右转，随后身体重心又移至左脚，右腿提起；同时，右臂屈收，横剑于胸前，掌心向下；左手剑指落在右腕处；眼看左方。[图 8-3-13(a)]

（2）上一动作不停，身体右转，右脚向右侧方迈出，成右弓步；同时右手持剑随转体向身体右侧平带（剑尖略高于手），力在剑刃外侧；左手剑指仍附于右腕处；眼看剑尖。[图 8-3-13(b)]

要点：身体重心移动、向右侧方迈出做右弓步，须与向右转的动作一致，力求平稳、协调。转身斜带时，弓步方向应转为正西偏北约 30°。

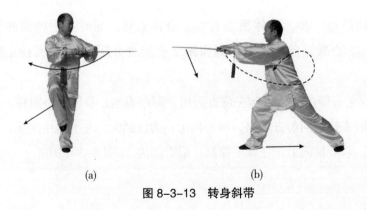

（a）　　　　　　　　　　（b）

图 8-3-13　转身斜带

12. 缩身斜带

左腿提起后再向原位置落下，身体重心移至左腿，右脚撤到左脚内侧，脚尖点地；

同时，右手翻掌，掌心向上，并使剑向左侧回带（剑尖略高），力在剑刃外侧；左手剑指随即由体前向下反插，再向后、向上绕行画弧落于右腕处；眼看剑尖。（图 8-3-14）

要点：剑回带时，身体也随之向左扭转。

13. 提膝捧剑

（1）右脚后退一步，左脚也微向后撤，脚尖着地；同时两手平行分开，掌心均向下，剑身斜置于身体右侧，剑尖位于体前，左手剑指置于身体左侧。[图 8-3-15(a)]

（2）左脚略向前进，右膝提起成独立步；同时右手持剑与左手（剑指变掌）在胸前相合，左手捧托在右掌背下方，两臂微屈，剑身直向前方，剑尖略高于手；眼看前方。[图 8-3-15(b)]

要点：以上两个分解动作要连贯。成独立步时，左腿自然蹬直，右腿提膝，脚尖下垂。上体保持自然。

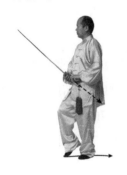

图 8-3-14　缩身斜带

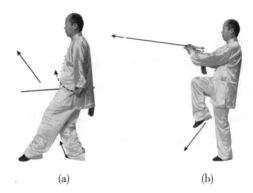

(a)　　　　　　　　(b)

图 8-3-15　提膝捧剑

14. 跳步平刺

（1）两手捧剑先微回收，紧接随右脚落地再向前直刺；然后右脚前脚掌用力蹬地，左脚随即前进一步，全脚掌踏实，右脚在左脚将落地时，迅速向左腿内侧收拢（脚不落地）；同时，两手随左脚落地分开撤回身体两侧，两手掌心均向下，左手成剑指；眼看前方。[图 8-3-16(a)，(b)]

（2）右脚再向前上一步，成右弓步；同时，右手持剑向前平刺（掌心向上），力注剑尖；左手剑指由左后方上举，绕至左额上方，掌心斜向上；眼看剑尖。[图 8-3-16(c)]

要点：两手先略向回收，再在右脚落地时向前伸。左脚落地要与两手回撤动作协调一致。刺剑时，身体要平稳。

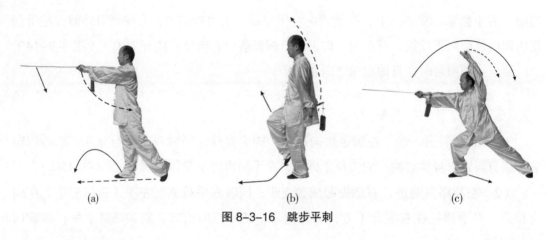

图 8-3-16　跳步平刺

15. 左虚步撩

（1）身体重心后移，上体左转，右脚回收，脚尖点地；同时右手持剑随转体向左、向上、向后画弧，剑柄落至左腹前，剑尖斜向上，左手剑指下落与右手相合。[图 8-3-17(a)]

（2）上体右转，右脚向前垫步，脚尖外展，上体继续右转，身体重心移至右腿，左脚向前迈一步，成左虚步；同时，右手持剑随身体转动，立剑向前撩出，掌心向外，停于头部前上方，左手剑指仍附于右腕处；眼看剑尖。[图 8-3-17(b)]

要点：撩剑的路线必须画立圆。左手剑指须下落到左肋前再与右手相合。

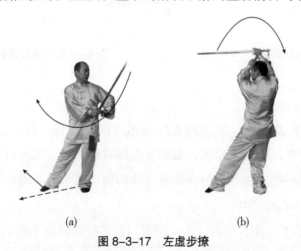

图 8-3-17　左虚步撩

16. 右弓步撩

（1）身体右转，同时右手持剑向后画圆回绕至剑身与右臂形成一条直线，左手剑指随剑绕行附于右臂内侧。[图 8-3-18(a)]

（2）身体左转，左脚向前垫步，脚尖外展，右脚向前迈一步，身体重心前移，成右弓步；同时右手持剑由下向前反手立剑撩出，高与肩平，左手剑指经腹前再向上绕至头部左上方，掌心向上；眼看前方。[图 8-3-18(b)]

要点：剑向后绕环时，身体和眼神随之向后转。整个动作要连贯。

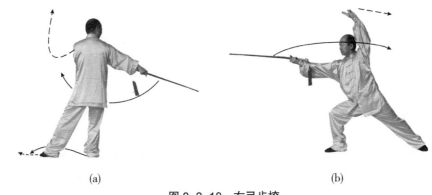

(a)　　　　　　　　　　　　　　　　　　(b)

图 8-3-18　右弓步撩

（五）第三段

17. 转身回抽

（1）身体左转，左腿屈膝，身体重心左移，右脚脚尖内扣，左脚脚尖稍外展，右腿蹬直，成左弓步；同时，右手将剑柄收引到体前，剑身平直，剑尖向右，左手剑指附于右腕处；然后身体再向左转，右手持剑随转体向左前方下劈，力在剑刃（剑身要平），左手剑指仍附于右腕处；眼看剑尖。[图 8-3-19(a)，(b)]

（2）身体重心后移至右腿，右膝稍屈，左脚回撤，脚尖点地，成左虚步；同时，右手持剑抽回至身体右侧；左手剑指收回再经胸前、下颌向前指出；眼看剑指。[图 8-3-19(c)]

要点：身体向左转体时，要先扣右脚，再展左脚；右臂先屈回胸前再向左劈。左手剑指必须随右手收到体前，再向前指出。全部动作要协调。如果面向南起势，则左手剑指的方向为东偏南约30°。

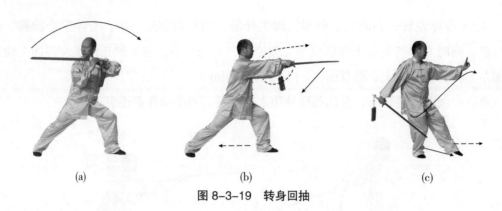

(a)　　　　　　　　　　(b)　　　　　　　　　　(c)

图 8-3-19　转身回抽

18. 并步平刺

左脚略向前移，右脚向左脚靠拢，两脚成并步，面向前方，身体直立；同时左手剑指向右下方画弧，反转变掌捧托在右手下方，然后两手捧剑向前平刺，掌心均向上，力注剑尖；眼看前方。（图 8-3-20）

要点：刺剑后两臂要微屈，并步与刺剑要协调一致。身体要自然直立，不要故意挺胸。若面向南起势，则刺剑的方向为正东。

19. 左弓步拦

（1）右手持剑翻腕后抽，随身体右转由前向右转动，左手变剑指附于右腕处，随右手绕转。[图 8-3-21(a)]

（2）左脚向左前方上步，脚跟着地，身体左转，身体重心前移，成左弓步；右手持剑由右向左前方拦架，力在剑刃，剑柄高于肩，右臂外旋，掌心斜向内，同时左手剑指向左上绕举于头部左上方；眼看剑尖。[图 8-3-21(b)]

要点：身体应先向右转再向左转。左手剑指随右手绕行，到右上方之后再分开。

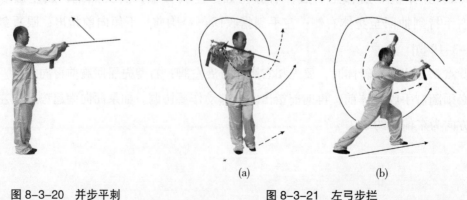

(a)　　　　　　　　　　(b)

图 8-3-20　并步平刺　　　　　　图 8-3-21　左弓步拦

20. 右弓步拦

身体重心微向后移，左脚脚尖外展，身体先向左转再向右转；在转体的同时，右脚经左脚内侧向右前方迈一步，成右弓步；右手持剑由左后方画一立圆向右前托起拦出（前臂内旋，掌心向外），力在剑刃，剑身约与头平；左手剑指附于右腕处；眼看前方。（图 8-3-22）

要点：动作要连贯，剑须画立圆，视线随剑移动。

21. 左弓步拦

身体重心微向后移，左脚脚尖外展，其余腿部动作与"右弓步拦"相同，只是左右相反。左手剑指向左画弧举至头部左上方，右手持剑拦出时，右臂外旋，掌心斜向内。（图 8-3-23）

要点：同"右弓步拦"。

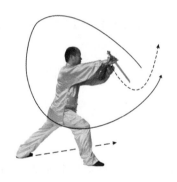
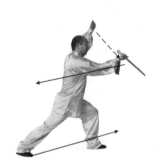

图 8-3-22 右弓步拦　　　　　图 8-3-23 左弓步拦

22. 进步反刺

（1）上体向右转，右脚向前横落盖步，脚尖外展，左脚脚跟离地，成半坐盘式，左手剑指下落到右腕处；同时，右手持剑下落，向后方立剑刺出，左手剑指向前方指出，掌心向右，两臂伸直；眼看剑尖。[图 8-3-24(a)，(b)]

（2）身体左转，左脚前进一步，成左弓步，同时，右臂屈肘向上，剑尖向上挑挂，继而向前刺出（前臂内旋，掌心向外，成反立剑），力注剑尖；左手剑指附于右腕处；眼看剑尖。[图 8-3-24(c)]

要点：弓步刺剑时身体前俯程度不可太大。

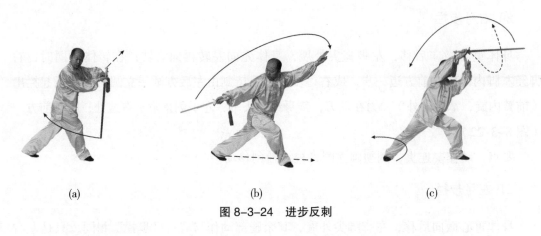

(a)   (b)   (c)

图 8-3-24　进步反刺

23. 反身回劈

身体重心先移至右腿，左脚脚尖内扣，然后再移到左腿；右脚提起收回（不停），身体右转，右脚随即向前迈出，成右弓步，面向右前方；同时，右手持剑随转体由上向右后方下劈，力在剑刃；左手剑指由体前经左下方绕至头部左上方，掌心斜向上；眼看剑尖。（图 8-3-25）

要点：劈剑、转体与弓步要协调一致。若面向南起势，弓步和劈剑方向为正西偏北约 30°。

24. 虚步点剑

上体左转，左脚提起向起势方向垫步，脚尖外展，随即右脚提起落在左脚前，脚尖点地，成右虚步；同时，右手持剑随转体画弧上举向前下方点出，右臂平直，剑尖下垂，力注剑尖；左手剑指下落，经身体左侧向上绕行，在体前与右手相合，附于右腕处；眼看剑尖。（图 8-3-26）

要点：点剑时，腕部用力，使力量达于剑尖。点剑与右脚落地要协调一致。身体保持正直。虚步和点剑方向与起势方向相同。

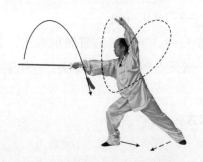

图 8-3-25　反身回劈

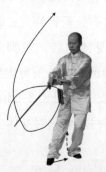

图 8-3-26　虚步点剑

（六）第四段

25. 独立平托

右脚向左腿后撤步，以两脚脚掌为轴向右转体，随即左膝提起成右独立步，在转体的同时，右手持剑由体前先向上、向左、向下绕环，然后向右上方托起，剑身略平，稍高于头，左手剑指仍附于右腕处；眼看前方。（图 8-3-27）

要点：撤右腿时，前脚掌先落地，然后再以脚掌为轴向右转体。身体不要前俯后仰。提膝和向上托剑动作要协调一致。右腿自然伸直。

26. 弓步挂劈

（1）左脚向前横落，上体左转，两腿交叉成半坐盘式，右脚脚跟离地，同时右手持剑向身体左后方穿挂，剑尖向后；左手剑指仍附于右腕处；眼向后看剑尖。[图 8-3-28(a)]

（2）右手持剑由左侧翻腕向上再向前下劈，剑身要平，力在剑刃；左手剑指则经左后方上绕至头部左上方，掌心斜向上；同时，右脚前迈一步，成右弓步；眼看剑尖。[图 8-3-28(b)]

要点：身体要先向左转再向右转，视线随剑移动。

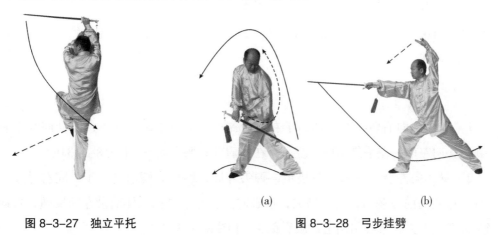

(a)　　　　　　　　　　　(b)

图 8-3-27　独立平托　　　　　　图 8-3-28　弓步挂劈

27. 虚步抡劈

（1）身体重心略后移，身体右转，右脚脚尖外展，左脚脚跟离地，成交叉步；同时，右手持剑由右侧下方向后翻手撩平，左手剑指落于右肩前；眼向后看剑尖。

[图 8-3-29(a)]

（2）左脚向前垫一步，脚尖外展，身体左转，随即右脚前进一步，脚尖着地，成右虚步；同时，右手持剑由右后翻臂上举再向前下劈，剑尖与膝同高，力在剑刃；左手剑指附于右腕处；眼看前下方。[图 8-3-29(b)]

要点：以上两个分解动作要连贯，中间不要停顿。

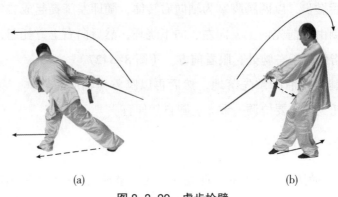

(a)   (b)

图 8-3-29 虚步抡劈

28. 撤步反击

上体右转，右脚提起向右后方撤一大步，左脚脚跟外转，左腿蹬直，成右弓步；同时，右手持剑向右后上方斜削击出，力在剑刃前端，掌心斜向上，剑尖斜向上；左手剑指向左下方分开，高与腰平，掌心向下；眼看剑尖。（图 8-3-30）

要点：右脚先向后撤，再蹬左脚。两手分开要与弓腿、转体动作一致。撤步和击剑方向为正东偏北。

29. 进步平刺

（1）身体微向右转，左脚贴靠于右脚内侧；同时右手翻掌向下，剑柄回收至右肩前，剑尖斜向左前；左手剑指向上绕行落在右肩前；眼向前看。[图 8-3-31(a)]

（2）身体向左转，左脚向左垫步，脚尖外展，继而右脚前进一步，成右弓步；同时，右手持剑向前方刺出，力贯剑尖，掌心向上；左手剑指经体前沿左肋反插，再向左上绕至头部左上方，掌心斜向上；眼看剑尖。[图 8-3-31(b)]

要点：在左脚靠近右脚后再转身落步，待左腿稳定后再进右步，上下动作须协调一致。

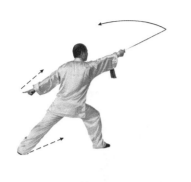

图 8-3-30　撤步反击

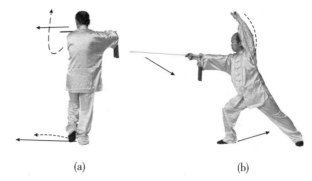

(a)　　　　　　　　　　　　(b)

图 8-3-31　进步平刺

30. 丁步回抽

身体重心后移，右脚后撤一步，脚尖点地，成右丁步；同时，右臂屈肘，右手持剑回抽（掌心向里），剑柄置于左肋前，剑身斜立，剑尖斜向上；左手剑指落于剑柄之上；眼看剑尖。（图 8-3-32）

要点：右脚回撤与剑回抽要协调一致。上体须正直。

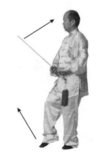

图 8-3-32　丁步回抽

31. 旋转平抹

（1）右脚提起向前落步，脚尖外摆（两脚成八字形）；同时上体稍右转，右手翻掌向下，剑身横置于胸前。[图 8-3-33(a)]

（2）身体重心移至右腿，上体继续右转，左脚随即向右脚前扣步，两脚脚尖斜相对（成内八字形），然后以左脚掌为轴向右后转身，右脚随转体向中线右侧后撤一步，左脚随之稍后收，脚尖点地，成左虚步；同时，右手持剑随转体由左向右平抹，力在剑刃外侧，然后在变左虚步时，两手向左右分开，分别置于同侧髋旁，掌心均向下，剑身斜置于身体右侧，剑尖位于体前；身体转向起势方向，眼平视前方。[图 8-3-33(b)，(c)]

要点：移步转身要平稳自然，不要低头弯腰，速度要均匀。由"丁步回抽"到完成

"旋转平抹"时，转体约360°，身体回到起势方向。

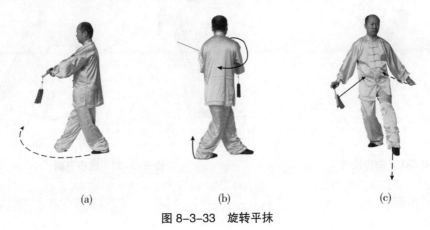

| (a) | (b) | (c) |

图 8-3-33　旋转平抹

32. 弓步直刺

左脚向前进半步，成左弓步；同时，右手持剑向前直刺，高与肩平，力注剑尖；左手剑指附于右腕处；眼看前方。（图 8-3-34）

要点：弓步与刺剑要协调一致。

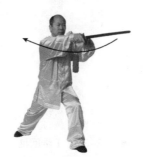

图 8-3-34　弓步直刺

（七）收势

（1）身体重心后移，随即身体向右转；同时，右手持剑向右后方回抽，掌心仍向内；左手剑指随右臂屈肘回收并变掌附于剑柄（两手掌心内外相对），准备接剑，眼看剑身。[图 8-3-35(a)]

（2）身体左转，身体重心移到左腿，右脚向前跟进半步，与左脚成开立步，两脚间距与肩同宽，脚尖向前；同时，左手接剑反握，经体前下落垂于身体左侧；右手变成剑指向下、向右后画弧上举，再向前、向下落于身体右侧；全身放松；眼看前方。

[图 8-3-35(b)，(c)]

（3）身体重心右移，左脚收至右脚旁，两脚并拢，身体自然站立，呼吸平稳均匀，目视前方。[图 8-3-35(d)]

要点：左手接剑时，左手掌心向外，拇指向下。换握剑后，左手持剑画弧下落与身体重心前移要协调一致，右手剑指画弧下落，与右脚跟进半步要协调一致。

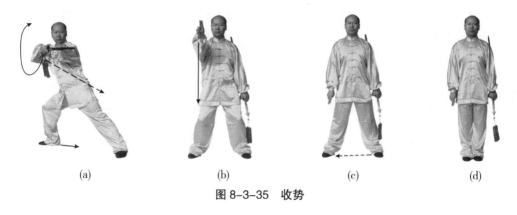

| (a) | (b) | (c) | (d) |

图 8-3-35　收势

第四节　42 式太极拳

一、42 式太极拳动作名称

42 式太极拳动作名称见表 8-4-1。

表 8-4-1　42 式太极拳动作名称

分段	动作名称			
第一段	1.起势	2.右揽雀尾	3.左单鞭	4.提手
	5.白鹤亮翅	6.搂膝拗步	7.撇身捶	8.捋挤势
	9.进步搬拦捶	10.如封似闭		

续表

分段	动作名称			
第二段	11. 开合手	12. 右单鞭	13. 肘底捶	14. 转身推掌
	15. 玉女穿梭	16. 右左蹬脚	17. 掩手肱捶	18. 野马分鬃
第三段	19. 云手	20. 独立打虎	21. 右分脚	22. 双峰贯耳
	23. 左分脚	24. 转身拍脚	25. 进步栽捶	26. 斜飞势
	27. 单鞭下势	28. 金鸡独立	29. 退步穿掌	
第四段	30. 虚步压掌	31. 独立托掌	32. 马步靠	33. 转身大捋
	34. 歇步擒打	35. 穿掌下势	36. 上步七星	37. 退步跨虎
	38. 转身摆莲	39. 弯弓射虎	40. 左揽雀尾	41. 十字手
	42. 收势			

二、42 式太极拳动作说明

（一）第一段

1. 起势

（1）身体自然站立，两手分别轻贴同侧大腿。[图 8-4-1(a)]

（2）左脚向左轻轻开步，两脚间距与肩同宽。[图 8-4-1(b)]

（3）两手慢慢向前平举，与肩同高。[图 8-4-1(c)]

（4）两腿缓缓屈膝半蹲，两掌轻轻下按。[图 8-4-1(d)]

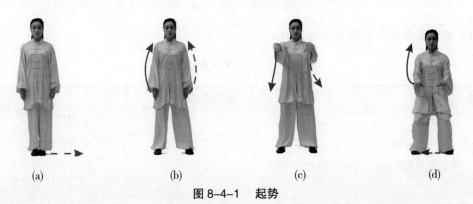

| (a) | (b) | (c) | (d) |

图 8-4-1　起势

2. 右揽雀尾

（1）身体微向右转，两掌掌心相对成抱球状，身体重心移至右腿，左脚收至右脚内侧。[图 8-4-2(a)]

（2）左脚向左前方轻轻迈出一步，左臂向前掤出，左手高于肩平，右手落于右侧髋旁，目视左前臂。[图 8-4-2(b)]

（3）上体微左转，右脚收至左脚内侧，两掌掌心相对成抱球状。[图 8-4-2(c)]

（4）身体微右转，右脚向右前方轻轻迈出一步，身体重心前移，成右弓步，右臂向前掤出，左手落于左侧髋旁。[图 8-4-2(d)]

（5）右掌前伸，掌心向下，左手掌心翻转向上，置于右腕左下方。[图 8-4-2(e)]

（6）身体重心后移，两掌向下将至腹前。[图 8-4-2(f)]

（7）右臂屈肘横于胸前，左掌附于右腕内侧。[图 8-4-2(g)]

（8）身体重心前移，两掌同时向前挤出，两臂撑圆。[图 8-4-2(h)]

（9）身体重心后移，右脚脚尖翘起，右手翻转掌心向上画弧，左掌附于右腕内侧随之画弧。[图 8-4-2(i)]

（10）身体左转，右脚脚尖内扣；右掌平旋前推。[图 8-4-2(j)]

（11）身体重心右移，左脚回收至右脚内侧，成丁步；右掌向右前方立掌按出，左掌掌心翻转向内，指尖附于右腕内侧。[图 8-4-2(k)]

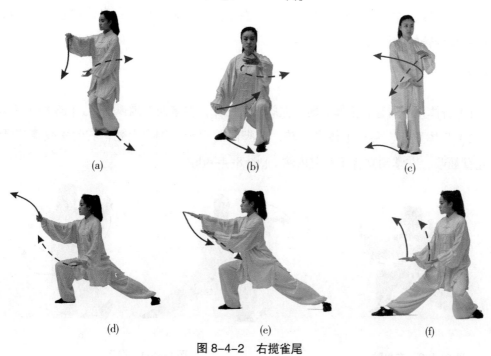

(a)　　　　　(b)　　　　　(c)

(d)　　　　　(e)　　　　　(f)

图 8-4-2　右揽雀尾

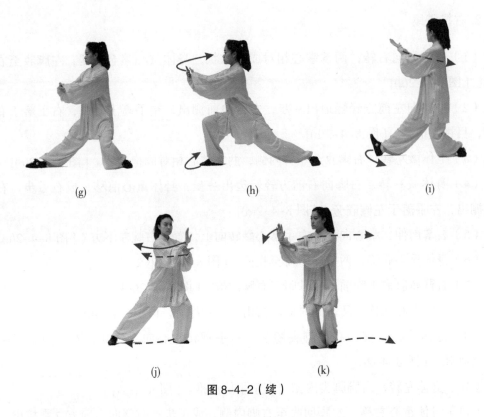

(g)   (h)   (i)

(j)   (k)

图 8-4-2（续）

3. 左单鞭

上体微左转，左脚上步；右掌变勾手，左掌向左画弧至面前；身体重心前移，成左弓步；左掌翻转向前推出。（图 8-4-3）

4. 提手

（1）身体重心右移，上体右转，左脚脚尖内扣，左掌向右画弧平摆。[图 8-4-4(a)]

（2）身体重心左移；上体微右转，右脚向前迈步，脚尖上翘；右勾手变掌立于体前，左臂屈收，左掌侧立合于右肘内侧。[图 8-4-4(b)]

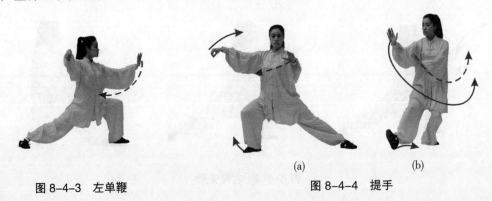

(a)   (b)

图 8-4-3   左单鞭   图 8-4-4   提手

5. 白鹤亮翅

（1）上体左转，右脚稍后撤，两掌向左前方画弧，成抱球状置于左胸前。[图 8-4-5(a)]

（2）身体重心右移，左脚向前迈步，脚尖稍向内扣，点地成左虚步；右手、左手分别向右上、左下画弧分开，右手提至右额前，左手按于左侧髋旁。[图 8-4-5(b)]

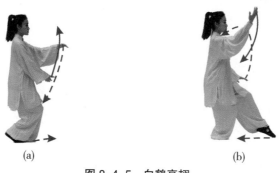

(a)   (b)

图 8-4-5　白鹤亮翅

6. 搂膝拗步

（1）上体微左转，右手随之向左画弧稍下落。上体右转，右手随之向下、向右、向上画弧至右前方；左手向上、向右画弧至右胸前；左脚收至右脚内侧。[图 8-4-6(a)]

（2）上体左转，左脚向前上步，成左弓步，右手收至耳旁，成立掌向前推出；左手向下画弧至腹前，由左膝前搂过，按于左大腿外侧。[图 8-4-6(b)]

（3）身体重心稍后移，上体左转，左手向左、向上画弧，掌心向上，右手摆至左臂内侧，掌心向下；右脚收至左脚内侧。[图 8-4-6(c)]

（4）上体右转，身体重心前移，右脚向前上步，成右弓步，左手成立掌向前推出，右手向右、向下画弧至腹前，由右膝前搂过，按于右大腿外侧。[图 8-4-6(d)]

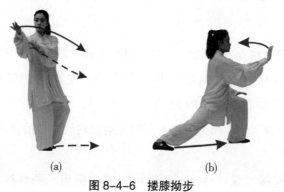

(a)   (b)

图 8-4-6　搂膝拗步

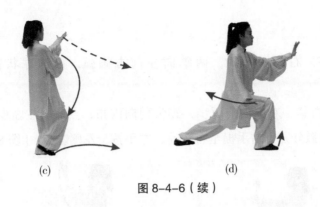

(c)   (d)

图 8-4-6（续）

7. 撇身捶

（1）身体重心稍后移，右脚脚尖上翘；右手向右后方画弧并下按至右侧髋旁。[图 8-4-7(a)]

（2）左手握拳下落于腹前；右手画弧附于左前臂内侧。[图 8-4-7(b)]

（3）上体微左转，身体重心前移，左脚向左前方上一步，成左弓步；左拳翻转向前撇打，拳心斜向上，右手附于左前臂内侧。[图 8-4-7(c)]

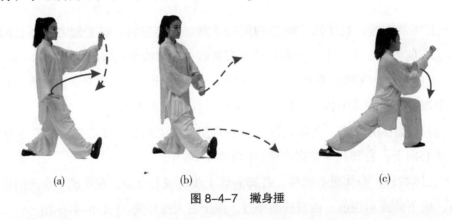

(a)   (b)   (c)

图 8-4-7 撇身捶

8. 捋挤势

（1）身体重心稍后移；左拳变掌，右掌向右平抹，随即收于左肋前。[图 8-4-8(a)]

（2）身体重心前移，右掌由左向右前方平抹，左掌落于右肘内侧。两掌同时向下、向后捋至腹前；右脚收至左脚内侧。[图 8-4-8(b)]

（3）右脚向右前方上步，脚跟着地；同时左前臂内旋，右前臂外旋，两手收于胸前。[图 8-4-8(c)]

（4）身体重心前移，成右弓步；两臂同时向前挤出，两臂撑圆，左掌贴于右腕内侧。[图 8-4-8(d)]

（5）身体重心后移，左掌向左前方平抹，右手翻转掌心向上，收于左肘内侧下方。[图 8-4-8(e)]

（6）两掌同时向下、向后捋分别置于同侧髋旁，左脚收至右脚内侧。[图 8-4-8(f)]

（7）左脚向左前方上一步，脚跟着地，身体重心前移成左弓步；两臂同时向前挤出，两臂撑圆，右掌贴于左腕内侧。[图 8-4-8(g)]

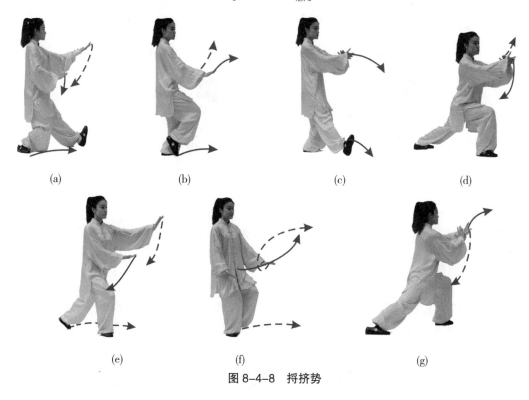

(a)　　　　　　　　(b)　　　　　　　　(c)　　　　　　　　(d)

(e)　　　　　　　　(f)　　　　　　　　(g)

图 8-4-8　捋挤势

9. 进步搬拦捶

（1）身体重心后移；左掌向下画弧，右掌向上画弧，掌心向前 [图 8-4-9(a)]。

（2）身体重心前移，右脚收于左脚内侧；左掌向左、向前画弧；右掌变拳向下画弧，收于体侧。[图 8-4-9(b)]

（3）右脚向前上步，脚跟着地，脚尖外展；右拳随之经左臂内侧向前翻转搬出，左掌顺势下按至左腹前。[图 8-4-9(c)]

（4）左脚经右脚内侧向前上一步，脚跟着地；身体重心前移，上体右转；右拳向右画弧至体侧，左掌向左、向前画弧至体前。[图 8-4-9(d)]

（5）身体重心前移，成左弓步；右拳向前打出，左掌收于右前臂内侧。[图 8-4-9(e)]

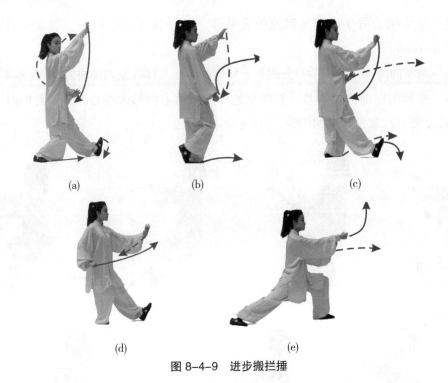

(a)　　　　　　　　　(b)　　　　　　　　　(c)

(d)　　　　　　　　　(e)

图 8-4-9　进步搬拦捶

10. 如封似闭

（1）左掌从右前臂下方穿出，右拳随之变掌，两手掌心向里。[图 8-4-10(a)]

（2）身体重心后移，左脚脚尖上翘，两掌分开，翻转掌心向下，落至腹前。[图 8-4-10(b)]

（3）身体重心前移，右脚收至左脚侧后方，脚尖点地，成右丁步；两掌向前上方按出。[图 8-4-10(c)]

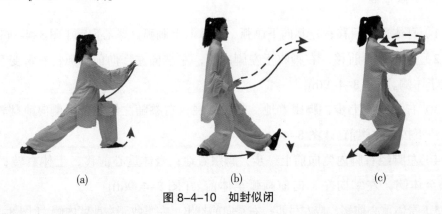

(a)　　　　　　　　　(b)　　　　　　　　　(c)

图 8-4-10　如封似闭

（二）第二段

11. 开合手

（1）身体右转，两臂屈肘，两手翻转掌心相对。[图8-4-11(a)]
（2）两掌相合，间距与头同宽。[图8-4-11(b)]

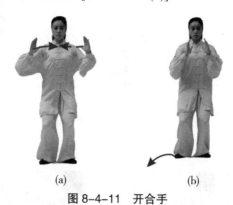

图8-4-11　开合手

12. 右单鞭

（1）右脚向右横开一步；两臂内旋，两掌虎口相对。[图8-4-12(a)]
（2）身体重心右移，成右侧弓步（横裆步）；两掌向左右分开。[图8-4-12(b)]

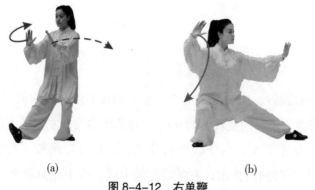

图8-4-12　右单鞭

13. 肘底捶

（1）身体重心左移，右掌向下画弧至右腰侧，左掌向左画弧。[图8-4-13(a)]
（2）左脚收至右脚内侧；两臂环抱成抱球状。[图8-4-13(b)]

（3）上体左转，左脚向左前方上步；左掌经右前臂下方向上、向左画弧，右掌经左胸前画弧下落至右侧髋旁。[图 8-4-13(c)]

（4）右脚前跟半步，左臂内旋摆至体侧，右手向上画弧摆至体前，掌心向上。[图 8-4-13(d)]

（5）身体重心移至右腿，左脚向前进步，脚尖上翘；左掌经右腕上方向前劈出，右掌握拳，收至左肘内侧下方。[图 8-4-13(e)]

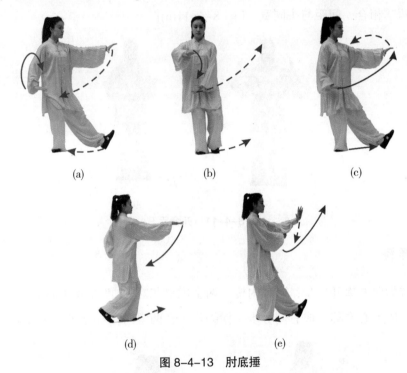

(a)　　　　　　　　(b)　　　　　　　　(c)

(d)　　　　　　　　(e)

图 8-4-13　肘底捶

14. 转身推掌

（1）左脚撤至右脚后，右拳变掌上举，左掌翻转下落至右胸前。[图 8-4-14(a)]

（2）以右脚脚跟为轴，向左转体约 90°，右掌稍卷收，左掌稍下落。[图 8-4-14(b)]

（3）左脚向前偏左上步，右掌收至右耳侧，左掌向左画弧。右脚收至左脚内侧后方，成右丁步；右掌顺势向前推出，左掌经左膝上搂，按于左侧髋旁。[图 8-4-14(c)]

（4）以左脚脚跟为轴，向右转体，左臂外旋向左前方上举，右掌下落至左胸前。[图 8-4-14(d)]

（5）右脚向前偏右上步，左掌收至左耳侧，右掌下落至右侧髋旁。[图 8-4-14(e)]

（6）左脚收至右脚内侧，成左丁步；左掌顺势向前推出，右掌经右膝上搂，再按于右侧髋旁。[图 8-4-14(f)]

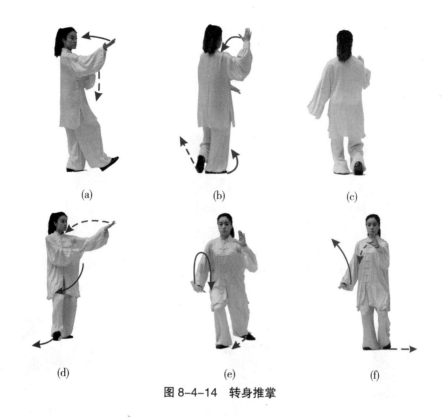

(a)　　　　　　　　　(b)　　　　　　　　　(c)

(d)　　　　　　　　　(e)　　　　　　　　　(f)

图 8-4-14　转身推掌

15. 玉女穿梭

（1）上体右转，左脚向左撤半步；左掌向右画弧至右胸前，右掌经左前臂上方向前伸探至体前。[图 8-4-15(a)]

（2）身体重心移至左腿，右脚收至左脚内侧，两掌同时向下、向后将。[图 8-4-15(b)]

（3）右脚向右前方上步，两掌上举合于面前。[图 8-4-15(c)]

（4）左脚跟至右脚内侧后方，右掌向前画平弧，掌心转向上。[图 8-4-15(d)]

（5）右脚再向右前方上一步，身体重心前移，成右弓步，右掌向右、向后画平弧，上架于右额前上方，左掌前按至体前。[图 8-4-15(e)]

（6）身体重心后移，上体稍左转，右掌翻转下落于体前，左掌向右画弧收至右肘内侧下方。[图 8-4-15(f)]

（7）身体重心前移，左掌从右前臂上方穿出，并自右向左画弧抹掌，右掌收于左肘内侧下方。[图 8-4-15(g)]

（8）上体右转，左脚收至右脚内侧；两掌同时向下、向后将，右掌将至右侧髋旁，左掌将至腹前。[图 8-4-15(h)]

（9）左脚向左前方上步，两掌上举合于胸前。[图 8-4-15(i)]

（10）上体左转，右脚跟进至左脚内侧后方，左掌自右向前画平弧，掌指转向上。[图 8-4-15(j)]

（11）左脚再向左前方上一步，身体重心前移，成左弓步，左掌向左、向后画平弧，上架于左额前上方，右掌前按至体前。[图 8-4-15(k)]

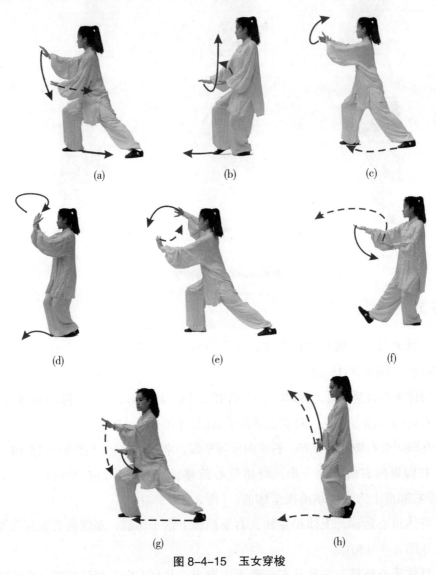

(a)　　　　　　　　(b)　　　　　　　　(c)

(d)　　　　　　　　(e)　　　　　　　　(f)

(g)　　　　　　　　(h)

图 8-4-15　玉女穿梭

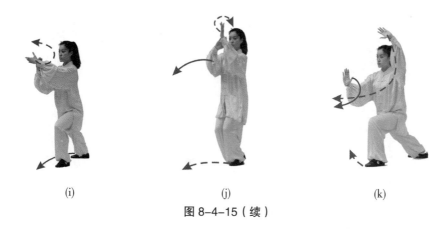

(i)　　　　　　　　　　(j)　　　　　　　　　　(k)

图 8-4-15（续）

16. 右左蹬脚

（1）身体重心后移，左掌翻转落于体前，右掌向左画弧至左肘内侧。[图 8-4-16(a)]

（2）身体重心移至左腿，右腿屈膝提起；右掌从左前臂上方穿出，并向右上画弧，左掌向左下画弧，两掌左右画弧交叉合抱至胸前。[图 8-4-16(b)]

（3）右脚向右前方（约30°）慢慢蹬出，两掌左右画弧分开。[图 8-4-16(c)]

（4）右腿屈收，右脚向右前方落下，右前臂外旋，左掌画弧伸至右肘内侧，然后从右前臂上方穿出左摆，右掌向下收至腰际。[图 8-4-16(d)]

（5）左腿屈膝提起；两掌左右画弧交叉合抱至胸前。[图 8-4-16(e)]

（6）左脚向左前方（约30°）慢慢蹬出，两掌左右画弧分开。[图 8-4-16(f)]

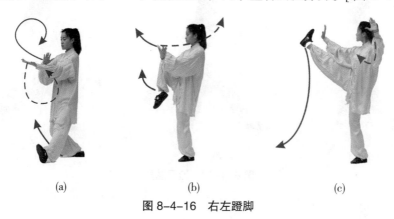

(a)　　　　　　　　　　(b)　　　　　　　　　　(c)

图 8-4-16　右左蹬脚

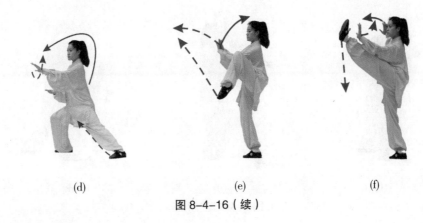

(d)   (e)   (f)

图 8-4-16（续）

17. 掩手肱捶

（1）左脚下落至右膝处，两臂外旋，两掌掩合于胸前。

（2）左脚落地，左脚脚尖上翘，脚跟擦地向左开步，两臂内旋翻转下落于左腹前。
[图 8-4-17(a)]

（3）身体重心落于两腿之间；两臂向两侧分开。

（4）上体微右转，左掌摆至体前，右臂屈肘，右掌变拳置于腹前。[图 8-4-17(b)]

（5）上体左转，成左弓步；右前臂内旋，使右拳旋转向前方冲打，左掌后收，掌心
贴于左腹部。[图 8-4-17(c)]

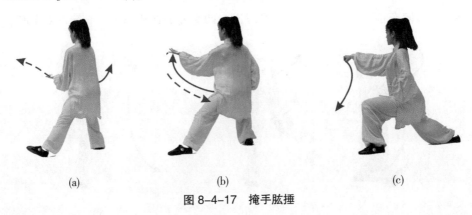

(a)   (b)   (c)

图 8-4-17　掩手肱捶

18. 野马分鬃

（1）右拳变掌向下画弧至腹前，左掌贴于右腕处。[图 8-4-18(a)]

（2）上体右转，右掌翻转画弧置于右肩前，左掌仍贴于右腕处。[图 8-4-18(b)]

（3）上体左转，身体重心左移，腰部向左回转，两掌自右向左画弧，成俯掌置于腹
前。[图 8-4-18(c)]

（4）左腿屈膝提起，左掌托于左膝上方，右掌横于身体右侧。[图 8-4-18(d)]

（5）左脚向前上步，成左弓步；左掌向前穿靠，右掌撑至身体右方。[图 8-4-18(e)]

（6）上体右转，左掌掌心翻转向外，左臂屈肘外撑，右臂外旋稍下落内收。[图 8-4-18(f)]

（7）右腿屈膝向前提收，同时向左转体；右掌托于右膝上方，左掌左摆横于体侧。[图 8-4-18(g)]

（8）右脚向前上步，成右弓步；右掌向前穿靠，左掌撑至身体左侧。[图 8-4-18(h)]

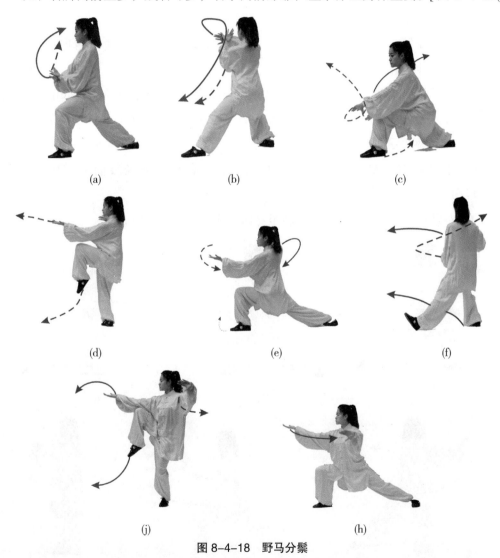

(a)　　　　(b)　　　　(c)

(d)　　　　(e)　　　　(f)

(j)　　　　(h)

图 8-4-18　野马分鬃

（三）第三段

19. 云手

（1）上体左转，右掌向左摆至右肩前，左掌微向左撑。

（2）上体右转，右掌翻转，横掌右摆至身体右侧，左掌自左向下，经腹前向右画弧。[图 8-4-19(a)]

（3）上体左转，左掌向上、向左，经面前画弧云转，右掌向下经腹前，向左画弧云转。[图 8-4-19(b)]

（4）右脚收于左脚内侧，两掌云转至身体左侧逐渐翻转。[图 8-4-19(c)]

（5）身体重心右移，左脚向左侧开步，右掌经面前向右画弧云转，左掌向下经腹前向右画弧云转，两掌云转至身体右侧，左掌置于右肘内侧下方。[图 8-4-19(d)]

（6）上体左转，左掌经面前向左画弧云转，右掌向下经腹前向左画弧云转。[图 8-4-19(e)]

（7）右脚收于左脚内侧，两掌云转至身体左侧。[图 8-4-19(f)]

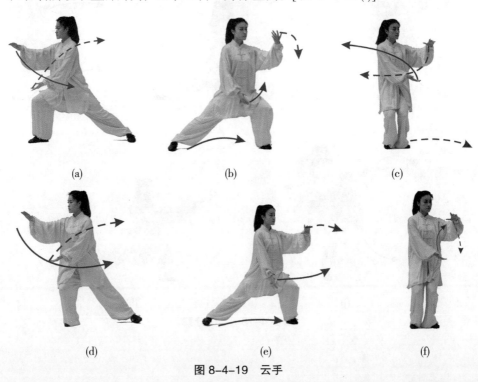

(a)　　　(b)　　　(c)

(d)　　　(e)　　　(f)

图 8-4-19　云手

20.独立打虎

（1）左脚向身后撤一步，右腿屈膝前弓，左掌翻转掌心向上，收于腹前，右掌翻转掌心向下，经左前臂上方穿出。[图 8-4-20(a)]

（2）两掌握拳，左拳经体侧上举至左额前上方，右拳收于左胸前；身体重心左移，右腿屈膝提起，脚尖上翘并内扣。[图 8-4-20(b)]

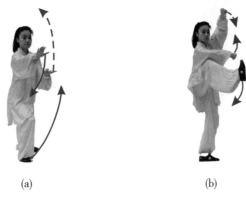

(a)　　　　　　　　　　(b)

图 8-4-20　独立打虎

21.右分脚

（1）上体微左转，两拳变掌叠抱于胸前，右掌在外。[图 8-4-21(a)]

（2）左腿支撑，右脚脚背绷直，向右前上方慢慢踢出，两掌同时向左右画弧分开。[图 8-4-21(b)]

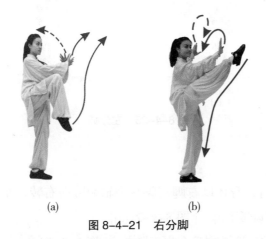

(a)　　　　　　　　　　(b)

图 8-4-21　右分脚

22.双峰贯耳

（1）右腿屈膝，小腿回收，两臂屈肘外旋，在胸前相合平行下落于右膝上方。

[图 8-4-22(a)]

（2）右脚向前落步，身体重心前移，成右弓步；两掌变拳同时经两侧向前上方画弧贯打。[图 8-4-22(b)]

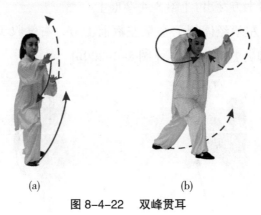

(a)   (b)

图 8-4-22   双峰贯耳

23. 左分脚

（1）身体重心后移，上体右转；左腿屈膝上提，两拳变掌左右画弧合抱于胸前。[图 8-4-23(a)]

（2）左脚向左前上方慢慢踢出，两掌左右画弧分开。[图 8-4-23(b)]

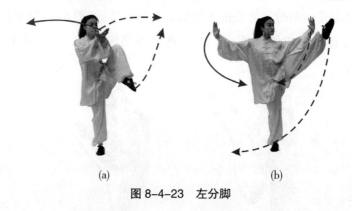

(a)   (b)

图 8-4-23   左分脚

24. 转身拍脚

（1）左腿屈收下落，身体以右脚前脚掌为轴顺势向右转，左脚脚尖随转体内扣落地；两掌从两侧向腹前画弧下落。[图 8-4-24(a)]

（2）身体继续右转，两掌交叉合抱于胸前。[图 8-4-24(b)]

（3）右脚向上踢摆，右掌向前击拍右脚脚背，左掌向后画弧平举于身体左侧。[图 8-4-24(c)]

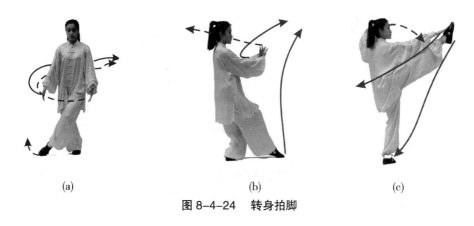

(a)   (b)   (c)

图 8-4-24　转身拍脚

25. 进步栽捶

（1）右腿屈收前落，上体右转，左掌向前、向右画弧，右掌翻转下落至身体右侧。[图 8-4-25(a)]

（2）左脚向前上一步，成左弓步；右掌向上画弧，握拳收于右耳侧，接着向前下方打出，左掌向下画弧落于腹前，接着自左膝上方搂过，按于左侧髋旁。[图 8-4-25(b)]

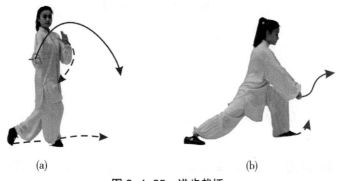

(a)   (b)

图 8-4-25　进步栽捶

26. 斜飞势

（1）身体重心后移，右拳变掌，左掌向左、向上画弧。[图 8-4-26(a)]

（2）右脚向右侧开步，脚跟落地，上体左转，成右侧弓步（横裆步），右肩向右倾靠；右掌、左掌分别向右前上方和左前下方分开。[图 8-4-26(b)]

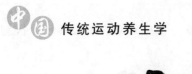

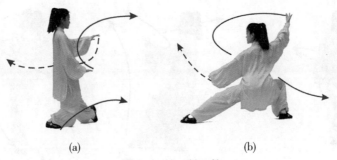

(a)   (b)

图 8-4-26 斜飞势

27. 单鞭下势

上体右转，左腿全蹲，成右仆步；左掌变勾手，提至身体左侧，右掌向左画弧，下落经腹前沿右腿内侧向右穿出。（图 8-4-27）

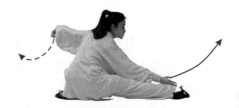

图 8-4-27 单鞭下势

28. 金鸡独立

（1）左腿蹬直，右腿屈膝前弓，右掌向上挑至体前，成侧立掌，左臂内旋下落至身后。[图 8-4-28(a)]

（2）左腿屈膝向前上提起，成右独立步；左勾手变掌，经体侧向前上方挑起，成侧立掌，右掌翻转下按于右侧髋旁。[图 8-4-28(b)]

（3）左脚落于右脚内侧后方，右腿屈膝提起，成左独立步；左掌转按于左侧髋旁，右掌成侧立掌挑至体前。[图 8-4-28(c)]

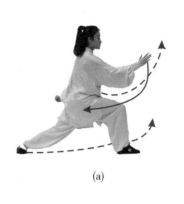
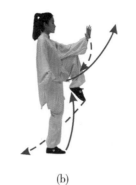
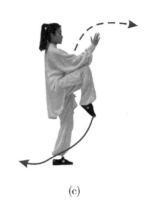

(a)　　　　　　　　　(b)　　　　　　　　　(c)

图 8-4-28　金鸡独立

29. 退步穿掌

右脚后撤一步，成左弓步；左掌翻转掌心向上，从右前臂上方穿出，右臂内旋，右掌下按，落于左肘下方。（图 8-4-29）

（四）第四段

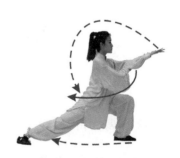

图 8-4-29　退步穿掌

30. 虚步压掌

上体右转，左脚收至右脚内侧，身体重心移至左腿，右脚前迈，脚尖点地，成右虚步；左掌自上而下横按于右膝上方，右掌按于右侧髋旁。（图 8-4-30）

31. 独立托掌

右腿屈膝提起，成左独立步，右掌翻转上托，左掌撑于体侧。（图 8-4-31）

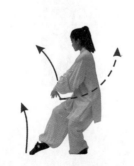
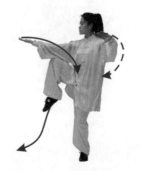

图 8-4-30　虚步压掌　　　图 8-4-31　独立托掌

32. 马步靠

（1）右脚前落，右掌翻转下捋，左臂外旋，左掌画弧至体前。[图 8-4-32(a)]

（2）左脚向左前方上步，成半马步，左掌握拳落于右腹前，左臂内旋向前靠出，右掌推助左臂向前挤靠。[图 8-4-32(b)]

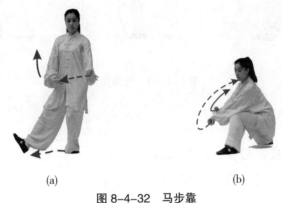

(a)   (b)

图 8-4-32　马步靠

33. 转身大捋

（1）身体重心抬高并右移；左拳变掌，左臂外旋，右臂内旋。[图 8-4-33(a)]

（2）上体左转；右脚收至左脚内侧，两掌平捋至体前。[图 8-4-33(b)]

（3）以右脚前脚掌为轴，身体左转，右腿屈膝前弓，左脚后撤一步，两掌随转体向左平捋至体前。[图 8-4-33(c)]

（4）上体继续左转，成左侧弓步；两掌向左平捋，逐渐握拳，左拳向左画弧，卷收于腰间，右臂屈肘外旋，右拳滚压至体前。[图 8-4-33(d)]

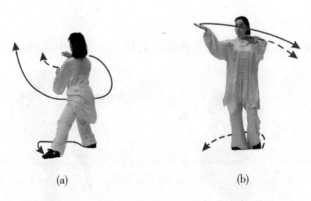

(a)   (b)

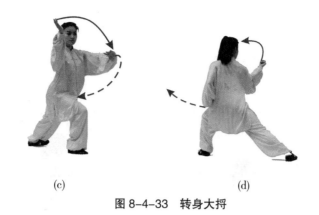

(c)　　　　　　　　　　　(d)

图 8-4-33　转身大捋

34. 歇步擒打

（1）身体重心右移，右臂内旋屈肘上撑，左拳向身体左后方穿出。[图 8-4-34(a)]

（2）上体左转，右腿屈膝提起，右拳经体侧下落卷收于腰间，左拳变掌画弧。[图 8-4-34(b)]

（3）右脚经左脚前向左前方盖步横落，成歇步；左掌握拳，收于腹前，右拳经左前臂上方向前、向下打出。[图 8-4-34(c)]

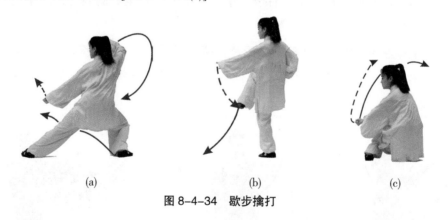

(a)　　　　　　　　　(b)　　　　　　　　(c)

图 8-4-34　歇步擒打

35. 穿掌下势

（1）左脚收至右脚内侧；两拳变掌，掌心翻转向外，两掌画弧摆至身体右侧。

（2）右腿全蹲，左腿向左侧伸出，成左仆步；两掌沿左腿内侧向前穿出。（图 8-4-35）

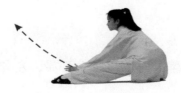

图 8-4-35　穿掌下势

36. 上步七星

（1）身体重心左移，左腿屈膝；左掌向前、向上挑起，右掌侧置于右侧髋旁。
[图 8-4-36(a)]

（2）右脚前上一步，成右虚步；两掌变拳交叉架于身前，两臂撑圆。[图 8-4-36(b)]

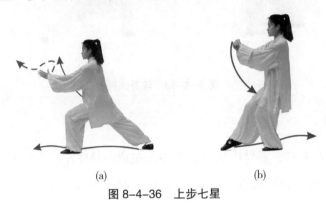

(a)　　　　　　　　　(b)

图 8-4-36　上步七星

37. 退步跨虎

（1）右脚向右后方撤一步，右拳变掌向右下方画弧至右侧髋旁，左拳同时变掌。
[图 8-4-37(a)]

（2）上体左转，同时身体略向下屈蹲；两掌画弧落于左侧髋旁。[图 8-4-37(b)]

（3）右腿独立，左腿前踢，右掌向上挑起，成侧立掌，左掌变勾手同时上提。
[图 8-4-37(c)]

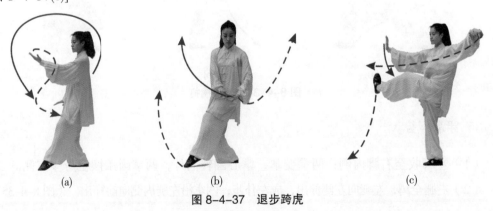

(a)　　　　　　　　　(b)　　　　　　　　　(c)

图 8-4-37　退步跨虎

38. 转身摆莲

（1）左脚前落，右掌翻转向下、向左平带，左勾手变掌向前平摆至体前。
[图 8-4-38(a)]

（2）以两脚前脚掌为轴，向右后转体；左掌摆至体前，右掌翻转向上。[图 8-4-38(b)]

（3）上体继续右转，右脚脚尖虚点地面，右掌向上穿出置于身体右侧，左掌翻转下落至右肩前下方。

（4）右脚提起做扇形外摆，两掌自右向左平摆，依次击拍右脚背。[图 8-4-38(c)]

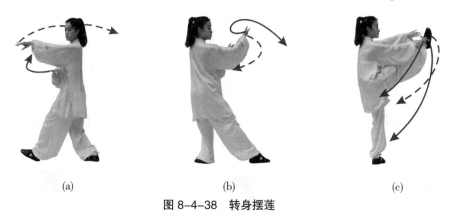

　　　　　(a)　　　　　　　　　　　　　(b)　　　　　　　　　　　　　(c)

图 8-4-38　转身摆莲

39. 弯弓射虎

（1）右脚落步，两掌同时下落画弧。[图 8-4-39(a)]

（2）上体右转，两掌画弧至身体右侧时握拳。

（3）上体左转，成右弓步；左拳经面前向左前方打出，右臂屈肘，右拳向右前方打出。[图 8-4-39(b)]

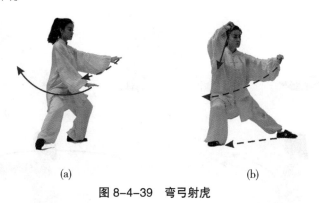

　　　　　　(a)　　　　　　　　　　　　　(b)

图 8-4-39　弯弓射虎

40. 左揽雀尾

（1）身体重心右移，上体右转，左脚收至右脚内侧；两拳变掌，左掌向右画弧，右掌向下画弧，两掌成抱球状。[图 8-4-40(a)]

（2）身体左转，左脚向前上步，脚跟着地，身体重心前移，成左弓步；左臂向前掤

出，右掌下落按于右侧髋旁。[图 8-4-40(b)]

（3）左掌翻转掌心向下，右掌翻转向左画弧至左前臂内侧下方。[图 8-4-40(c)]

（4）上体右转，两掌下将至身体右后方，两掌掌心相对。

（5）身体重心后移，同时上体左转，右掌卷收，掌指贴近左腕内侧，左臂于胸前平屈。[图 8-4-40(d)]

（6）身体重心前移，成左弓步；两臂向前挤出，两臂撑圆。[图 8-4-40(e)]

（7）右掌经左掌上方伸出，两掌掌心均转向下。[图 8-4-40(f)]

（8）身体后坐，身体重心后移；两掌下落至腹前。[图 8-4-40(g)]

（9）身体重心前移，成左弓步；两掌平行向上、向前按出。[图 8-4-40(h)]

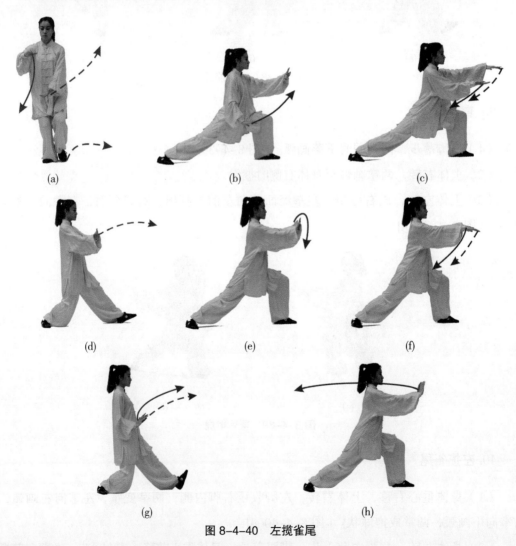

图 8-4-40　左揽雀尾

41. 十字手

（1）上体右转，右掌随身体右转摆至身体右侧，左掌分于身体左侧。[图 8-4-41(a)]

（2）右掌向右摆，两臂侧平举。[图 8-4-41(b)]

（3）上体左转，右脚内收，成开立步，两掌画弧交叉合抱于胸前，右掌在外。[图 8-4-41(c)]

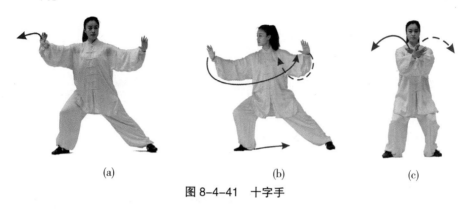

(a)　　　　　　　　　　(b)　　　　　　　　　　(c)

图 8-4-41　十字手

42. 收势

（1）两前臂内旋，两掌翻转分开，掌心向下。[图 8-4-42(a)]

（2）两掌慢慢下落至两腿外侧。[图 8-4-42(b)]

（3）左脚收至右脚旁，两脚并拢，身体自然直立。[图 8-4-42(c)]

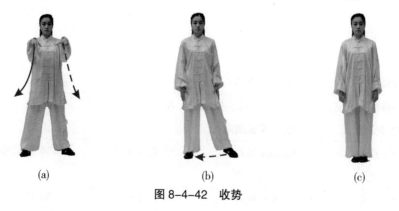

(a)　　　　　　　　　　(b)　　　　　　　　　　(c)

图 8-4-42　收势

第五节　42 式太极剑

一、42 式太极剑动作名称

42 式太极剑动作名称见表 8-5-1。

表 8-5-1　42 式太极剑动作名称

组别	动作名称			
预备式				
第一组	1. 起势	2. 并步点剑	3. 弓步斜剑	4. 提膝劈剑
	5. 左弓步拦	6. 左虚步撩		
第二组	7. 右弓步撩	8. 提膝捧剑	9. 蹬脚前刺	10. 跳步平刺
	11. 转身下刺	12. 弓步平斩		
第三组	13. 弓步崩剑	14. 歇步压剑	15. 进步绞剑	16. 提膝上刺
	17. 虚步下截	18. 右左平带		
第四组	19. 弓步劈剑	20. 丁步托剑	21. 分脚后点	22. 仆步穿剑（右）
	23. 蹬脚架剑（左）	24. 提膝点剑		
第五组	25. 仆步横扫（左）	26. 弓步下截（右、左）	27. 弓步下刺	28. 右左云抹
	29. 右弓步劈	30. 后举腿架剑		
第六组	31. 丁步点剑	32. 马步推剑	33. 独立上托	34. 挂剑前点
	35. 歇步崩剑	36. 弓步反刺		
第七组	37. 转身下刺	38. 提膝提剑	39. 行步穿剑	40. 摆腿架剑
	41. 弓步直刺	42. 收势		

二、42 式太极剑动作说明

（一）预备式

并步站立，右手成剑指，左手持剑，两臂自然垂于身体两侧。
（图 8-5-1）

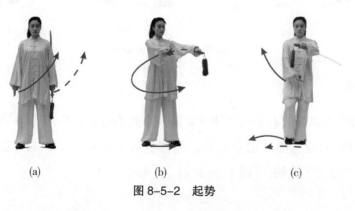

图 8-5-1　预备式

（二）第一组

1. 起势

（1）左脚向左迈步，两脚间距与肩同宽；两臂微屈略内旋。[图 8-5-2(a)]

（2）两臂向左前方摆举至与肩平；上体略右转，右手剑指画弧至腹前，左手持剑置于胸前；左腿屈膝，右脚收提至左脚内侧。[图 8-5-2(b)，(c)]

（3）右脚向右前方（约 45°）弓步；右手剑指向前上方摆举，左手持剑附于右前臂内侧；然后，左脚收至右脚内侧后方；右手剑指向右前方伸送，左手持剑置于胸前。[图 8-5-2(d)]

（4）身体左转 90°，左脚向左前方上步，成弓步；左手持剑画弧搂至髋部左侧，右手剑指向前指出。[图 8-5-2(e)]

(a)　　　　　　(b)　　　　　　(c)

图 8-5-2　起势

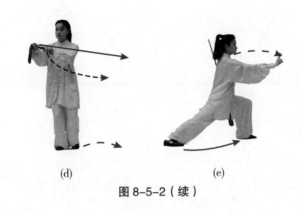

(d)　　　　　　　　(e)

图 8-5-2（续）

2. 并步点剑

（1）右脚收提至左脚内侧；左手持剑至右腕上；右脚上步成弓步，同时两手画弧置于髋旁。[图 8-5-3(a)，(b)]

（2）左脚上步成弓步；两手由体侧向前、向上画弧于体前相合，右手虎口对准剑柄准备接剑。[图 8-5-3(c)]

（3）右脚向左脚并步；右手接握剑柄，向前画弧，至手腕与胸同高时，提腕，向前下方点剑，左手变剑指附于右腕内侧。[图 8-5-3(d)]

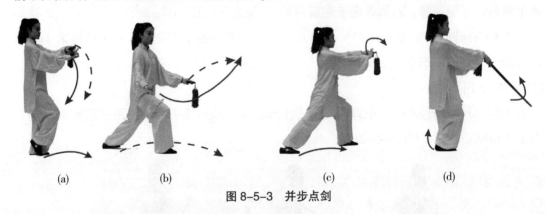

(a)　　　　　　(b)　　　　　　(c)　　　　　　(d)

图 8-5-3　并步点剑

3. 弓步斜剑

（1）右脚脚跟提起；右手握剑使剑尖画一小弧指向左下方。[图 8-5-4(a)]

（2）右脚向右后方撤步成右弓步；身体右转（约 90°）；右手握剑向右上方斜削；左手剑指左摆置于体侧。[图 8-5-4(b)]

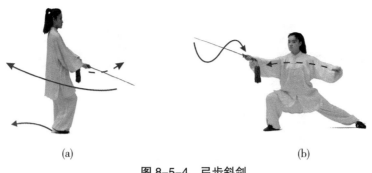

(a)   (b)

图 8-5-4 弓步斜剑

4. 提膝劈剑

（1）身体重心后移，上体稍右转；右手握剑画弧至剑尖指向右后方，左手剑指画弧附于右腕内侧。[图 8-5-5(a)]

（2）上体稍向左转；左腿屈膝提起成右独立步；右手持剑向前劈出，左手剑指画弧摆举至与肩平。[图 8-5-5(b)]

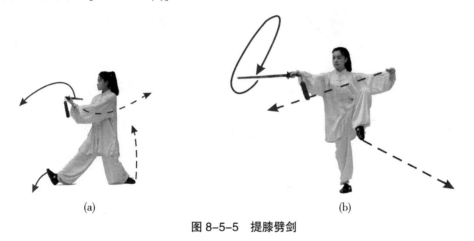

(a)   (b)

图 8-5-5 提膝劈剑

5. 左弓步拦

（1）左脚向左后方落步，脚跟着地；右手握剑顺时针画一圆弧下指，左手剑指附于右腕内侧。[图 8-5-6(a)]

（2）身体左转，左脚脚跟外展成左弓步；右手握剑画弧拦出，左手剑指画弧举于头部左前上方。[图 8-5-6(b)]

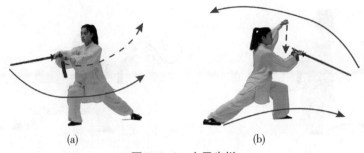

(a)   (b)

图 8-5-6 　左弓步拦

6. 左虚步撩

（1）上体左转，右脚上步；右手持剑继续向上画弧后，收剑到左肋旁。[图 8-5-7(a)]

（2）身体右转，右脚继续上步成左虚步撩剑。[图 8-5-7(b)]

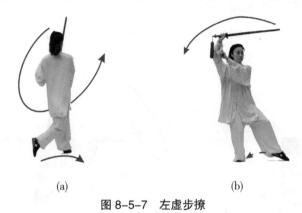

(a)   (b)

图 8-5-7 　左虚步撩

（三）第二组

7. 右弓步撩

（1）左脚收回成丁步；右手握剑画弧至右前方，左手剑指附于右腕处，掌心斜朝下。[图 8-5-8(a)]

（2）上体左转，左脚向左上步后，右脚再向前上步成右弓步；右手握剑成立剑撩出；左手剑指画弧举于头部左前上方。[图 8-5-8(b)]

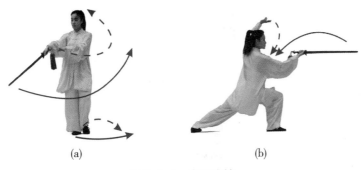

图 8-5-8　右弓步撩

8. 提膝捧剑

（1）身体重心后移；右手握剑随转体向左平带，左手剑指落于右腕处。[图 8-5-9(a)]

（2）右脚后撤步，成左虚步；右手握剑平带至右侧髋旁，左手剑指画弧至左侧髋旁。[图 8-5-9(b)]

（3）左脚向前滑步，右腿屈膝提起，成左独立步；两手由身体两侧向胸前相合。[图 8-5-9(c)]

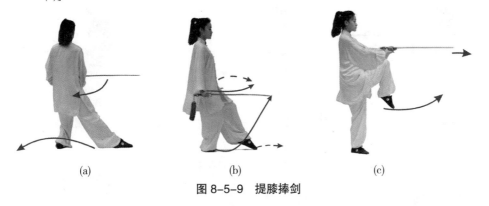

图 8-5-9　提膝捧剑

9. 蹬脚前刺

右脚以脚跟为力点，勾脚尖向前蹬出；两手捧剑向前平刺。（图 8-5-10）

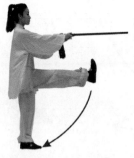

图 8-5-10　蹬脚前刺

10. 跳步平刺

（1）右脚落地后蹬地向前跳步，左脚向前落步；同时，两手捧剑向前平刺，左脚落地时两臂内旋，置于髋部两侧。[图 8-5-11(a)，(b)]

（2）右脚上步成右弓步；右手握剑向前平刺，左手剑指画弧举于头部左前上方。[图 8-5-11(c)]

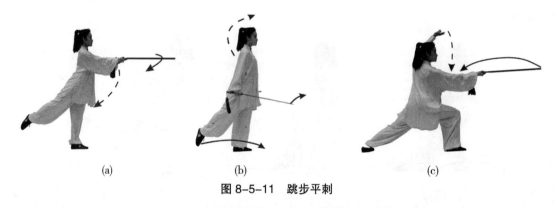

(a)　　　　　　　　(b)　　　　　　　　(c)

图 8-5-11　跳步平刺

11. 转身下刺

（1）身体重心后移，右腿伸直；右手握剑收至胸前，左臂屈肘，左手剑指置于胸前。[图 8-5-12(a)]

（2）身体重心移向右腿；身体以右脚掌为轴向左后转约180°，左脚提起；两手合于腹前。[图 8-5-12(b)，(c)]

（3）左脚落步成左弓步；右手握剑平剑刺出，左手剑指画弧举于头部左前上方。[图 8-5-12(d)]

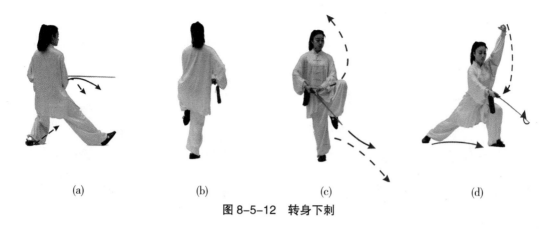

| (a) | (b) | (c) | (d) |

图 8-5-12 转身下刺

12. 弓步平斩

（1）身体重心前移，右脚收提于左脚内侧；右手握剑，沉腕，左手剑指附于右腕处。[图 8-5-13(a)]

（2）右脚撤步，成右横裆步；身体右转约 90°，右手握剑平斩，左手剑指侧举。[图 8-5-13(b)]

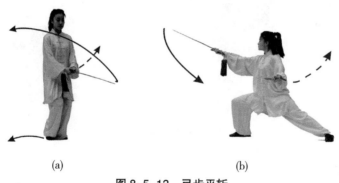

| (a) | (b) |

图 8-5-13 弓步平斩

（四）第三组

13. 弓步崩剑

（1）身体重心左移，上体略左转；右手握剑随转体带剑至体前，左手剑指摆至身体左侧；然后，身体重心再右移，左腿后插成交叉步，右手握剑向左带，前臂外旋翻剑；左手剑指向左摆举至头部左上方。[图 8-5-14(a)，(b)]

（2）身体重心移至左腿，右腿提起；两手合于腹前；左手剑指捧托于右手下方。

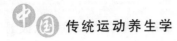

[图 8-5-14(c)]

（3）右脚落步成右弓步；右手握剑右摆崩剑，左手剑指向左分展。[图 8-5-14(d)]

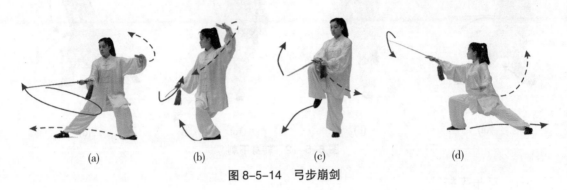

(a)   (b)   (c)   (d)

图 8-5-14　弓步崩剑

14. 歇步压剑

上体稍向左转，右脚向后插步，两腿下蹲成歇步；右手握剑画弧后压剑，左手剑指画弧举于头部左上方。（图 8-5-15）

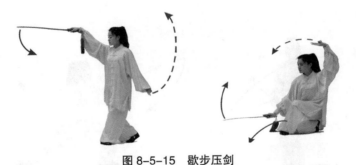

图 8-5-15　歇步压剑

15. 进步绞剑

（1）身体直立，右脚上步成右虚步；右手握剑立剑上提，左手剑指前摆，附于右腕内侧。[图 8-5-16(a)]

（2）左脚上步，身体重心前移；右手绞剑，左手剑指画弧侧举。[图 8-5-16(b)]

（3）右脚上步，身体重心前移；右手绞剑，左手剑指动作不变。[图 8-5-16(c)]

（4）右脚上步成右弓步；右手握剑前送，左手剑指附于右腕处。[图 8-5-16(d)]

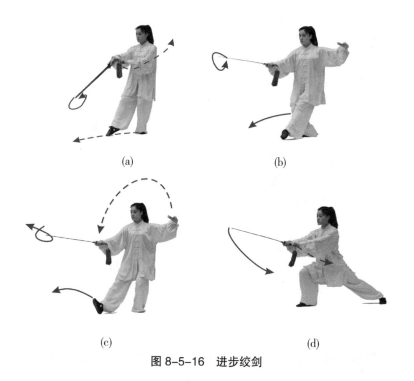

(a)   (b)

(c)   (d)

图 8-5-16 进步绞剑

16. 提膝上刺

（1）身体重心后移，左腿半蹲，右腿伸直；右手握剑带至腹部左前方，左手剑指附于剑柄上。[图 8-5-17(a)]

（2）身体重心前移，左腿提起成右独立式；右手握剑刺出，左手剑指附于右腕处。[图 8-5-17(b)]

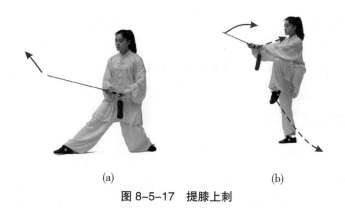

(a)   (b)

图 8-5-17 提膝上刺

17. 虚步下截

（1）右腿屈膝半蹲，左脚向左落步，脚跟着地；上体稍左转，同时，右臂屈肘，

前臂外旋，右手握剑随转体向左上方带剑，掌心向里。[图8-5-18(a)]

（2）身体重心左移，左腿屈膝半蹲，右脚向前方移半步成右虚步；右手握剑至右侧髋旁，左手剑指举于头部上方。[图8-5-18(b)]

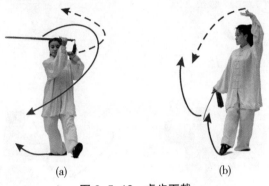

(a)　　　　　　　(b)

图8-5-18　虚步下截

18. 右左平带

（1）右腿提起；右手握剑送至与胸同高，左手剑指附于右手下方；然后，右脚向前方落步成右弓步；右手握剑向前伸，左手剑指附于右腕处。[图8-5-19(a)，(b)]

（2）左脚上步成左弓步；右手带剑至左肋前，左手剑指举于头部上方。[图8-5-19(c)]

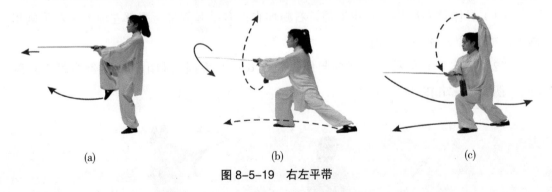

(a)　　　　　　　　(b)　　　　　　　　(c)

图8-5-19　右左平带

（五）第四组

19. 弓步劈剑

（1）身体重心前移，右脚摆步向前，左脚脚跟提起；上体右转，右手握剑下截，左手剑指附于右腹前。[图8-5-20(a)]

（2）上体左转，左脚上步成左弓步；右手握剑向前劈剑；左手剑指画弧举于头部

上方。[图 8-5-20(b)]

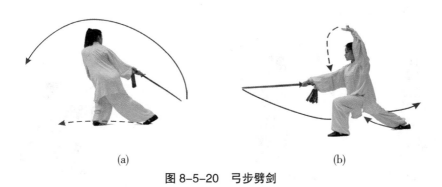

(a)　　　　　　　　　　　　(b)

图 8-5-20　弓步劈剑

20. 丁步托剑

（1）右腿上提成独立式；右手握剑截剑，左手剑指附于右前臂内侧。[图 8-5-21(a)]

（2）右脚向前落步，左脚跟步成左丁步；右手托剑，左手剑指附于右腕内侧。[图 8-5-21(b)]

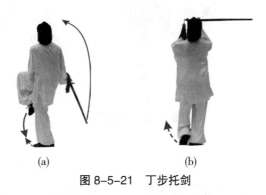

(a)　　　　　　　　(b)

图 8-5-21　丁步托剑

21. 分脚后点

（1）左脚上步，上体稍左转；右手握剑画弧至腕稍高于肩。[图 8-5-22(a)]

（2）左脚以脚跟为轴，脚尖内扣碾步；上体右转约 90°。[图 8-5-22(b)]

（3）身体右转 180°，右腿前顶成弓步；右手握剑向前穿刺，左手剑指画弧摆举。[图 8-5-22(c)]

（4）左脚向右脚并步；右手握剑画弧，带剑至左腹前，左手剑指附于右腕内侧。[图 8-5-22(d)]

（5）右腿提起；上体稍右转，右手握剑画弧至身体右侧，前臂随即内旋上提，右手举至头前上方；左手剑指至左侧髋处。[图 8-5-22(e)]

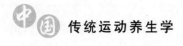

（6）右脚向前摆踢；上体稍向右拧转，右手握剑向右后方点剑，左手剑指举于头部左上方。[图 8-5-22(f)]

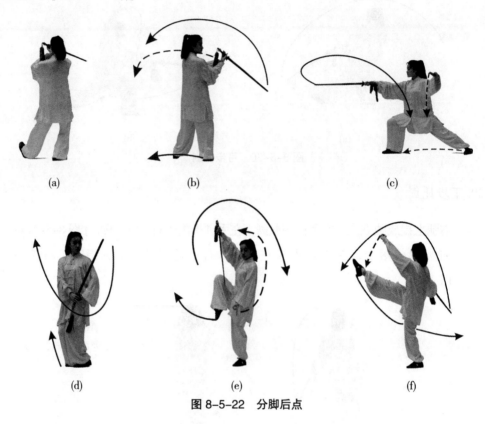

图 8-5-22　分脚后点

22. 仆步穿剑（右）

（1）左腿半蹲，右腿向后落步成左弓步；上体左转，右手握剑弧形向体前摆举；左手剑指附于右手下方。[图 8-5-23(a)]

（2）左腿直立，右腿上提，成左独立步；随即身体右转约 180°，右脚落地，成右横弓步；右手握剑摆举斩剑，左手剑指向左侧分举。[图 8-5-23(b)，(c)]

（3）身体重心左移，成左横弓步；右手握剑至头前上方；左手剑指附于右腕内侧。

（4）左腿全蹲成右仆步；上体稍右转，右手握剑置于腹前。[图 8-5-23(d)]

（5）身体重心右移，左脚脚尖内扣，碾步成右弓步；上体右转，右手握剑立剑穿出。[图 8-5-23(e)]

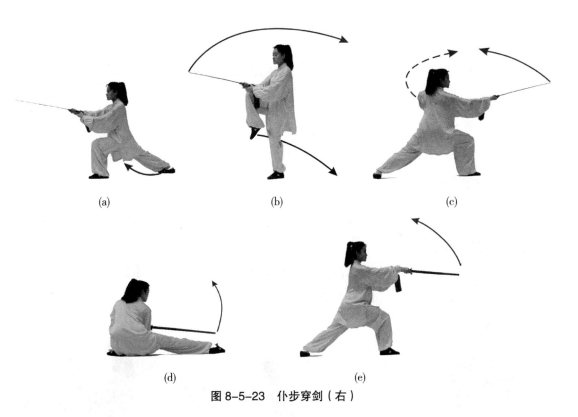

(a)　　　　　(b)　　　　　(c)

(d)　　　　　(e)

图 8-5-23　仆步穿剑（右）

23. 蹬脚架剑（左）

（1）上体略右转；右手持剑至头部前上方，左手剑指附于右腕处。[图 8-5-24(a)]

（2）左腿屈膝提起；右手握剑略向右带。[图 8-5-24(b)]

（3）左脚向左侧蹬脚；右手握剑上架，左手剑指向左侧指出。[图 8-5-24(c)]

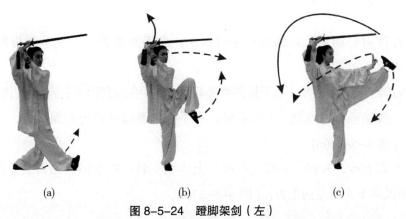

(a)　　　　　(b)　　　　　(c)

图 8-5-24　蹬脚架剑（左）

24. 提膝点剑

左腿屈膝；右手握剑向右下方点剑，左手剑指附于右前臂内侧。（图 8-5-25）

（六）第五组

25. 仆步横扫（左）

（1）右腿全蹲，左脚落步成左仆步；左手剑指向左分举，右手握剑下落至右膝外侧。[图 8-5-26(a)]

（2）身体重心左移，左腿屈膝，右脚脚跟碾步成左弓步；右手握剑向左平扫，左手剑指举于头部左前上方。[图 8-5-26(b)]

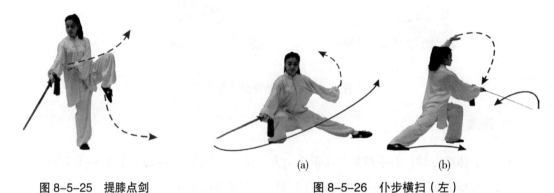

图 8-5-25　提膝点剑　　　　　　　　　图 8-5-26　仆步横扫（左）

26. 弓步下截（右、左）

（1）身体重心前移，右脚移至左脚内侧；右手画弧拨剑，左手剑指附于右腕内侧。[图 8-5-27(a)]

（2）右脚上步成右弓步，右手握剑画弧截剑；左手剑指仍附于右腕处。[图 8-5-27(b)]

（3）左脚移至右脚内侧，上体右转；右手握剑画弧拨剑至右侧髋旁，左手剑指附于右腕处。[图 8-5-27(c)]

（4）左脚上步，右脚外展成左弓步，上体稍左转；右手握剑截剑至身体右前方，左手剑指画弧举于头部左前上方。[图 8-5-27(d)]

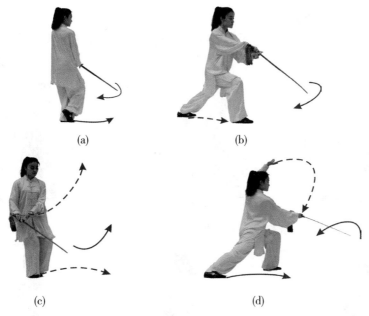

图 8-5-27　弓步下截（右、左）

27. 弓步下刺

（1）右脚震脚，屈膝半蹲；上体略右转，右手握剑带至右肋前，左手剑指前伸，后随右手回带附于右腕内侧。

（2）左脚上步成左弓步；右手握剑刺出，左手剑指仍附于右腕内侧。

28. 右左云抹

（1）身体重心前移，右脚移至左脚内侧，上体略左转；右手握剑左带，左手剑指画弧至右前臂内侧。[图 8-5-28(a)]

（2）右脚上步成右横弓步，上体右转；右手握剑画弧削剑，左手剑指向左画弧分举于左前方。[图 8-5-28(b)]

（3）身体重心右移，左脚向右盖步，右脚举于左小腿后；右手握剑逆时针画弧云剑，左手剑指动作不变。[图 8-5-28(c)]

（4）右脚上步成右弓步，上体右转；右手抹剑至右前方，左手剑指附于右腕处。[图 8-5-28(d)，(e)]

（5）左脚移至右脚内侧；右手握剑右带，左手剑指仍附于右腕处。[图 8-5-28(f)]

（6）左脚上步成左弓步；右手握剑向左抹带，左手剑指画弧摆至头上方。[图 8-5-28(g)]

（7）右脚向左盖步，左脚举于右小腿后；右手握剑顺时针画弧云剑，左手剑指附

于右腕处。[图 8-5-28(h)]

（8）左脚上步成左弓步；右手握剑抹剑，左手剑指画弧举于头部前上方。

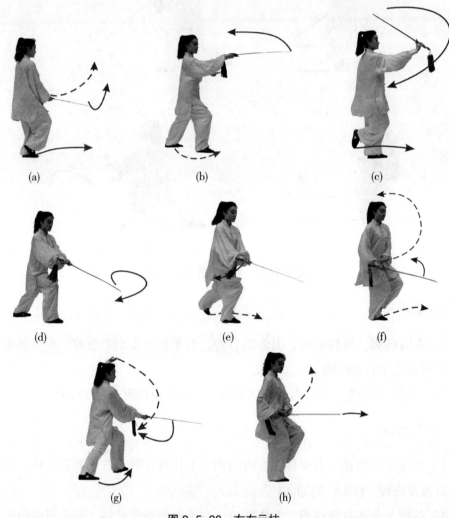

(a) (b) (c)

(d) (e) (f)

(g) (h)

图 8-5-28　右左云抹

29. 右弓步劈

（1）身体重心前移，右脚移至左脚内侧；右手握剑画弧至左腹前，左手剑指落于右前臂上方。

（2）右脚上步成右弓步；右手握剑向前劈剑，左手剑指画弧举于头部前上方。（图 8-5-29）

30. 后举腿架剑

（1）身体重心前移，左脚摆步向前；右手握剑挂剑，左手剑指下落附于右前臂内

侧。[图 8-5-30(a)]

（2）右腿屈膝，后举小腿；右手握剑上架，左手剑指经面前向左摆举。[图 8-5-30(b)]

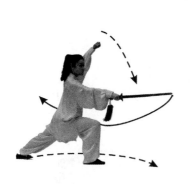

图 8-5-29　右弓步劈

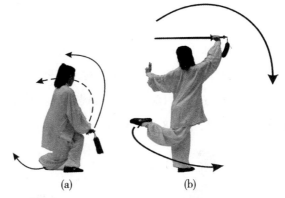

(a)　　　　　　　(b)

图 8-5-30　后举腿架剑

（七）第六组

31. 丁步点剑

身体重心右移，上体右转，右脚落步踏实，左脚移至右脚内侧成左丁步；同时，右手握剑向前下方点击，左手剑指附于右腕内侧。（图 8-5-31）

32. 马步推剑

（1）左脚撤步，右脚以前脚掌擦地撤半步，上体向右拧转；右手立剑收至右肋下；左手剑指附于右腕处。[图 8-5-32(a)]

（2）左脚蹬地，身体重心前移，右脚上步，左脚向前滑半步蹲成马步；右手立剑平推，左手剑指向左上方推举。[图 8-5-32(b)]

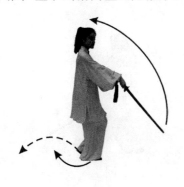

图 8-5-31　丁步点剑

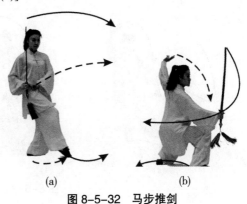

(a)　　　　　　　(b)

图 8-5-32　马步推剑

33. 独立上托

（1）两腿直立，右脚向左插步，上体右转；右手握剑画弧至腹部右侧；左手剑指下落至胸前。[图 8-5-33(a)]

（2）身体重心后移，两腿屈膝下蹲，并以左脚脚跟、右脚掌为轴碾步；右手握剑画弧摆举至左膝前上方；左手剑指附于右腕处。[图 8-5-33(b)]

（3）上体左转约 180°，左腿提起成右独立式；右手握剑托举至头部右上方，左手剑指附于右腕处。[图 8-5-33(c)]

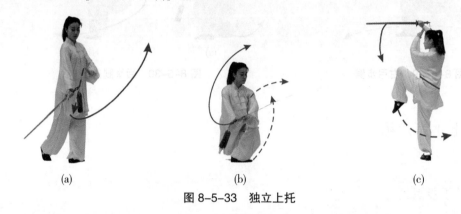

(a)   (b)   (c)

图 8-5-33　独立上托

34. 挂剑前点

（1）左脚下落，向左摆步，右脚脚跟提起；右手握剑画弧劈剑；左手剑指画弧上举至头部左上方。[图 8-5-34(a)]

（2）身体重心前移，左脚摆步向前，上体略左转；右手握剑由上向前画弧，左手剑指附于右腕部。[图 8-5-34(b)]

（3）身体重心前移，右脚踏实，上体右转，左脚脚跟提起；右手握剑画弧向后穿挂剑；左手剑指置于腹前。[图 8-5-34(c)]

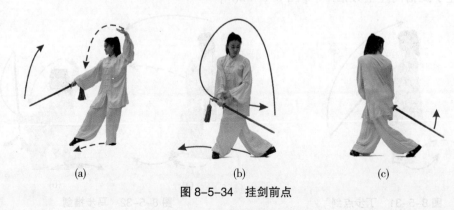

(a)   (b)   (c)

图 8-5-34　挂剑前点

35. 歇步崩剑

（1）身体重心稍前移，上体右转；右手握剑翘腕向后带剑至右侧髋旁；左手剑指仍置于腹前。[图 8-5-35(a)]

（2）右腿屈膝，左脚向左上步成右弓步，上体略右转；右手握剑画弧反撩；左手剑指画弧摆举至与肩平。[图 8-5-35(b)]

（3）身体重心后移，右脚撤步成歇步；右手握剑沉腕崩剑，左手剑指举于头部左上方。[图 8-5-35(c)]

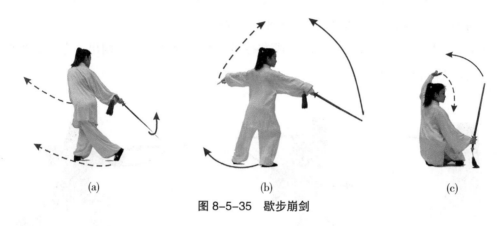

(a)　　　　　　　　(b)　　　　　　　　(c)

图 8-5-35　歇步崩剑

36. 弓步反刺

（1）右脚踏实直立，左腿提起；右手握剑上举，左手剑指下落。[图 8-5-36(a)]

（2）左脚落步成左弓步；右手握剑探刺，左手剑指附于右前臂内侧。[图 8-5-36(b)]

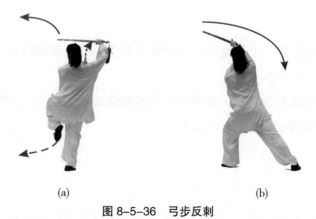

(a)　　　　　　　　(b)

图 8-5-36　弓步反刺

（八）第七组

37. 转身下刺

（1）身体重心后移，上体右转，左脚脚尖内扣；右手握剑带至左肩前，左手剑指附于右腕内侧。[图 8-5-37(a)]

（2）身体重心左移，右脚提起，以左脚脚掌为轴碾步，身体右转90°；右手握剑摆至右肩前，剑尖画弧至右膝外侧。[图 8-5-37(b)]

（3）身体右转，右脚向后方落步成右弓步；右手握剑向前下刺出，左手剑指画弧摆举至与肩平。[图 8-5-37(c)]

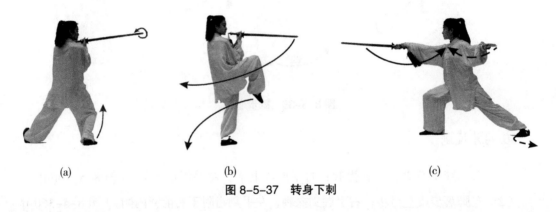

(a)　　　　　　　　　(b)　　　　　　　　　(c)

图 8-5-37　转身下刺

38. 提膝提剑

（1）身体重心后移，上体左转；左脚脚尖外摆；右手握剑向左上方带剑；左手剑指附于右腕内侧。[图 8-5-38(a)]

（2）左腿提起成右独立步；右手握剑画弧提剑举于右前方，剑尖置于左膝外侧，左手剑指向左画弧摆举。[图 8-5-38(b)]

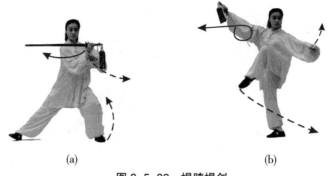

(a) (b)

图 8-5-38　提膝提剑

39. 行步穿剑

（1）左脚向左落步，上体左转；右手握剑穿刺；左手剑指向上摆举至与肩平。
[图 8-5-39(a)]

（2）身体重心前移，左脚向右上步，上体右转；右手穿剑；左手剑指向右分举。
[图 8-5-39(b)]

（3）身体重心前移，左脚向右扣步，身体右转；两手动作不变。[图 8-5-39(c)]

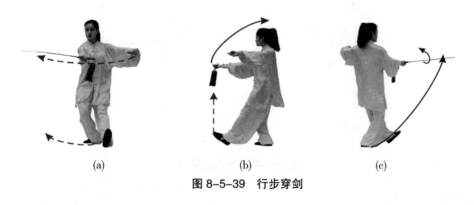

(a) (b) (c)

图 8-5-39　行步穿剑

40. 摆腿架剑

（1）右手握剑在头部前方逆时针画弧至剑尖指向身体右后方；随即，右手握
剑左摆至面前，右腿外摆前踢，下落至水平时屈收小腿，左手剑指附于右腕处。
[图 8-5-40(a)，(b)]

（2）右脚向右前方落步；右手画弧抹剑；左手剑指附于右腕内侧。[图 8-5-40(c)]

（3）右腿半蹲，右手握剑上举架剑；左手剑指向前推出。[图 8-5-40(d)]

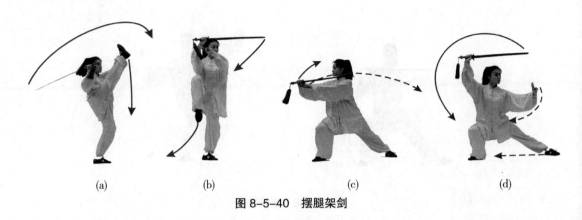

(a)   (b)   (c)   (d)

图 8-5-40　摆腿架剑

41. 弓步直刺

（1）身体重心移至右腿，左脚收提至右脚内侧，脚尖点地；右手握剑画弧至右侧髋旁，左手剑指收至左侧髋旁。[图 8-5-41(a)]

（2）左脚上步成左弓步；右手握剑立刃向前平刺，左手剑指附于右腕内侧。[图 8-5-41(b)]

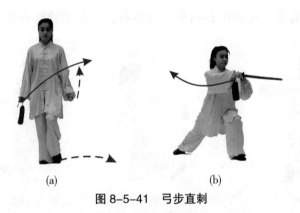

(a)   (b)

图 8-5-41　弓步直刺

42. 收势

（1）身体重心后移，上体右转；右手握剑带至右胸前；左手剑指随之右移，仍附于右腕内侧，准备接剑。[图 8-5-42(a)]

（2）上体左转，身体重心前移，右脚上步成平行步；左手变掌接剑摆于左侧髋旁；右手变剑指画弧举至右耳侧。[图 8-5-42(b)]

（3）右手剑指落于身体右侧；左脚向右脚并拢，身体自然站立；两臂垂于体侧。[图 8-5-42(c)，(d)]

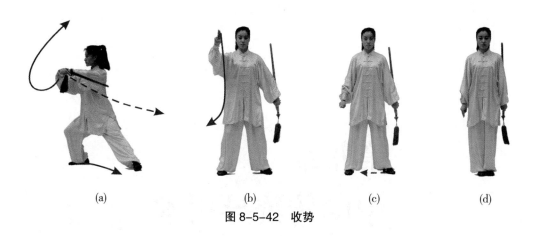

  (a)   (b)   (c)   (d)

图 8-5-42 收势

■ 思考题

（1）初级长拳（第三路）中跳跃动作出现了几次？请说出其动作名称和要点。

（2）简述 24 式简化太极拳的动作名称。

（3）32 式太极剑有哪些主要剑法？

（4）简述 42 式太极拳的动作名称。

第九章
中国传统导引术

第一节　五禽戏

一、五禽戏概述

五禽戏是东汉时期的华佗根据古代导引、吐纳、熊经、鸟伸之术，研究虎、鹿、熊、猿、鸟5种动物的活动特点，并结合人体脏腑、经络和气血的特点，编制的一套具有民族特色的导引术。五禽戏寓医理于动作之中，寓保健康复于生动形象的"戏"中，这是五禽戏区别于其他导引术的显著特征。

华佗的这一创举，使他成为将保健与体育防治相结合的先行者。华佗亲身实践五禽戏，而且将五禽戏传授给他的弟子吴普，"普施行之，年九十余，耳目聪明，齿牙完坚"。目前，人们并没有发现华佗对五禽戏操作方法的文字记载。当代众多的五禽戏流派大致是根据陶弘景的《养性延命录》中的文字记载和明代罗洪先所著的《万寿仙书》导引篇中的五禽戏图谱发展演变而成的。

五禽戏作为一种传统保健导引术，其锻炼要求是比较严格的。练习者对每一禽戏的神态运用要形象，不仅要求形似，更重视神似，并且要做到心静体松、刚柔相济，以意领气、气贯周身，呼吸柔和缓慢，引伸肢体，动作紧凑而不慌乱。五禽戏的动作对身体的作用较全面，四肢百骸、五脏六腑皆可得到锻炼，可以锻炼日常生活中活动不到的身体部位，有疏通经络、调和气血、活动筋骨、滑利关节的作用。

根据中医的脏腑学说，五禽配五脏。虎戏主肝，能疏肝理气、舒筋活络；鹿戏主肾，能益气补肾、壮腰健肾；熊戏主脾，能调理脾胃、充实四肢；猿戏主心，能养心补脑、开窍益智；鸟戏主肺，能补肺宽胸、调畅气机。人体是一个有机整体，五脏相辅相成。因此，五禽戏中任何一戏的锻炼，都既能预防某一脏器的疾患，又兼顾调理其他脏器。

二、五禽戏基本手型

虎爪：五指张开，虎口撑圆，第一指节、第二指节均弯曲下扣。（图9-1-1）
鹿指：拇指向外撑开、伸直，食指、小指伸直，中指、无名指弯曲内扣。（图9-1-2）
熊掌：五指弯曲，食指扣压在拇指第一指节上，虎口撑圆。（图9-1-3）
猿勾：五指指腹捏拢，屈腕。（图9-1-4）
鸟翅：五指伸直，拇指、食指、小指向上翘起，中指、无名指并拢下压。（图9-1-5）

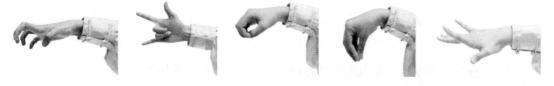

图9-1-1　虎爪　　　图9-1-2　鹿指　　图9-1-3　熊掌　　图9-1-4　猿勾　　　图9-1-5　鸟翅

三、五禽戏动作说明

（一）预备式

（1）并步直立，两手自然垂于体侧。[图9-1-6(a)]

（2）左脚向左平开一步，两脚间距稍宽于肩，两膝微屈；两臂上抬，与胸同高，掌心朝上。[图9-1-6(b)]

（3）屈肘内收，掌心朝里。

（4）两掌下按至腹前。[图9-1-6(c)]

重复动作（2）～（4）2遍或3遍后，两手自然垂于体侧，目视前方。

要点：两掌上提下按，意在劳宫穴，动作柔和连贯；上提时吸气，下按时呼气。

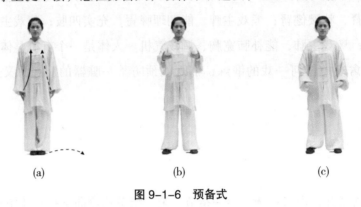

(a)　　　　　(b)　　　　　(c)

图9-1-6　预备式

（二）虎戏

1. 第一式　虎举

（1）两手十指撑开，弯曲成虎爪，目视两掌。[图9-1-7(a)]

（2）两臂外旋，开始握拳；两臂上提至肩前，目视前方。[图9-1-7(b)]

（3）两手十指撑开，举至头部上方再成虎爪。[图9-1-7(c)]

（4）两臂外旋下拉至肩前，两手变掌下按于腹前，目视前方。[图9-1-7(d)，(e)]

重复动作（1）～（4）3遍后，两手自然垂于体侧，目视前方。[图9-1-7(f)]

要点：两手成虎爪，要贯注劲力；两掌上提如托举重物；眼随手动。

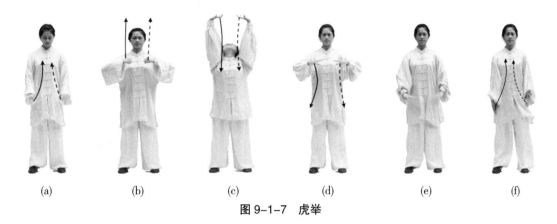

图 9-1-7　虎举

2. 第二式　虎扑

（1）两手握空拳，沿身体两侧上提至肩部前上方。[图 9-1-8(a)]

（2）上体前俯，两手变虎爪向前、向下扑出至水平，目视前方。[图 9-1-8(b)]

（3）屈膝下蹲，两手画弧至身体两侧，目视前下方。[图 9-1-8(c)]

（4）伸膝，送髋，挺腹，上体后仰；两手握空拳沿体侧上提至胸侧。[图 9-1-8(d)]

（5）左腿提膝，两手上举。[图 9-1-8(e)]

（6）左脚向前迈步，脚跟着地，右腿屈膝成左虚步；两拳变虎爪向前、向下扑至身体两侧。[图 9-1-8(f)]

（7）两膝伸直，左脚收回，成开步站立，两手自然垂于体侧，目视前方。[图 9-1-8(g)]

右式动作同左式（1）～（7）动作，只是方向相反；一左一右为一遍，完成 3 遍后，两手侧起调息一次 [图 9-1-7(h)，(i)]。

要点：上体前俯时，两手尽力前伸，臀部后引，充分伸展脊柱；下蹲、收腹与伸膝、送髋、挺腹、后仰协调配合；虚步下扑时，速度可加快，力达指尖，表现虎之威猛。

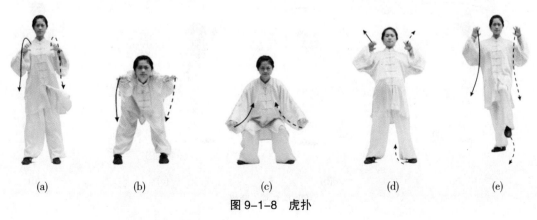

图 9-1-8　虎扑

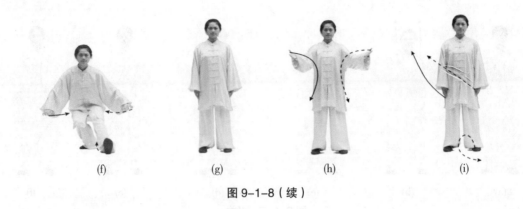

(f)　　　　　　　(g)　　　　　　　(h)　　　　　　　(i)

图 9-1-8（续）

（三）鹿戏

1. 第一式　鹿抵

（1）右腿屈膝，身体重心右移，左脚向左前方迈出，脚跟着地；两手握空拳朝右侧上抬至与肩平。[图 9-1-9(a)]

（2）身体重心前移，左脚脚尖外展成左弓步，上体左转；两手变鹿指向上、向左、向后摆，目视右脚脚跟。[图 9-1-9(b)，(c)]

（3）身体右转，收左脚成开立步，两手向上、向右、向下摆，还原成空拳下落于身体两侧。[图 9-1-9(d)]

右式动作同左式（1）～（3）动作，只是方向相反，一左一右为一遍，共完成 3 遍。

要点：腰部拧转时，侧屈的一侧腰部要压紧，另一侧腰部借助手臂上举得到充分牵拉；后脚脚跟要蹬实，下肢位置要固定。

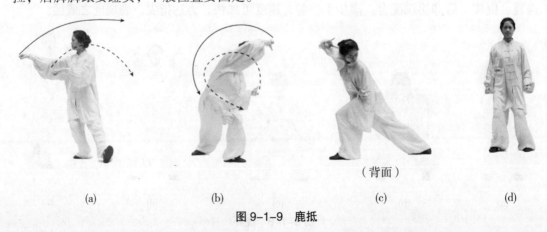

(a)　　　　　　　(b)　　　　　　　（背面）(c)　　　　　　　(d)

图 9-1-9　鹿抵

2. 第二式 鹿奔

（1）左腿屈膝提起，左脚下落成左弓步；两手上提成握空拳，两拳前伸至与肩平，屈腕。[图 9-1-10(a)]

（2）身体后坐，左腿伸直，两臂内旋，两拳变鹿指，手背相对，低头，弓背，收腹。[图 9-1-10(b)，(c)]

（3）上体抬起，身体重心前移成左弓步，两臂外旋，两手还原成空拳。[图 9-1-10(d)]

（4）收左脚成开立步，两拳变掌回落至体侧。[图 9-1-10(e)]

右式动作同左式（1）～（4）动作，只是方向相反；一左一右为一遍，完成 3 遍后，两手侧起调息一次 [图 9-1-10(f)，(g)]。

要点：提腿前跨要有弧度，落步要轻灵，体现鹿安闲舒适的神态；身体后坐时，背部成横弓状。

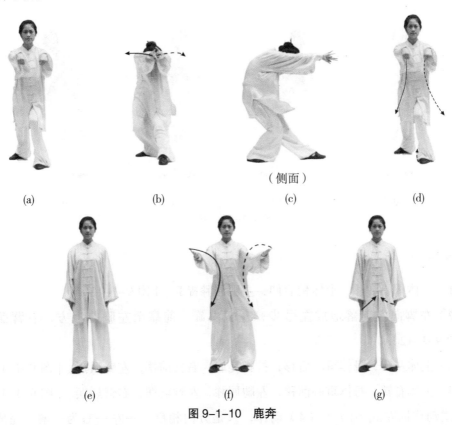

图 9-1-10 鹿奔

（四）熊戏

1. 第一式　熊运

（1）两手变熊掌，置于下腹部，目视前方。[图 9-1-11(a)]

（2）上体顺时针摇晃，两拳沿右肋部、上腹部、左肋部、下腹部画圆。[图 9-1-11(b) ～ (d)]

右式动作为上体沿逆时针摇晃；一左一右为一遍，完成 3 遍后，两拳变掌下落于身体两侧。

要点：两手画圆应随腰腹部的摇晃而被动牵拉，动作要协调自然；两手画圆为外导，腰部、腹部摇晃为内引。

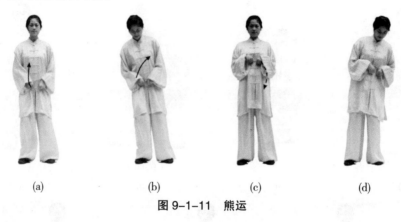

　　(a)　　　　　　(b)　　　　　　(c)　　　　　　(d)

图 9-1-11　熊运

2. 第二式　熊晃

（1）身体重心右移，上体稍后仰，左腿屈膝提起。[图 9-1-12(a)]

（2）左脚向左前落地成左弓步；左臂内旋，前靠至左膝前上方，右臂摆至体后。[图 9-1-12(b)]

（3）上体左转，身体重心后移；拧腰晃肩，右臂前摆，左臂后摆。[图 9-1-12(c)]

（4）上体右转，身体重心前移，左腿屈膝；左臂前摆，右臂后摆。[图 9-1-12(d)]

右式动作同左式（1）～（4）动作，只是方向相反；一左一右为一遍，完成 3 遍后，左脚上步成开立步，两臂自然下垂，两手侧起调息一次。

要点：收缩腰侧肌群牵动大腿上提，按提髋—起腿—屈膝的顺序提腿；身体重心前移时，全脚掌踏实，使震动感传至髋关节处，体现熊步的沉稳厚实。

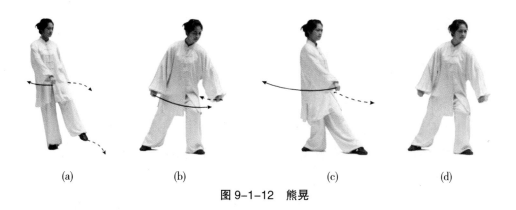

(a)   (b)   (c)   (d)

图 9-1-12　熊晃

（五）猿戏

1. 第一式　猿提

（1）两掌摆至体前，手指自然伸直。[图 9-1-13(a)]

（2）两臂同时稍上抬，两手手指撮拢成猿勾。[图 9-1-13(b)]

（3）两手上提，耸肩、缩胸，两脚脚跟提起，头朝左视。[图 9-1-13(c)]

右式动作同左式（1）～（3）动作，只是方向相反；一左一右为一遍，共完成 3 遍。

要点：手指撮拢成猿勾时，速度要快；按耸肩—收腹—提肛—脚跟离地—转头的顺序，上提身体重心。

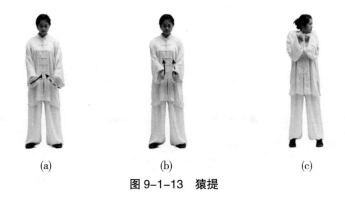

(a)   (b)   (c)

图 9-1-13　猿提

2. 第二式　猿摘

（1）左脚向左后方撤步；右勾手变掌后朝右前方摆出，左勾手收于左腰侧。[图 9-1-14(a)]

（2）身体重心后移，右脚收回，脚尖点地成丁步；右掌向左、向上画弧至头部左

侧。[图 9-1-14(b)]

（3）右掌翻掌下按于左侧髋侧，目视右掌。[图 9-1-14(c)]

（4）右脚朝右前方迈出，身体重心上移；右掌画弧至右下侧变猿勾，左掌向上伸出，屈腕成猿勾。[图 9-1-14(d)]

（5）身体重心后移，左勾手变拳下收，右勾手变掌向上画弧。[图 9-1-14(e)]

（6）右脚收回成丁步；左拳收至左耳侧变掌，成托桃状，右掌画弧至左臂肘关节下方捧托。[图 9-1-14(f)]

右式动作同左式（1）～（6）动作，只是方向相反；一左一右为一遍，完成 3 遍后，左脚还原成开立步，两掌下按放于体侧，两手侧起调息一次 [图 9-1-14(g)]。

要点：视线随上肢动作变化而转移，表现猿眼神的灵敏；屈膝下蹲时，全身成收缩状，采摘时，肢体充分展开。

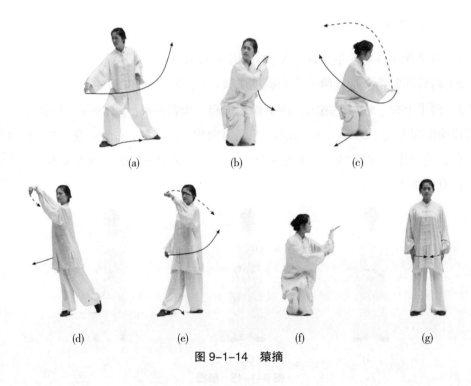

(a)　　　　　　(b)　　　　　　(c)

(d)　　　　(e)　　　　(f)　　　　(g)

图 9-1-14　猿摘

（六）鸟戏

1. 第一式　鸟伸

（1）两腿屈膝下蹲，两掌叠于腹前。[图 9-1-15(a)]

（2）两掌上举至头部前上方，身体稍前倾。[图 9-1-15(b)，(c)]

（3）两腿屈膝下蹲，两掌相叠下按至腹前。[图 9-1-15(d)]

（4）身体重心右移，右腿蹬直，左腿伸直后伸；两掌变鸟翅状朝两侧分开。
[图 9-1-15(e)]

右式动作同左式（1）～（4）动作，只是方向相反；一左一右为一遍，共完成 3 遍。

要点：两掌上举时，颈部、肩部、臀部紧缩；两手下落时，两腿微屈，颈部、肩部、臀部松沉。

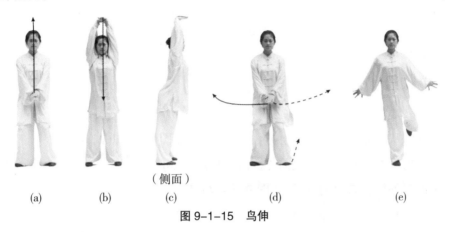

（侧面）

(a)　　　　　(b)　　　　　(c)　　　　　(d)　　　　　(e)

图 9-1-15　鸟伸

2. 第二式　鸟飞

（1）右脚下落成开立步，两腿屈膝半蹲，两掌成鸟翅合于腹前。[图 9-1-16(a)]

（2）右腿直立，左腿提膝，成右独立式；两掌上摆至侧平举。[图 9-1-16(b)]

（3）右腿屈膝，左脚脚尖点地，两掌成鸟翅合于腹前。[图 9-1-16(c)]

（4）右腿直立，左腿提膝，成右独立式；两掌上摆至头部上方，手背相对。[图 9-1-16(d)]

（5）左脚下落成开立步，两膝微屈，两掌合于腹前。[图 9-1-16(e)]

右式动作同左式（2）～（4）动作，只是方向相反；一左一右为一遍，完成 3 遍后，两腿直立，两掌自然放于体侧，两手侧起调息一次。

要点：两臂侧举时，动作舒展，幅度要大；手脚变化配合协调，同起同落；两臂上提时吸气；两臂下落时呼气。

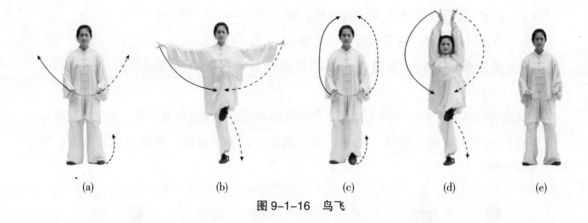

(a) (b) (c) (d) (e)

图 9-1-16　鸟飞

（七）收势

（1）两掌从体侧上摆至头部上方，掌心朝下。[图 9-1-17(a)，(b)]

（2）屈肘下按至腹前，目视前方。[图 9-1-17(c)]

（3）两臂外旋，向两侧分开。[图 9-1-17(d)]

（4）两掌相叠于下腹部，两眼微闭。[图 9-1-17(e)]

（5）数分钟后，睁眼，两手合掌，在胸前搓热。[图 9-1-17(f)]

（6）掌贴面部，由下至上浴面 3 次。[图 9-1-17(g)]

（7）两掌沿头顶、耳后、胸前下落于体侧，目视前方。[图 9-1-17(h)]

（8）收左脚，并步直立。[图 9-1-17(i)]

要点：两掌由上向下按时，身体各部位应随之放松，直达脚底涌泉穴；两掌在腹前画弧时，动作要自然、圆活。

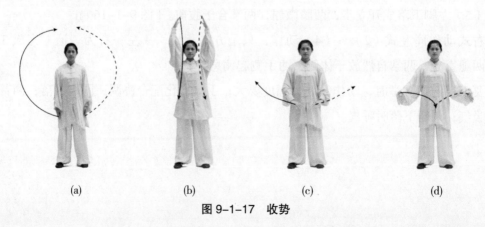

(a) (b) (c) (d)

图 9-1-17　收势

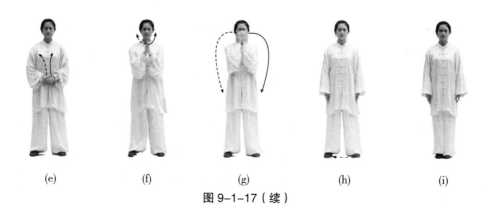

(e) (f) (g) (h) (i)

图 9-1-17（续）

第二节　八段锦

一、八段锦概述

八段锦是中国古代导引术的一个重要组成部分，其由 8 节动作组成，因简便易学，而深受人们喜爱。

宋人洪迈在其所著的《夷坚志·夷坚乙志·卷九》中记载："政和七年，李似矩弥大为起居郎……尝以夜半时起坐，嘘吸按摩，行所谓八段锦者。""政和"是北宋徽宗的年号，由此可见，北宋时八段锦就流传于世了。

八段锦从宋代发展到现在，几经演变，内容十分丰富。根据其动作特点，其动作大体可分为坐式和站式两大类。坐式八段锦又称为文八段，体现了古人席地而坐的场景，文八段偏重于内功。站式八段锦又称为武八段，武八段又分南、北两派：难度较大、骑马式较多、动作以刚为主的称为北派；难度不大、骑马式较少、动作以柔为主的称为南派。从文献和内容上分析，南派和北派同出一源，都是根据生活实践和中国医学理论逐步发展起来的。

八段锦的文字记载起初并不是以七言八句的歌诀形式出现的。南宋无名氏记述的八段锦，是以多少不等的文字记述的 8 条，各条之间也不押韵。直到金元时期，特别是元末明初，八段锦才出现了歌诀的形式。歌诀有助于练习者对八段锦动作的记忆，对八段锦的普及和推广起到了积极的作用。

八段锦是一套针对一定脏腑、病症而设计的健身气功，其中每一句歌诀都明确提出了动作的要领、作用和目的。它的各个动作对不同脏器的作用有一定的针对性，如伸展、前俯、后仰、摇摆等动作，分别作用于人体的三焦、心肺、脾胃、肾腰等部位和器官，可以去心火，预防五劳七伤和其他各种疾病，并有滑利关节、发达肌肉、增长气力、强壮筋骨、帮助消化和调节神经系统的作用。把八段锦各节动作综合起来，能真正起到强身健体的作用。

二、八段锦动作说明

（一）预备式

（1）两脚并步站立，两臂垂于体侧。[图 9-2-1(a)]

（2）左脚向左开立；两臂摆起，掌心向后。[图 9-2-1(b)，(c)]

（3）两膝稍屈，两臂合抱于腹前。

要点：

（1）头向上顶，下颌微收，沉肩坠肘，腰部松沉，收腹敛臀，上体中正。

（2）呼吸徐缓，气沉丹田，调息 6～9 次。

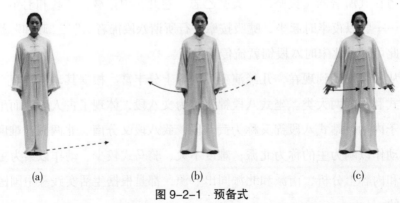

(a)　　　　　　　(b)　　　　　　　(c)

图 9-2-1 预备式

（二）两手托天理三焦

（1）两掌十指交叉。[图 9-2-2(a)]

（2）两膝伸直，两掌上托，于胸前翻掌，托至头部上方，眼随手走。[图 9-2-2(b)]

（3）两臂肘关节伸直，下颌内收，平视前方。[图 9-2-2(c)]

（4）膝关节微屈，两臂分开下落，合抱于腹前。[图 9-2-2(d)]

本式一上一下为一遍，共做 6 遍。

要点：

（1）两掌上托时，要舒胸展体，略有停顿，保持拉伸。

（2）两掌下落时，要松腰沉髋，沉肩坠肘，松腕舒指，上体中正。

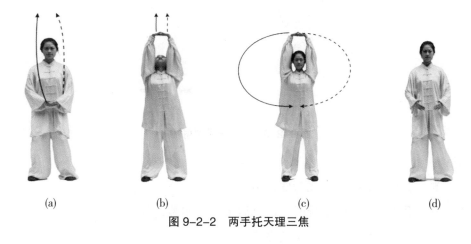

(a)　　　　　　(b)　　　　　　(c)　　　　　　(d)

图 9-2-2　两手托天理三焦

（三）左右开弓似射雕

（1）左脚向左侧开步站立，两掌向上交叉于胸前，左掌在外，右掌在内。[图 9-2-3(a)]

（2）两腿屈膝半蹲，成马步，两手成拉弓状。[图 9-2-3(b)]

（3）身体重心右移，两手变掌，右掌向右侧画弧至与肩同高。[图 9-2-3(c)]

（4）左脚回收，成并步站立，两掌下落，捧于腹前。[图 9-2-3(d)]

动作（5）～（8）同动作（1）～（4），只是左右相反。

本式一左一右为一遍，共做 3 遍。做完第三遍最后一个动作之后，身体重心继续左移。右脚向右侧开步站立，与肩同宽，膝关节微屈，同时，两掌分别由两侧下落，捧于腹前，目视前方 [图 9-2-3(e)]。

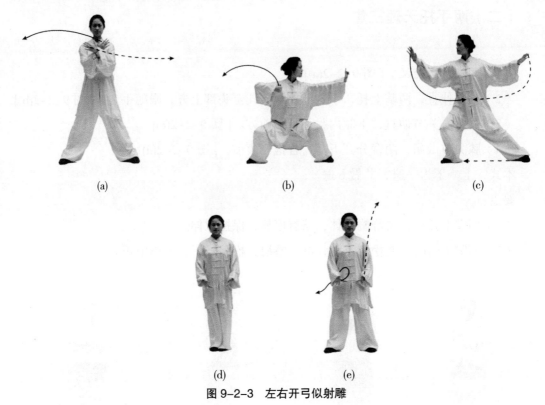

(a)　　　　　　　　　　(b)　　　　　　　　　　(c)

(d)　　　　　　　　(e)

图 9-2-3　左右开弓似射雕

要点：

（1）侧拉手时，五指要并拢弯曲，肩臂放平。

（2）另一手成八字掌侧平推时，需沉肩坠肘，屈腕，竖指。

（3）体弱者可以自行调整马步的高度。

（四）调理脾胃须单举

（1）两膝缓缓挺膝伸直，左掌翻掌上托至头部左上方，右掌下按至右侧髋旁。[图 9-2-4(a)]

（2）两膝微屈，左掌经面前下落于腹前，右掌向上捧于腹前。[图 9-2-4(b)]

动作（3）～（4）同动作（1）～（2），只是左右相反。

本式一左一右为一遍，共做 3 遍。做完第三遍最后一个动作之后，两膝微屈，同时两臂屈肘，两掌分别下按于同侧髋旁，掌心向下，指尖向前；目视前方 [图 9-2-4(c)]。

要点：力达掌根，上撑下按；舒胸展体，拔长腰脊。

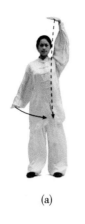 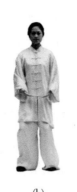 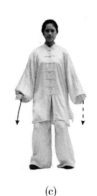

(a)　　　　　　　　　(b)　　　　　　　　　(c)

图 9-2-4　调理脾胃须单举

（五）五劳七伤往后瞧

（1）两膝伸直，同时两臂伸直。两臂外旋，头部左转，目视左斜后方。[图 9-2-5(a)，(b)]

（2）身体重心缓缓下降，同时两臂内旋分别下按于同侧髋旁。[图 9-2-5(c)]

（3）同动作（1），只是左右相反。

（4）同动作（2）。

本式一左一右为一遍，共做 3 遍。做完第三遍最后一个动作之后，两膝微屈，两掌捧于腹前 [图 9-2-5(d)]。

要点：头向上顶，肩向下沉，转头不转体，两臂外旋，两肩打开。

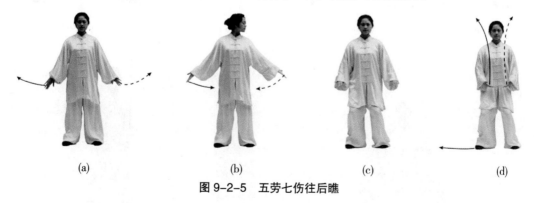

(a)　　　　　　　　(b)　　　　　　　　(c)　　　　　　　　(d)

图 9-2-5　五劳七伤往后瞧

（六）摇头摆尾去心火

（1）右脚向右开步站立，两掌上托至头部上方。[图 9-2-6(a)]

（2）两腿屈膝半蹲为马步，两掌下落分别扶于同侧膝关节上方。[图 9-2-6(b)]

（3）身体重心稍向上升起，随之右移，上体先向右倾，随之俯身；目视右脚。[图 9-2-6(c)]

（4）身体重心左移，上体由右向前、向左旋转。[图 9-2-6(d)]

（5）身体重心右移，成马步，上体回正，下颌微收；目视前方。[图 9-2-6(e)]

动作（6）～（8）同动作（3）～（5），只是左右相反。

本式一左一右为一遍，共做 3 遍。做完第三遍最后一个动作后，身体重心左移，右脚回收，成开立步，与肩同宽；同时，两臂经两侧上举，掌心相对 [图 9-2-6(f)]。两膝微屈，两臂屈肘，两掌下按至腹前 [图 9-2-6(g)]。

要点：

（1）马步下蹲时，要收髋敛臀，上体中正。

（2）摇转时，颈部与尾闾对拉伸长，好似两个轴在相对运转，速度应柔和缓慢，动作连贯。

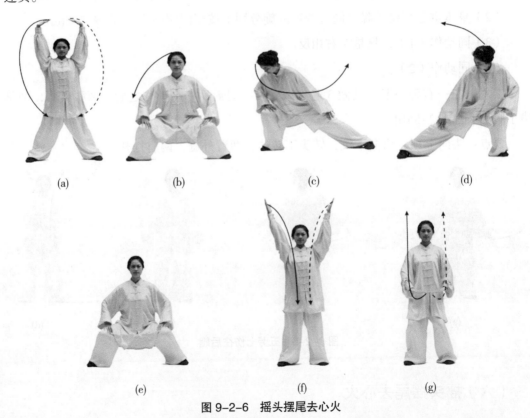

(a)   (b)   (c)   (d)

(e)   (f)   (g)

图 9-2-6　摇头摆尾去心火

（七）两手攀足固肾腰

（1）两腿膝关节伸直，两臂向前、向上举起。[图 9-2-7(a)]

（2）两手掌心相对，屈肘，下按于胸前。[图 9-2-7(b)]

（3）两臂外旋，掌心向上，随之两掌掌指顺腋下向后插。[图 9-2-7(c)]

（4）上体前俯，两掌沿脊柱两侧向下摩运至脚背。[图 9-2-7(d)]

（5）两掌沿地面前伸，随之手臂上举带动上体起立，两臂伸直，掌心向前。[图 9-2-7(e)]

本式一上一下为一遍，共做 6 遍。做完 6 遍后，松腰沉髋，身体重心缓缓下降，两膝微屈，两掌分别下按至同侧髋旁 [图 9-2-7(f)]。

要点：两掌反穿、摩运要适当用力，至脚背时要松腰沉肩，两膝伸直；向上起身时，两臂要主动上举，带动上体立起。

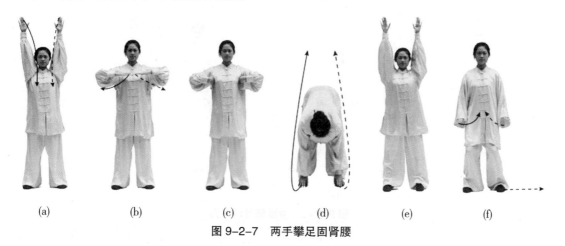

(a)　　(b)　　(c)　　(d)　　(e)　　(f)

图 9-2-7　两手攀足固肾腰

（八）攒拳怒目增气力

（1）左脚向左开步，两腿屈膝半蹲，成马步，两掌握拳，抱于腰侧，拳眼向上。[图 9-2-8(a)]

（2）左拳缓缓用力向前冲出，瞪目。[图 9-2-8(b)]

（3）左拳变掌，虎口向下。左臂外旋，掌心向上后握拳。[图 9-2-8(c)，(d)]

（4）左臂屈肘，回收左拳至腰侧。[图 9-2-8(e)]

动作（5）～（7）同动作（2）～（4），只是左右相反。

本式一左一右为一遍，共做 3 遍。做完 3 遍后，左脚回收，成并步站立，两拳变掌，自然垂于体侧 [图 9-2-8(f)]。

要点：

（1）马步的高低可根据自己的腿部力量灵活掌握。

（2）冲拳时要怒目圆睁，脚趾抓地，拧腰顺肩，力达拳面，拳回收时要旋腕，五指用力抓握。

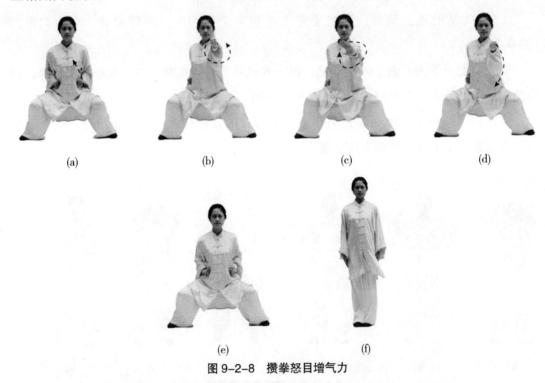

(a)　　　　　(b)　　　　　(c)　　　　　(d)

(e)　　　　　(f)

图 9-2-8　攒拳怒目增气力

（九）背后七颠百病消

（1）两脚脚跟提起，头部上顶，动作略停。[图 9-2-9(a)]

（2）两脚脚跟下落，轻震地面。[图 9-2-9(b)]

本式一起一落为一遍，共做 7 遍。

要点：

（1）脚跟上提时，脚趾抓地，脚跟尽力抬起，两腿并拢，百会穴上顶，略有停顿，掌握好平衡。

（2）脚跟下落时，咬牙，轻轻下震地面，同时沉肩。

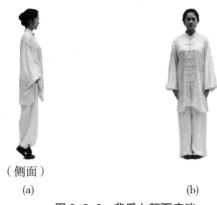

（侧面）

(a)　　　　　　　　(b)

图 9-2-9　背后七颠百病消

（十）收势

（1）两臂内旋，向两侧摆起，与髋同高。随之，两臂屈肘，两掌相叠于腹前丹田处（男性左手在内，女性右手在内）。[图 9-2-10(a)]

（2）两臂自然下落，两掌轻贴于同侧腿外侧。[图 9-2-10(b)]

要点：体态安详，周身放松，气沉丹田。

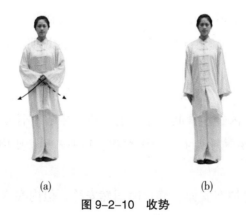

(a)　　　　　　　　(b)

图 9-2-10　收势

第三节　易筋经

一、易筋经概述

易筋经是一种内外兼修的医疗保健养生方法。关于易筋经的起源，众说纷纭，无从考证。易筋经在宋元以前，已在少林寺众僧之中有所流传，自明清以来逐步传入民间，广为人知，在流传的过程中又演变出不同的易筋经流派。

易筋经注重内外兼修，强调动静结合。动者外动以易筋强骨，静者内静以攻心纳意，集内外兼修之长，静中求动（气）、动中求静（意），精练勤思，可获得预防疾病、延年益寿的效果。

学练易筋经，除了姿势要正确，还必须掌握以下要点。

（1）伸展：练习动作时要尽量伸展。《论语·述而篇》云："子之燕居，申申如也，夭夭如也。"俗语说"睡不厌屈，觉不厌伸"。这说明人在清醒状态下身心舒展，是养生妙法。

（2）缓慢：动作缓慢是消除紧张和充分伸展的关键。

（3）柔和：《黄帝内经·素问·生气通天论》中有"骨正筋柔，气血以流"的记载。练习养生功多以修炼气脉为主，动作柔和、心平气和、肌肉放松是经络通顺、气血畅达的关键。

（4）安静：练习时神态安详。静止时固然安静，但内在有无限生机，使气血更好地运行；动时也要神态安详、意静心清。

（5）呼吸：初练习时，要缓缓地自然呼吸，有一定基础后，逐渐进入"吐唯细细，纳唯绵绵"的呼吸状态。

二、易筋经动作说明

（一）预备式

并步站立，两手自然垂于体侧，目视前方。（图9-3-1）

要点：头部上顶，下颌微收，沉肩坠肘。

（二）韦陀献杵第一势

（1）左脚向左迈步，两脚间距与肩同宽。[图9-3-2(a)]

（2）两臂抬起至与肩平，掌心相对。[图9-3-2(b)，(c)]

（3）屈肘回收，合掌于胸前。[图9-3-2(d)]

要点：松肩虚腋。

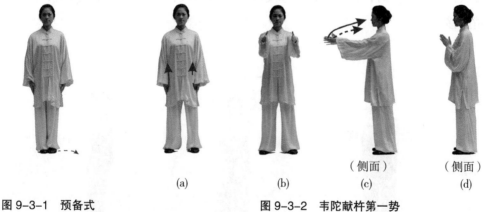

　　(a)　　　　　　　　(b)　　　　　　（侧面）　　　（侧面）
　　　　　　　　　　　　　　　　　　　　(c)　　　　　(d)

图9-3-1　预备式　　　　　　　图9-3-2　韦陀献杵第一势

（三）韦陀献杵第二势

（1）抬肘至与肩平，两掌十指相对，掌心朝下，目视前方。[图9-3-3(a)]

（2）两臂向前平伸，两掌指尖朝前。[图9-3-3(b)，(c)]

（3）两臂向两侧展开，两掌指尖朝外。[图9-3-3(d)]

（4）坐腕立掌，掌心朝外。[图9-3-3(e)]

要点：两掌外撑，力在掌根；坐腕立掌时，脚趾抓地。

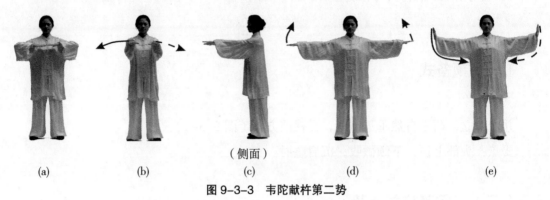

（侧面）

(a)　　　　　(b)　　　　　(c)　　　　　(d)　　　　　(e)

图9-3-3　韦陀献杵第二势

（四）韦陀献杵第三势

（1）松腕，两臂前收，屈肘至胸前，十指相对，掌心朝下。[图9-3-4(a)]

（2）两前臂外旋翻掌至掌心朝上，提踵，两手上托，展肩伸臂。[图9-3-4(b)，(c)]

要点：两掌上托时，提踵，前脚掌支撑，力达四肢；上托时，脊柱竖直，同时身体重心稍前移。

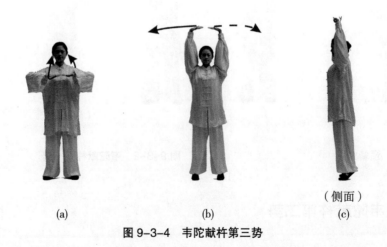

（侧面）

(a)　　　　　　　(b)　　　　　　　(c)

图9-3-4　韦陀献杵第三势

（五）摘星换斗势

（1）两脚脚跟下落，两臂下落至侧上方时，两手握拳，拳心斜向上。[图 9-3-5(a)]

（2）两拳顺势变掌，掌心斜向下，目视前下方。[图 9-3-5(b)]

（3）上体左转，两腿屈膝；同时右臂经体前下摆，左臂经体侧下摆，右掌摆至髋部左侧，掌心朝里，左掌摆至体后，手背轻贴命门，目视右掌。[图 9-3-5(c)]

（4）两膝伸直，上体回正；同时右手经体前摆至头部右上方，眼视右掌掌心。[图 9-3-5(d)]

右式动作同左式动作（2）～（4），只是方向相反。

要点：转身时，以腰带肩，以肩带臂。

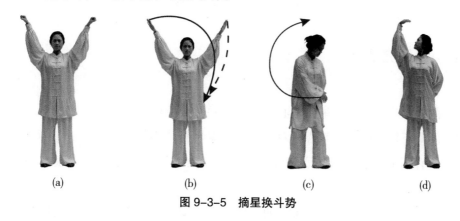

| (a) | (b) | (c) | (d) |

图 9-3-5　摘星换斗势

（六）倒拽九牛尾势

（1）右腿屈膝，身体重心右移，左脚向左侧后方撤步成右弓步；同时左手后伸，右手前摆。[图 9-3-6(a)]

（2）两手握拳，拳心均朝上，目视右拳；身体重心后移，左膝微屈；上体稍右转，右臂外旋，左臂内旋，两臂屈肘内收，目视右拳。[图 9-3-6(b)]

（3）身体重心前移成右弓步，身体回转，两臂放松前后伸展，目视右拳。[图 9-3-6(c)]

（4）身体重心前移至右脚，左脚回收，成开立步；两臂自然垂于体侧，目视前方。[图 9-3-6(d)]

左式动作同右式动作（1）～（4），只是方向相反；本式一左一右为一遍，重复 3遍。

要点：以腰带肩，以肩带臂，力贯手臂；腹部放松，目视拳心；前后拉伸与腰部旋转协调配合。

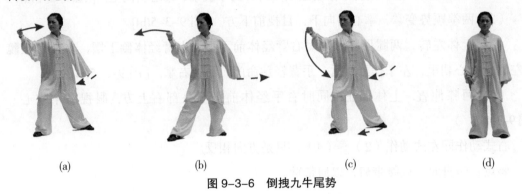

（a）　　　　　　　　（b）　　　　　　　　（c）　　　　　　　　（d）

图 9-3-6　倒拽九牛尾势

（七）出爪亮翅势

（1）两臂外旋摆至侧平举，掌心朝前。[图 9-3-7(a)]

（2）两臂环抱至体前，掌心相对，两手指尖朝前。[图 9-3-7(b)，(c)]

（3）两臂屈肘内收，两手变柳叶掌立于两腋前，掌心相对，指尖朝上，目视前下方。[图 9-3-7(d)]

（4）随后松肩，两臂缓缓前伸，两掌掌心逐渐朝前，成荷叶掌，指尖朝上，瞪目。[图 9-3-7(e)，(f)]

（5）松腕，屈肘，收臂，立柳叶掌于云门穴；目视前下方。[图 9-3-7(g)～(i)]

动作（3）～（5）重复3次。

要点：出掌时，瞪眼怒目，同时两掌运用内劲前伸。

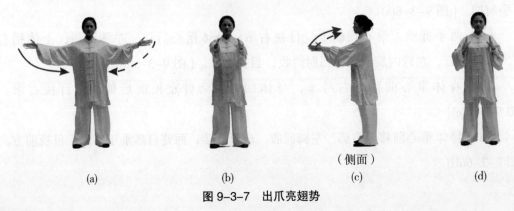

（a）　　　　　　　　（b）　　　　　　　　（c）（侧面）　　　　　　　　（d）

图 9-3-7　出爪亮翅势

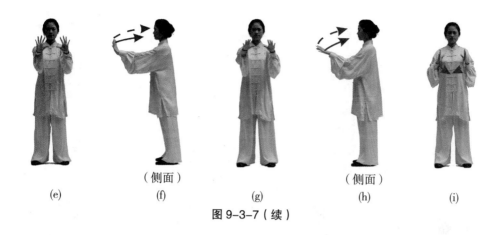

（侧面） （侧面）

(e) (f) (g) (h) (i)

图 9-3-7（续）

（八）九鬼拔马刀势

（1）上体右转，左臂内旋，掌心朝下；右臂外旋，掌心朝上。[图 9-3-8(a)，(b)]

（2）右掌由胸前经腋下后穿，掌心朝外；左手由胸前伸至前上方，掌心斜向下。[图 9-3-8(c)，(d)]

（3）上体稍左转，右掌摆至头部前上方，随即绕至头后掩耳；左掌下摆，贴于后背，掌心朝后。[图 9-3-8(e)～(g)]

（4）上体右转，展臂扩胸，目视右上方。[图 9-3-8(h)]

（5）两腿屈膝，上体左转，右臂内收，含胸，左掌上推；目视右脚脚跟。[图 9-3-8(i)，(j)]

（6）两膝伸直，上体回正；右臂下落、左臂上摆至侧平举，两掌掌心朝下。[图 9-3-8(k)]

右式动作同左式动作（3）～（5），只是方向相反；本式一左一右为一遍，共做3遍。

要点：拉伸时尽量用力；扩胸展臂时自然吸气，松肩合臂时自然呼气。

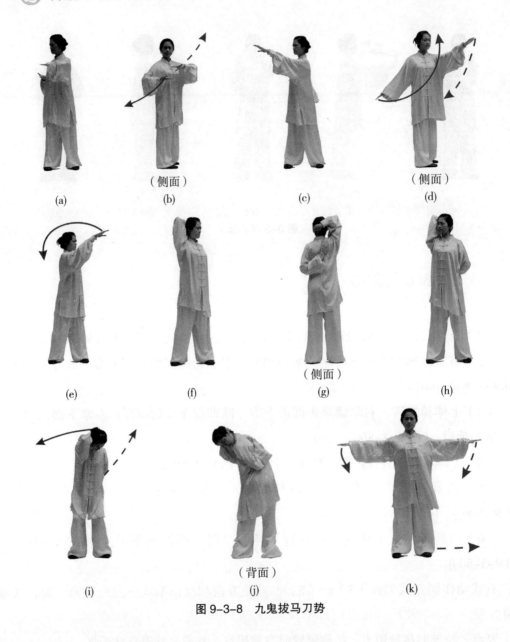

（侧面）
(a)   (b)   (c)   （侧面）
(d)

(e)   (f)   （侧面）
(g)   (h)

(i)   （背面）
(j)   (k)

图 9-3-8　九鬼拔马刀势

（九）三盘落地势

（1）左脚向左侧迈一步，两脚间距稍比肩宽，两腿屈膝下蹲，两掌下按至身体两侧，同时发"嗨"音，目视前方。[图 9-3-9(a)，(b)]

（2）两腿缓缓直立，两掌翻掌上托至与肩平。[图 9-3-9(c)]

动作（1）和（2）重复 3 次，第一次为微蹲，第二次为半蹲，第三次为全蹲。

要点：下蹲与起身时，上体始终保持正直，不应前俯或后仰。

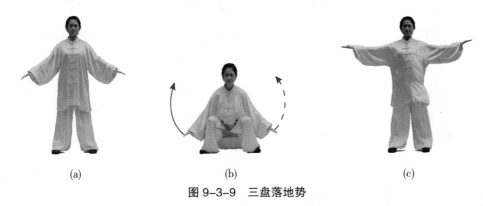

(a)　　　　　　　　　(b)　　　　　　　　　(c)

图 9-3-9　三盘落地势

（十）青龙探爪势

（1）左脚回收半步至两脚间距同肩宽；两手回收至腰间握拳，拳心朝上，目视前方。[图 9-3-10(a)]

（2）右拳变掌，右臂伸直，经体侧上摆至肩平，掌心朝上。[图 9-3-10(b)，(c)]

（3）右臂屈肘，屈腕，右掌变"龙爪"，指尖朝左。[图 9-3-10(d)]

（4）右手经下颌向身体左侧水平伸出，上体随之左转，目随手动。[图 9-3-10(e)，(f)]

（5）龙爪变掌，目视右掌。[图 9-3-10(g)]

（6）俯身，右掌下按于左脚外侧，目视下方。[图 9-3-10(h)]

（7）右掌平摆至右脚外侧，上体随之从左侧转至右侧。[图 9-3-10(i)]

（8）右臂外旋，掌心朝前，握拳，上体微左转正对前方。上体抬起，两腿直立，右拳随上体抬起回收至腰部右侧，拳心朝上，目视前方。[图 9-3-10(j)]

右式动作同左式动作（2）～（8），只是方向相反，一左一右为一遍，共做一遍。

要点：伸臂探"爪"，下按画弧，力注肩背，动作自然、协调、连贯。

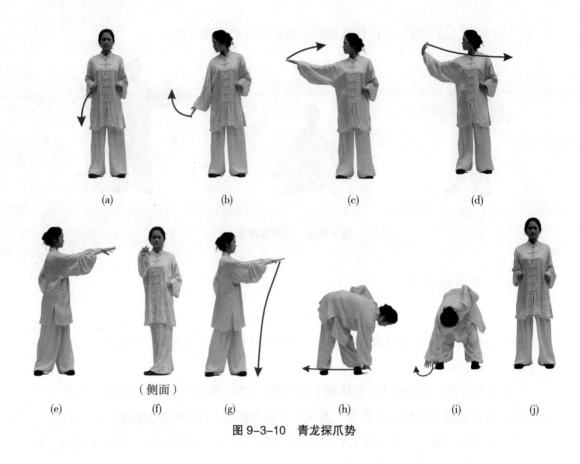

(a)   (b)   (c)   (d)

(e)   (f)   （侧面） (g)   (h)   (i)   (j)

图 9-3-10 　 青龙探爪势

（十一）卧虎扑食势

（1）身体左转，右脚脚尖内扣，左脚回收成丁步，目视前方。[图 9-3-11(a)]

（2）左脚前迈成左弓步，两掌向上、向前按出，掌心朝前，目视前方。[图 9-3-11(b)]

（3）身体后坐，收腹含胸，两掌向下、向后画弧。[图 9-3-11(c)]

（4）身体重心继续后移，两掌向上画弧。[图 9-3-11(d)]

（5）身体重心前移，全脚掌踏实成左弓步，同时两掌向前按出。[图 9-3-11(e)]

（6）俯身，两掌按于左脚两侧，塌腰，挺胸，抬头，目视前上方。[图 9-3-11(f)]

右式动作同左式动作（2）～（6），只是方向相反，一左一右为一遍，共做 3 遍。

要点：利用躯干的蠕动带动两手前扑绕环；腰背部要成反弓形。

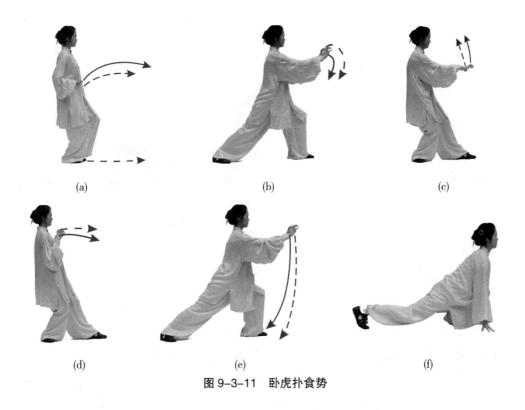

图 9-3-11　卧虎扑食势

（十二）打躬势

（1）两腿直立起身，右脚脚尖外展，左脚回收至两脚间距与肩同宽；同时两掌上摆至侧平举。[图 9-3-12(a)]

（2）两臂屈肘，两手掩耳，指尖相对，两手食指弹击中指 3 次。[图 9-3-12(b)]

（3）上体前俯，颈椎、胸椎、腰椎、骶椎逐节前屈，两腿伸直，目视两脚脚尖 [图 9-3-12(c)，(d)]。

（4）上体按前俯顺序由下向上直立，目视前方。[图 9-3-12(e)]

动作（3）和（4）重复 3 次。

要点：体前屈肘，直膝，两肘外展，脊柱自颈向前拔伸；还原时，从尾椎向上逐节伸展。

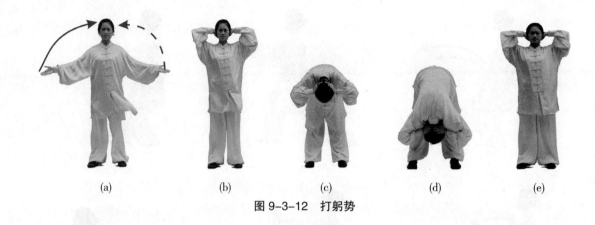

图 9-3-12 打躬势

（十三）掉尾势

（1）起身直立时，两手猛然拔耳。[图 9-3-13(a)]

（2）两臂下落至肩前，向前推出，掌心朝前。[图 9-3-13(b)]

（3）旋腕，两手十指交叉，掌心朝内。[图 9-3-13(c)]

（4）翻掌前伸，掌心朝外。[图 9-3-13(d)]

（5）两臂屈肘，内收至胸前，掌心朝下。[图 9-3-13(e)]

（6）上体前俯，塌腰抬头，两手交叉下按，目视前方；头部朝左后转，同时臀向左侧扭动，目视尾闾。[图 9-3-13(f)，(g)]

（7）两手不动，头部和臀部放松还原，目视前方。[图 9-3-13(h)]

右式动作同左式动作（6）和（7），只是方向相反，一左一右为一遍，共做 3 遍。

要点：转头扭臀时，头部与臀部做相向运动。

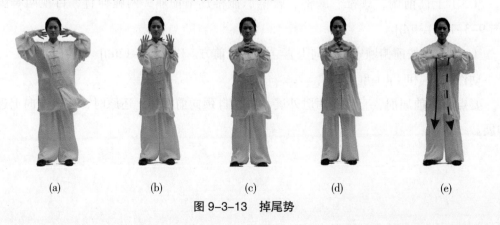

图 9-3-13 掉尾势

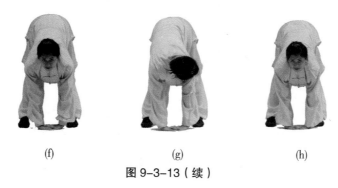

(f)   (g)   (h)

图 9-3-13（续）

（十四）收势

（1）上体缓缓向上，两手松开，两臂外旋，目视前下方。[图 9-3-14(a)]

（2）两腿伸直，两臂上摆至侧平举，掌心朝上，目视前方。[图 9-3-14(b)]

（3）两臂上举至头部上方，两掌掌心相对。[图 9-3-14(c)]

（4）两臂内收下按至腹部，掌心朝下。[图 9-3-14(d)]

（5）左脚回收，成并步直立，两臂自然垂于体侧，目视前方。[图 9-3-14(e)]

要点：下引时，两臂匀速缓缓下行。

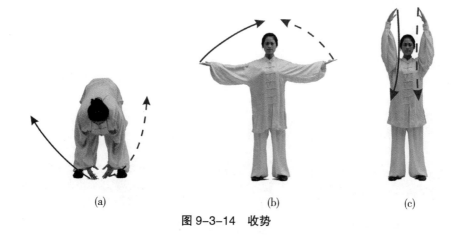

(a)   (b)   (c)

图 9-3-14　收势

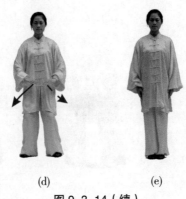

(d)   (e)

图 9-3-14（续）

思考题

（1）简述五禽戏的健身作用。

（2）背诵八段锦动作名称，并能按顺序演练。

（3）通过易筋经的练习，你对练习要点有何理解？

主要参考文献

[1] 岑泽波，1985. 中医伤科学 [M]. 上海：上海科学技术出版社 .

[2] 王庆甫，2012. 中医骨伤科学 [J]. 北京：中国医药科技出版社 .

[3] 庄元明等，1983. 练功十八法 [M]. 上海：上海科学技术出版社 .

[4] 南京中医药大学，1981. 黄帝内经素问译释 [M]. 上海：上海科学技术出版社 .

[5] 谢宁，张国霞，2016. 中医学基础 [M]. 北京：中国中医药出版社 .

[6] 沈雪勇，2017. 经络腧穴学 [M]. 北京：中国中医药出版社 .

[7] 虞定海，郭毅林，北生副，2001. 中国传统保健体育与养生 [M]. 上海：上海科学技术出版社 .

[8] 邹建卫，2007. 祖国传统运动养生学 [M]. 成都：四川科学技术出版社 .

[9] 邱丕相，2004. 中国武术教程 [M]. 北京：人民体育出版社 .

[10] 胡幼平，2008. 中医康复学 [M]. 上海：上海科学技术出版社 .

[11] 陈立典，2013. 传统康复方法学 [M]. 北京：人民卫生出版社 .

[12] 周世民，2006. 中医传统康复疗法 [M]. 北京：中国中医药出版社 .

[13] 郭海英，章文春，2012. 中医养生康复学 [M]. 北京：人民卫生出版社 .

[14] 王志强，徐国富，2014. 大学体育与健康教程 [M]. 西安：西安电子科技大学出版社 .

[15] 陈小蓉，李重申，2011. 中国传统运动养生图典 [M]. 北京：中国大百科全书出版社 .

[16] 冯世纶，2011. 中医传统运动健身疗法 [M]. 北京：人民军医出版社 .

[17] 宋乃光，2001. 传统运动疗法 [M]. 北京：中国中医药出版社 .

[18] 冯国超，2006. 中国传统体育 [M]. 北京：首都师范大学出版社 .

[19] 黄益苏，张东宇，蔡开明，2007. 传统体育运动 [M]. 北京：高等教育出版社 .

[20] 王光，张秀萍，2014. 健康长寿与传统体育养生 [M]. 上海：上海大学出版社 .

[21] 陈涤平，2014. 中医运动养生 [M]. 南京：东南大学出版社 .

[22] 王凤阳，2010. 中国传统养生概论 [M]. 北京：高等教育出版社 .

[23] 张湖德，1990. 中医养生康复名著选读 [M]. 上海：上海中医学院出版社 .

[24] 马烈光，2009. 中医养生保健学 [M]. 北京：中国中医药出版社 .

[25] 孟景春，1992. 中医养生康复学概论 [M]. 上海：上海科学技术出版社 .